Kindler
Taschenbücher

Geist und Psyche

Karen Horney
Der neurotische Mensch unserer Zeit

Kindler
Taschenbücher

5. Auflage
Kindler Verlag GmbH, München
Ungekürzte Ausgabe
Lizenzausgabe mit Genehmigung der J. G. Cotta'schen
Buchhandlung Nachf. GmbH, Stuttgart

Aus dem Amerikanischen von Gertrud Lederer-Eckardt
Umschlagentwurf: Dieter Vollendorf
Korrekturen: Marg. Bergholz

Druck: Schäfer, Cadolzburg
Buchbinderei: Friedrich Pustet, Regensburg
Printed in Germany
ISBN 3 463 18002 2

Vorwort zur deutschen Ausgabe (1951)

Seit der amerikanischen Ausgabe dieses Buches sind beinahe fünfzehn Jahre vergangen, Jahre, die nicht nur der großen Weltereignisse wegen doppelt zählen. Wenn dadurch auch der Inhalt hin und wieder für den Fachmann offene Türen einzustoßen scheint, so sollte man nicht vergessen, daß er vielleicht auf seine Art dazu beigetragen hat, diese Türen zu öffnen, und daß auch ich inzwischen die eigenen Erkenntnisse erweitert und in vier anderen Büchern niedergelegt habe. So hoffe ich, daß »Der neurotische Mensch unserer Zeit« nach wie vor seinen Wert als eine Grundlage für das Verständnis unserer heutigen Schwierigkeiten und der heutigen Äußerungsformen von Neurosen behalten hat.

Es war mir in diesem Buch nicht um eine Polemik gegen Freud zu tun — obwohl jeder, der mit Freuds Lehren vertraut ist, feststellen kann, daß gewisse grundsätzliche Verschiedenheiten zwischen seinen und meinen Auffassungen bestehen. Meine eigentliche Auseinandersetzung mit Freud habe ich in einem späteren Buch: »Neue Wege in der Psychoanalyse«, dargestellt. Hier kam es mir auf zwei Dinge an:

1. Die kulturelle Bedingtheit von Neurosen,
2. Die Rolle der Angst, wie sie aus gestörten menschlichen Beziehungen erwächst und wiederum auf sie einwirkt.

Ich begrüße die Möglichkeit, meine im Verlauf der Jahre entstandenen Ansichten und Theorien nun auch einem deutschen Publikum vorlegen zu können, besonders auch deshalb, weil damit eine weitere Brücke zu einem allgemeinen Austausch von Erfahrungen und Wissen über den »Neurotischen Menschen unserer Zeit« zugänglich wird.

Es ist mir ein Bedürfnis, Frau Gertrud Lederer-Eckhardt in dieser Form meine dankbare Anerkennung für die äußerst verständnisvolle deutsche Übersetzung dieses Buches zum Ausdruck zu bringen.

New York, Februar 1951
Karen Horney

Einleitung zur amerikanischen Ausgabe

Es war meine Absicht, beim Schreiben dieses Buches ein möglichst genaues Bild des unter uns lebenden neurotischen Menschen zu zeichnen, mit seinen Konflikten, Ängsten, Leiden und den vielerlei Schwierigkeiten, die er in seinen Beziehungen zu anderen und zu sich selbst hat. Ich will hier nicht über einen besonderen Typ oder über Typen von Neurosen sprechen, sondern mich völlig auf die Struktur konzentrieren, die in fast allen neurotischen Menschen unserer Zeit in irgendeiner Form immer wieder zum Vorschein kommt.

Es kam mir besonders auf die wirklich vorhandenen Konflikte und die Lösungsversuche des Neurotikers an, auf seine eigentlichen Ängste und auf die gegen sie angewandten Verteidigungsmittel. Der Nachdruck, den ich dabei auf die gegenwärtige Situation lege, soll nicht heißen, daß ich den Gedanken, daß sich Neurosen im wesentlichen aus frühen Kindheitserlebnissen entwickeln, verwerfe. Doch unterscheide ich mich von vielen psychoanalytischen Schriftstellern dadurch, daß ich keine Berechtigung sehe, unsere Aufmerksamkeit in einer Art einseitiger Faszination ausschließlich auf die Kindheit zu konzentrieren und spätere Reaktionen überwiegend als Wiederholungen von früheren anzusehen. Ich möchte zeigen, daß die Beziehungen zwischen Kindheitserlebnissen und späteren Konflikten viel komplizierter sind, als dies von denjenigen Psychoanalytikern, die eine einfache Beziehung von Ursache und Wirkung postulieren, angenommen wird. Wenn auch Kindheitserlebnisse entscheidende Bedingungen für künftige Neurosen enthalten, sind sie dennoch nicht die alleinige Ursache für spätere Schwierigkeiten.

Wenn wir unsere Aufmerksamkeit auf die in einem gegebenen Zeitpunkt existierenden neurotischen Schwierigkeiten richten, dann erkennen wir, daß Neurosen nicht nur durch zufällige individuelle Erlebnisse erzeugt werden, sondern auch durch die besonderen kulturellen Bedingungen, unter denen wir leben. Tatsächlich verleihen die kulturellen Bedingungen den individuellen Erlebnissen nicht nur ihr Gewicht und ihre Färbung, sondern sie bestimmen letzten Endes auch ihre besondere Form. Es ist zum Beispiel ein Einzelschicksal, eine dominierende oder »sich aufopfernde« Mutter zu haben, jedoch finden wir dominierende oder »sich aufopfernde« Mütter nur unter ganz bestimmten kulturellen Bedingungen, und ebenso wird eine derartige Erfahrung nur aufgrund dieser Bedingungen einen Einfluß auf das spätere Leben haben können.

Wenn wir uns darüber klar werden, welch außerordentlichen Einfluß kulturelle Bedingungen auf Neurosen haben, dann treten die biologischen und physiologischen Bedingungen, die Freud für ihre Wurzel hält, in den Hintergrund. Der Einfluß dieser letzteren Faktoren sollte nur in Betracht gezogen werden, wenn unwiderlegliche Beweise dafür vorliegen.

Diese meine Einstellung führte zu neuen Interpretationen einer ganzen Reihe grundlegender Probleme in Neurosen. Obwohl sich diese Interpretationen auf verschiedene Fragen beziehen, wie etwa auf das Problem des Masochismus oder den Sinn des neurotischen Liebesbedürfnisses, oder die Bedeutung neurotischer Schuldgefühle, so haben sie doch alle eine gemeinsame Grundlage, deren Wichtigkeit in der ausschlaggebenden Rolle der Angst besteht, die neurotische Charakterzüge hervorruft.

Da viele meiner Interpretationen von denjenigen Freuds abweichen, könnten einige Leser fragen, ob es sich hier noch um Psychoanalyse handelt. Die Antwort hängt von dem ab, was man für wesentlich in der Psychoanalyse hält. Wenn man glaubt, daß sie lediglich durch die Gesamtsumme der von Freud verkündeten Theorien bestimmt werde, dann hat das, was ich hier darzustellen versuche, nichts mit Psychoanalyse zu tun. Wenn man jedoch daran glaubt, daß der wesentliche Inhalt der Psychoanalyse aus gewissen grundlegenden Gedankenrichtungen besteht, die sich mit der Rolle unbewußter Vorgänge beschäftigen, mit den Wegen, in denen sie ihren Ausdruck finden, und einer Art der psychotherapeutischen Behandlung, die diese Prozesse ins Bewußtsein bringt, dann ist das, was ich hier darstelle, Psychoanalyse. Ich glaube, daß ein striktes Festhalten an allen Freudschen theoretischen Interpretationen die Gefahr zu großer Bereitwilligkeit in sich schließt, in Neurosen das zu finden, was man unter dem Hinweis der Freudschen Theorien zu finden erwartet. Dies bedeutet die Gefahr der Stagnation. Ich glaube, daß die Ehrerbietung vor Freuds gewaltigen Leistungen sich darin äußern sollte, daß man auf den von ihm errichteten Grundlagen weiterbaut, und daß wir auf diese Weise dazu beitragen können, die Möglichkeiten, die die Analyse für die Zukunft in sich birgt, sowohl in der Theorie als in der Therapie, zu erfüllen. Diese Bemerkungen beantworten auch noch eine andere mögliche Frage: ob nämlich meine Interpretation irgendwie an Adler orientiert sei. Es gibt gewisse Ähnlichkeiten mit bestimmten Punkten, die Adler betont hat, aber letzten Endes ist meine Interpretation auf Freudschem Boden gewachsen. Adler ist de facto ein gutes Beispiel dafür, wie auch eine an sich förderliche Erkenntnis psychologischer Vorgänge steril werden kann, wenn sie einseitig ohne das Fundament der Entdeckungen Freuds verfolgt wird.

Da es nicht der eigentliche Zweck dieses Buches ist, darzustellen, in welcher Hinsicht ich mit anderen psychoanalytischen Schriftstellern übereinstimme oder nicht, beschränkte ich die Diskussion im wesentlichen auf eine Polemik über bestimmte Fragen, in denen meine Ansichten scharf von denen Freuds abweichen.

Was ich hier dargestellt habe, sind meine Eindrücke, die ich während eines langen psychoanalytischen Studiums von Neurosen gewonnen habe. Um das Material, auf dem meine Interpretationen sich begründeten, darzustellen, hätte ich viele ausführliche Krankengeschichten anführen müssen, ein viel zu langwieriges Verfahren für ein Buch, in dem beabsichtigt wird, allgemeine Neurosenprobleme darzustellen. Es ist jedoch auch ohne dieses Material sowohl für den Spezialisten wie für den Laien möglich, die Stichhaltigkeit meiner Behauptungen zu prüfen. Jeder aufmerksame Beobachter kann meine Feststellungen mit seinen eigenen Eindrücken und Erfahrungen vergleichen und auf dieser Grundlage alles, was ich gesagt habe, ablehnen oder akzeptieren, einschränken oder unterstreichen.

Das Buch wurde in allgemeinverständlicher Sprache geschrieben, und um der klaren Linie willen hielt ich mich von der Diskussion zu vieler Verästelungen zurück. Die Fachausdrücke wurden nach Möglichkeit vermieden, weil stets die Gefahr besteht, daß derartige Ausdrücke an die Stelle klarer Gedanken treten. So mag es vielen Lesern, vor allem einem Laienpublikum, so vorkommen, als seien die Probleme des neurotischen Menschen leicht verständlich. Dies wäre jedoch eine falsche, ja sogar eine gefährliche Schlußfolgerung. Wir können die Tatsache nicht aus der Welt schaffen, daß alle psychologischen Probleme notwendigerweise außerordentlich verwickelt und subtil sind. Menschen, die nicht dazu bereit sind, dies anzuerkennen, sollten dieses Buch besser nicht lesen, da sie sonst nur verwirrt und auf ihrer Suche nach fix und fertigen Formulierungen enttäuscht werden.

Das Buch wendet sich sowohl an den interessierten Laien wie an diejenigen, die sich beruflich mit neurotischen Menschen beschäftigen müssen und die mit den Problemen, um die es sich hier handelt, vertraut sind. Somit ist es nicht nur für Psychiater bestimmt, sondern auch für soziale Fürsorger und Lehrer und für diejenigen anthropologischen und soziologischen Gruppen, die sich über die Bedeutung seelischer Faktoren beim Studium der verschiedenen Kulturen klar geworden sind. Und schließlich hoffe ich, daß es auch für den Neurotiker selber eine gewisse Bedeutung haben kann, vorausgesetzt, daß er psychologisches Denken nicht prinzipiell als unberufene Einmischung und als Zumutung ablehnt, eine Einstellung, die er aufgrund der Tatsache gewonnen hat, daß er durch seine Leiden ein feineres und schärferes Verständnis für psychologische Kompliziertheiten besitzt als seine robusteren Brüder. Betrüblicherweise wird das Lesen über seinen Zustand ihn nicht heilen können; er wird in dem, was er liest, wahrscheinlich andere viel leichter erkennen als sich selber.

Kulturelle und psychologische Faktoren in Neurosen

Wir benutzen den Ausdruck »neurotisch« heutzutage recht häufig, ohne jedoch immer eine klare Vorstellung davon zu haben, was er bedeutet. Oft ist er kaum mehr als ein snobistischer Ausdruck von Mißbilligung: Jemand, der sich früher damit zufriedengegeben hätte, »faul, empfindlich, anspruchsvoll oder mißtrauisch« zu sagen, wird heute statt dessen wahrscheinlich das Wort »neurotisch« benutzen. Doch meinen wir etwas ganz Bestimmtes damit, wenn wir diesen Ausdruck gebrauchen, und ohne uns dessen ganz bewußt zu sein, halten wir uns dabei an gewisse Merkmale.

Zunächst einmal unterscheiden sich neurotische Menschen von Durchschnittsmenschen durch ihre Reaktionen. So würden wir zum Beispiel ein junges Mädchen neurotisch nennen, wenn es lieber bei seiner eigenen Gruppe bleibt, es ablehnt, eine Gehaltserhöhung anzunehmen, um nicht mit seinen Vorgesetzten auf gleiche Stufe gestellt zu werden; dasselbe würden wir von einem Künstler denken, der monatlich hundert Mark verdient, jedoch bei weitem mehr verdienen könnte, wenn er mehr Zeit auf seine Arbeit verwendete, der aber statt dessen versucht, sein Leben, so gut wie es eben geht, mit dieser Summe zu genießen, und lieber einen beträchtlichen Teil seiner Zeit in Gesellschaft von Frauen zubringt oder sich mit technischen Spielereien beschäftigt. Der Grund, weshalb wir geneigt sind, solche Menschen neurotisch zu nennen, liegt darin, daß den meisten von uns bestimmte Verhaltensweisen wohl, ja sogar ausschließlich vertraut sind, die von dem Wunsch getragen sind, in der Welt voranzukommen, andere zu überflügeln und mehr Geld zu verdienen, als für ein bloßes Existenzminimum unerläßlich ist.

Diese Beispiele zeigen, daß eines der Kriterien, die wir anwenden, wenn wir einen Menschen neurotisch nennen, darin besteht, daß wir prüfen, ob sein Lebensstil mit einer der anerkannten, allgemein üblichen Verhaltensweisen unseres Zeitalters übereinstimmt. Wenn das ehrgeizlose, oder zum mindesten scheinbar ehrgeizlose Mädchen unter den Pueblo-Indianern lebte, würde man es innerhalb dieses Kulturgebietes für völlig normal halten; oder wenn der Künstler in einem süditalienischen Dorf oder in Mexiko lebte, so erschiene auch er ganz normal, da es in einer derartigen Umgebung unvorstellbar ist, daß ein Mensch mehr Geld verdienen oder sich irgendwie mehr anstrengen wollte, als dies für die Befriedigung seiner unmittelbaren Bedürfnisse nötig ist. Um noch weiter zurückzugehen, so würde man in Griechenland eine Haltung, über seine persönlichen Bedürfnisse hinaus zu arbeiten, für ausgesprochen ungehörig angesehen haben.

Der Ausdruck »neurotisch« kann also, obwohl er ursprünglich ein medizinischer Ausdruck ist, nicht benutzt werden, ohne daß man auch die darin enthaltenen kulturellen Faktoren berücksichtigt. Man kann ein gebrochenes Bein diagnostizieren, ohne etwas über den kulturellen Hintergrund des Patienten zu wissen; es wäre jedoch riskant, einen Indianer psychotisch zu nennen, weil er uns erzählt hat, daß er eine Vision hatte, an die er glaubt. In der besonderen Kultur dieser Indianer wird das Erlebnis einer Vision oder Halluzination als eine spezielle Gabe angesehen, als ein Segen der Geister, und es wird zu einem wohlerwogenen Anlaß, den Menschen, der diese Gaben besitzt, ganz besonders auszuzeichnen. Für uns wäre ein Mensch, der stündlich mit seinem verstorbenen Großvater spricht, neurotisch oder psychotisch, wohingegen ein derartiger Ahnenkontakt bei einigen Indianerstämmen eine allgemein anerkannte Verhaltensweise ist. Wir würden einen Menschen, der sich bei der Erwähnung eines Verstorbenen tödlich beleidigt fühlte, sicherlich für neurotisch halten, doch wäre er bei den Jicarilla-Apachen absolut normal. Ein Mann, der sich über den Kontakt mit einer menstruierenden Frau tödlich erschrecken würde, gälte als ein Neurotiker, wohingegen bei vielen primitiven Stämmen die Furcht vor einer menstruierenden Frau eine allgemein übliche Haltung ist.

Der Begriff dessen, was für normal gilt, ändert sich nicht nur mit jeder Kultur, er verändert sich auch innerhalb ein und derselben Kultur im Lauf der Zeit. Wenn sich zum Beispiel heutzutage eine innerlich reife und unabhängige Frau als »gefallene« Frau betrachtete, die »die Liebe eines anständigen Mannes nicht verdiente«, weil sie schon einmal sexuelle Beziehungen hatte, würde man sie für neurotisch halten — zum mindesten in vielen Gesellschaftskreisen. Vor etwa vierzig Jahren würde man jedoch eine derartige Haltung für normal gehalten haben. Der Begriff dessen, was als normal gilt, ändert sich in verschiedenen Gesellschaftsklassen. Für Mitglieder der Feudalschicht war es zum Beispiel durchaus normal, daß ein Mann sein Leben lang faul war und sich nur auf der Jagd oder im Krieg irgendwie aktiv betätigte, wohingegen ein Angehöriger der Kleinbürgerschicht mit der gleichen Haltung entschieden für anormal gehalten worden wäre. Diese Verschiedenheiten finden sich auch in dem Unterschied zwischen den Geschlechtern, soweit sie innerhalb einer Gesellschaftsschicht vorkommen, wie zum Beispiel im westlichen Kulturgebiet, wo man bei Männern und Frauen verschiedene Temperamente annimmt. Wenn eine Frau von der Furcht vor dem Altwerden befallen wird, sobald sie sich den Vierzigern nähert, so gilt dies wiederum als »normal«, wohingegen ein Mann von Vierzig, der über sein Alter nervös würde, neurotisch wäre.

Jeder gebildete Mensch ist sich darüber klar, daß es in dem, was für normal gehalten wird, Variationen gibt. Wir wissen, daß sich die Chinesen anders ernähren, als wir es tun; daß die Eskimos andere Reinlichkeitsbegriffe haben als wir; daß ein Medizinmann Kranke auf andere Weise heilt, als dies ein moderner Arzt tun würde. Es ist jedoch weniger selbstverständlich, daß es nicht nur in bezug auf Sitten Variationen gibt, sondern auch in bezug auf Triebe und Gefühle, obwohl dies direkt und indirekt von Anthropologen festgestellt wurde. Es ist eines der Verdienste der modernen Anthropologie, wie Sapir dies ausgedrückt hat, das Normale immer wieder aufs neue zu entdecken.

Jede Kultur hat ihre guten Gründe dafür, an dem Glauben festzuhalten, daß ihre eigenen Gefühle und Triebe der einzig normale Ausdruck der »menschlichen Natur« seien, und die Psychologie war keine Ausnahme von dieser Regel. Zum Beispiel kommt Freud aufgrund seiner Beobachtungen zu dem Schluß, daß eine Frau eifersüchtiger sei als ein Mann[1], und versucht dies angeblich allgemeine

[1] In seiner Arbeit »Einige psychologische Folgen des anatomischen Unterschiedes zwischen den Geschlechtern« vertritt Freud die Theorie, daß die anatomischen Geschlechtsunterschiede jedes Mädchen unweigerlich dazu veranlassen, einen Jungen um seinen Penis zu beneiden. Später wird der Wunsch nach einem Penis in den Wunsch nach dem Besitz eines Mannes, als den Träger eines Penis, verwandelt. Sie mißgönnt dann anderen Frauen ihre Beziehungen zu Männern — oder genauer gesagt, die Tatsache, daß sie einen Mann haben —, wie sie ursprünglich den Knaben um seinen Penis beneidete. Durch die Aufstellung derartiger Behauptungen unterliegt Freud einer Versuchung seiner Zeit, die darin bestand, Verallgemeinerungen über die menschliche Natur zu machen, die sich auf die ganze Menschheit beziehen, obwohl diese Verallgemeinerung lediglich aus der Beobachtung einer einzigen Kulturzone stammt.

Ein Anthropologe würde die Gültigkeit der Freudschen Beobachtungen nicht in Frage stellen; er würde sie als eine Feststellung akzeptieren, die zu einer bestimmten Bevölkerungsschicht einer bestimmten Kultur einer bestimmten Zeit gehört. Jedoch würde er die Gültigkeit der Freudschen Verallgemeinerung bezweifeln, indem er bewiese, daß es in bezug auf Eifersuchtsempfindungen in den menschlichen Haltungen endlose Unterschiede gibt, daß es Länder gibt, wo die Männer eifersüchtiger sind als die Frauen, andere, wo beide Geschlechter überhaupt keinerlei individuelle Eifersucht haben, andere wieder, wo beide Geschlechter außergewöhnlich eifersüchtig sind. Angesichts dieser Unterschiede würde er Freuds — de facto jedermanns — Bestreben einer Begründung seiner Beobachtungen aufgrund anatomischer Geschlechtsunterschiede widerlegen. Statt dessen würde er nachdrücklich auf die Notwendigkeit hinweisen, nach den verschiedenen Lebensbedingungen zu forschen und nach deren Einfluß auf die Entwicklung der Eifersucht in Männern und Frauen. Wir sollten uns zum Beispiel fragen, ob Freuds Beobachtung, die in unserem eigenen Kulturgebiet in bezug auf neurotische Frauen unserer Zeit stimmt, auch auf die normalen Frauen in

Phänomen aus biologischen Gründen zu erklären. Freud scheint außerdem anzunehmen, daß alle Menschen Schuldgefühle in bezug auf Mord haben[2]. Es ist jedoch eine unwiderlegliche Tatsache, daß gerade in der Haltung gegenüber dem Töten die allergrößten Verschiedenheiten bestehen. Wie Peter Freuchen gezeigt hat, haben die Eskimo keineswegs das Gefühl, daß ein Mörder bestraft werden müßte. In vielen primitiven Stämmen kann das Unrecht, das einer Familie durch den Mord eines ihrer Mitglieder seitens eines Außenstehenden angetan wurde, damit wiedergutgemacht werden, daß ihnen ein Ersatz für den Gemordeten gegeben wird. In anderen Kulturgebieten können die Gefühle einer Mutter, deren Sohn getötet wurde, dadurch besänftigt werden, daß sie den Mörder adoptiert.

Wenn wir uns weiterhin anthropologischer Befunde bedienen, so müssen wir erkennen, daß einige unserer Begriffe über die menschliche Natur ziemlich naiv sind, zum Beispiel die Vorstellung, daß Wettbewerb, Rivalität zwischen Geschwistern oder Verwandtschaft zwischen Liebe und Sexualität Züge seien, die in der menschlichen Natur liegen. Unser Begriff des Normalen orientiert sich an der Übereinstimmung mit allgemein akzeptierten Maßstäben des Verhaltens und der Gefühle innerhalb einer bestimmten Gruppe, die diese Maßstäbe ihren Mitgliedern auferlegt. Jedoch verändern sie sich mit einer Kultur, einer Periode, einer Klasse und dem Geschlecht.

Diese Betrachtungen haben für die Psychologie eine viel weiter reichende Bedeutung, als dies auf den ersten Eindruck der Fall zu sein scheint. Die unmittelbare Folge ist ein Gefühl des Zweifels an der psychologischen Allwissenheit. Wir können aus der Ähnlichkeit unserer Befunde in unserer Kultur mit denen anderer Kulturen nicht schließen, daß sie durch die gleichen Beweggründe herbeigeführt wurden. Es hat keinen Sinn mehr, anzunehmen, daß ein neuer psychologischer Befund einen allgemeingültigen Zug enthüllen könnte, der der menschlichen Natur als solcher innewohnt. Die Wirkung alles dessen ist eine Bestätigung für das, was einige Soziologen schon wiederholt festgestellt haben: daß es eine für

unserer Zeit angewandt werden kann. Diese Fragen müssen aufgeworfen werden, weil Analytiker, die Tag für Tag mit neurotischen Menschen zu tun haben, häufig die Tatsache aus den Augen verlieren, daß es in unserer Kultur auch normale Menschen gibt. Man müßte weiterhin fragen, welches denn die psychologischen Umstände sind, die für verstärkte Eifersucht und Besitzgier in bezug auf das andere Geschlecht verantwortlich sind, und welches die Unterschiede in den Lebensbedingungen der Männer und Frauen unserer Kultur sind, die für den Unterschied in der Entwicklung der Eifersucht verantwortlich sind.

[2] Sigmund Freud: »Totem und Tabu« (Internationaler Psychoanalytischer Verlag, Wien).

die gesamte Menschheit gültige Normalpsychologie einfach nicht gibt.

Doch werden diese Einschränkungen mehr als wettgemacht durch die Eröffnung neuer Möglichkeiten für unser Verständnis. Die wesentliche Bedeutung dieser anthropologischen Betrachtungen besteht darin, daß Gefühle und Haltungen in ganz erstaunlich hohem Maß durch die kulturell und persönlich untrennbar ineinander verflochtenen Bedingungen, unter denen wir leben, gestaltet werden. Dies wiederum heißt, daß wir mit der Erkenntnis der Bedingungen, unter denen wir leben, die Möglichkeit gewinnen, zu einem tieferen Verständnis des speziellen Charakters normaler Gefühle und Haltungen zu gelangen. Und insofern Neurosen Abarten einer normalen Verhaltensweise sind, besteht auch für sie die Aussicht auf ein besseres Verständnis.

Diesen Weg einschlagen, heißt Freud auf einem Teil seines Pfades folgen, der ihn schließlich dazu führte, der Welt ein bisher für unmöglich gehaltenes Verständnis für Neurosen zu präsentieren. Während Freud in seiner Theorie unsere Eigentümlichkeiten auf biologische Triebe zurückführte, hat er mit allem Nachdruck die Meinung vertreten — sowohl in der Theorie als noch viel mehr in der Praxis —, daß wir eine Neurose nicht verstehen können ohne ausführliche Kenntnis der Lebensumstände des Betreffenden, vor allem der bestimmenden Einflüsse der ihm in früher Kindheit zuteil gewordenen Liebe. Wenn wir dieses Prinzip auf das Problem der normalen und der neurotischen Strukturen innerhalb einer bestimmten Kultur anwenden, so bedeutet dies, daß wir diese Strukturen ohne genaueste Kenntnis der Einflüsse, die diese besondere Kultur auf das Individuum ausübt, nicht verstehen können.[3]

Für alles andere bedeutet dies jedoch, daß wir einen entschiedenen Schritt über Freud hinaus machen müssen; doch ist dieser Schritt nur aufgrund der epochalen Entdeckungen Freuds möglich. Wenn er auch in einer Hinsicht seiner Zeit weit voraus war, blieb er in anderer — nämlich in seiner Überbetonung des biologischen Ursprungs geistiger Merkmale — in deren wissenschaftlichen

[3] Viele Schriftsteller haben die Wichtigkeit kultureller Faktoren als einen ausschlaggebenden Einfluß auf psychologische Umstände erkannt. Erich Fromm hat in einem Artikel: »Zur Entstehung des Christusdogmas« (in Imago, Band 16, 1930, Seite 307—373), als erster in der deutschen psychoanalytischen Literatur diese Annäherungsmethode dargestellt und ausgearbeitet. Später haben andere dies aufgegriffen, wie Wilhelm Reich oder Otto Fenichel. In Amerika war Harry Stack Sullivan als erster von der Notwendigkeit überzeugt, daß die Psychiatrie sich mit kulturellen Bedingungen beschäftigen müsse. Neuerdings interessieren sich auch einige Analytiker, wie Franz Alexander und A. Kardiner, für die kulturelle Bedeutung psychologischer Probleme. Unter den Soziologen, die diese Ansicht vertreten, sind vor allem H. D. Lasswell (World Politics and Personal Insecurity) und John Dollard (Criteria for the Life History).

Orientierungen stecken. Er nahm an, daß Instinkte oder Objektbeziehungen, die häufig in unserer Kultur vorkommen, eine biologisch bestimmbare »menschliche Natur« darstellen oder aus unabänderlichen Situationen stammen (die biologisch sogenannten »prägenitalen« Stufen, der Ödipus-Komplex).

Freuds Außerachtlassen der kulturellen Faktoren führt nicht nur zu falschen Verallgemeinerungen, sondern verhindert auch in hohem Maß das Verständnis der eigentlichen Kräfte, die unsere Haltungen und Handlungen bestimmen. Ich glaube, daß diese Mißachtung der Hauptgrund dafür ist, daß die Psychoanalyse, insofern sie getreulich den von Freud eingeschlagenen theoretischen Pfaden folgt, trotz ihrer anscheinend unbegrenzten Möglichkeiten in eine Sackgasse geraten zu sein scheint, die sich in dem üppigen Wachstum verworrener Theorien und dem Gebrauch wesenloser Terminologien offenbart.

Wir haben nun gesehen, daß eine Neurose ein Abweichen von der Norm in sich schließt. Dieses Kriterium ist sehr wichtig, wenn es auch nicht genügt. Menschen können von der allgemeinen Norm abweichen und dennoch keine Neurose haben. Der obenzitierte Künstler, der sich weigerte, seinem Geldverdienst mehr Zeit als unbedingt nötig zu widmen, kann eine Neurose haben, jedoch kann es auch ganz einfach ein Zeichen von Weisheit sein, sich nicht zu gestatten, in den Strudel des Wettbewerbs gerissen zu werden. Auf der anderen Seite können viele Menschen eine schwere Neurose haben und dennoch scheinbar gut an die gegebene Lebensweise angepaßt sein. Für derartige Fälle ist ein psychologischer oder medizinischer Standpunkt nötig.

Seltsamerweise ist es alles andere als leicht, zu sagen, woraus, von einem solchen Standpunkt aus, eine Neurose sich zusammensetzt. Auf alle Fälle ist es, solange wir uns nur das in die Augen springende Bild betrachten, schwer, Merkmale zu finden, die allen Neurosen gemeinsam sind. Wir können keinesfalls die Symptome — wie etwa Phobien, Depressionen oder funktionelle körperliche Störungen — als ein Kriterium betrachten, weil sie gar nicht in Erscheinung zu treten brauchen. Irgendwelche Hemmungen sind immer vorhanden, aus Gründen, die ich später besprechen werde, doch können sie so subtil oder so gut verborgen sein, daß sie einer oberflächlichen Betrachtung entgehen. Die gleichen Schwierigkeiten würden entstehen, wenn wir aus dem manifesten Bild allein die Störungen in den Beziehungen zu anderen Menschen, einschließlich der sexuellen Beziehungen, beurteilen wollten. Diese Störungen bleiben niemals aus, sie mögen jedoch äußerst schwer zu entdecken sein. Doch gibt es zwei besondere Merkmale, die in allen Neurosen wahrzunehmen sind, auch wenn man keine allzu genaue Kenntnis von der Struktur der betreffenden Persönlichkeit hat: eine gewisse Starrheit der Reaktion und eine Diskrepanz zwischen Möglichkeit und Leistung.

Beide Merkmale bedürfen einer näheren Erklärung. Mit der Starrheit der Reaktionen meine ich einen Mangel an derjenigen Biegsamkeit, die es uns möglich macht, in verschiedenen Situationen verschieden zu reagieren. Ein normaler Mensch ist zum Beispiel mißtrauisch, wo er einen Grund dafür vermutet oder sieht; ein neurotischer Mensch kann, ganz abgesehen von der jeweiligen Situation, dauernd mißtrauisch sein, ob er sich dieses Zustandes bewußt ist oder nicht. Ein normaler Mensch ist imstande, einen Unterschied zwischen ernstgemeinten und unaufrichtigen Komplimenten zu machen; der Neurotiker macht darin entweder keinen Unterschied, oder aber sie sind ihm, wie auch immer, gleichgültig. Ein normaler Mensch ärgert sich darüber, wenn eine ungerechtfertigte Zumutung an ihn gestellt wird; ein Neurotiker kann auf jede Anregung mit Zorn reagieren, auch wenn er sich klar ist, daß sie in seinem eigenen Interesse gemacht wurde. Ein normaler Mensch kann manchmal in einer wichtigen und schwer zu entscheidenden Angelegenheit unentschlossen sein; ein Neurotiker kann dauernd unentschieden sein.

Starrheit weist jedoch nur dann auf eine Neurose hin, wenn sie von den kulturellen Verhaltensweisen abweicht. Starrköpfiger Verdacht in bezug auf jede neue oder unbekannte Sache ist ein normales Verhalten bei einem verhältnismäßig großen Prozentsatz der Bauernbevölkerung innerhalb der westlichen Zivilisation; und die betonte Neigung zur Sparsamkeit seitens des Kleinbürgertums ist gleichfalls ein Beispiel für normale Starrköpfigkeit.

Ebenso kann der Grund für die Diskrepanz zwischen den Möglichkeiten eines Menschen und seinen tatsächlichen Leistungen im Leben lediglich an den äußeren Umständen liegen. Doch deutet es auf eine Neurose hin, wenn ein Mensch trotz seiner Begabung und günstiger äußerer Entwicklungsmöglichkeiten unproduktiv bleibt; oder wenn er trotz aller gegebenen Möglichkeiten, sich glücklich zu fühlen, nicht imstande ist, sein Leben zu genießen; oder wenn eine Frau trotz ihrer Schönheit das Gefühl hat, sie sei nicht anziehend. Mit anderen Worten: Der Neurotiker hat den Eindruck, er stünde sich selbst im Wege.

Wenn wir das manifeste Bild beiseite lassen und uns die Kräfte, die beim Entstehen von Neurosen am Werk sind, betrachten, so finden wir etwas Wesentliches, das allen Neurosen gemeinsam ist. und das sind die Ängste und die Verteidigungsmaßnahmen, die gegen sie aufgebaut werden. Wie unübersichtlich auch die Struktur einer Neurose sein mag, die Angst ist der Motor, der den neurotischen Prozeß in Gang setzt und in Bewegung hält. Der Sinn dieser Behauptung wird in den nachfolgenden Kapiteln klarer werden, und ich will mich deshalb der Erwähnung von Beispielen enthalten. Aber auch wenn diese Behauptung nur versuchsweise als grundlegendes Prinzip angenommen werden soll, muß sie deutlicher ausgearbeitet werden.

So wie sie hier steht, ist sie offensichtlich zu allgemein. Ängste und Befürchtungen — wir wollen für eine Weile diese beiden Ausdrücke einander gleichsetzen — bestehen überall, und ebenso gibt es überall Abwehrmittel gegen sie. Diese Reaktionen sind nicht nur auf Menschen beschränkt. Wenn ein durch eine Gefahr erschrecktes Tier sich dagegen wehrt oder flieht, so haben wir genau die gleiche Situation von Furcht und Abwehr. Wenn wir uns vor dem Blitz fürchten und einen Blitzableiter auf unserem Dach anbringen, wenn wir vor den Folgen möglicher Unfälle Angst haben und eine Versicherung dagegen aufnehmen, so sind hier ebenfalls Faktoren der Furcht und der Abwehr vorhanden. Sie existieren in verschiedenartigen, speziellen Formen in jeder Kultur und können eine allgemeine Vorschrift werden, wie das Tragen von Amuletten als Abwehr gegen Furcht vor dem bösen Auge, das Einhalten umständlicher Riten gegen die Furcht vor den Toten, die Tabus in bezug auf das Sich-Hüten vor menstruierenden Frauen zur Abwehr der Furcht vor dem Übel, das von ihnen ausströmt.

In dieser Gleichartigkeit liegt die Versuchung, einen logischen Fehler zu machen. Wenn die Faktoren von Furcht und Abwehr für Neurosen so wesentlich sind, warum sind dann nicht die üblichen, vorgeschriebenen Abwehrmittel gegen die Furcht der Beweis für eine Kultur-Neurose? Der Fehlschluß, der in dieser Beweisführung liegt, besteht darin, daß zwei Phänomene nicht notwendigerweise identisch zu sein brauchen, wenn sie ein gemeinsames Element haben. Man würde ein Haus nicht einen bloßen Felsen nennen, nur deshalb, weil es aus demselben Material gemacht ist wie ein Felsen. Welches aber ist dann das Kriterium für neurotische Furcht und Abwehr, wodurch werden sie speziell neurotisch? Sind etwa neurotische Befürchtungen eingebildet? Nein, denn wir könnten auch dazu neigen, die Furcht vor den Toten eingebildet zu nennen; und in beiden Fällen würden wir uns von einem Eindruck leiten lassen, der auf mangelndem Verständnis beruht. Weiß der Neurotiker vielleicht im wesentlichen nicht, wovor er Angst hat? Nein, denn auch der Primitive weiß nicht, warum er Angst vor den Toten hat. Der Unterschied hat nichts mit dem Grad des Bewußtseins oder der Vernunft zu tun, sondern er besteht in den beiden folgenden Faktoren:

Erstens geben die Lebensbedingungen in jeder Kultur Anlaß zu gewissen Befürchtungen. Sie können durch äußere Gefahren (Natur, Feinde) verursacht werden; durch die Formen der sozialen Beziehungen (Anreiz zur Feindseligkeit aus Gründen der Unterdrückung, der Ungerechtigkeit, aufgezwungener Abhängigkeit oder vorenthaltener Möglichkeiten); oder durch kulturelle Traditionen (traditionelle Furcht vor Dämonen, vor Verletzungen von Tabus), ohne Rücksicht darauf, wie sie ursprünglich entstanden sein mögen. Ein Individuum kann diesen Befürchtungen in stärkerem oder schwächerem Grad unterliegen, aber im großen und ganzen kann man mit Sicherheit annehmen, daß sie jedem innerhalb einer gegebenen Kultur lebenden Einzelwesen auferlegt werden und daß niemand sie vermeiden kann. Der Neurotiker jedoch teilt nicht nur die allen Individuen innerhalb einer Kultur gemeinsamen Befürchtungen, er hat noch außerdem, infolge seiner individuellen Lebensbedingungen — die allerdings in die allgemeinen Lebensbedingungen verwoben sind —, Befürchtungen, die in Quantität oder in Qualität von denen der kulturbedingten Normen abweichen.

Zweitens werden die Befürchtungen, die in einer bestimmten Kultur existieren, gewöhnlich durch besondere Schutzmaßnahmen abgewehrt (wie Tabus, Riten oder Sitten). Gewöhnlich stellen diese Regeln eine ökonomischere Art und Weise dar, mit den verschiedenartigen Befürchtungen fertig zu werden, als es die andersgearteten Schutzmaßnahmen des Neurotikers zu tun imstande sind. Dadurch wird ein normaler Mensch, obwohl er sich mit den Befürchtungen und Abwehrmitteln seines Kulturkreises abzufinden hat, im allgemeinen durchaus fähig sein, seinen Möglichkeiten zu entsprechen und zu genießen, was das Leben ihm zu bieten hat. Der normale Mensch kann aus den Möglichkeiten, die ihm innerhalb seines Kulturkreises geboten werden, das Beste machen. Wenn man dies in negativer Weise ausdrücken will, so bedeutet es, daß er nicht mehr zu leiden hat, als innerhalb der Grenzen seiner Kultur unvermeidlich ist. Der neurotische Mensch hingegen leidet unvergleichlich mehr zu leiden hat als innerhalb der Grenzen seiner Kultur unver-
Preis für seine Verteidigungsmaßnahmen zahlen, der darin besteht, daß seine Vitalität und seine Ausdehnungsfähigkeit geschwächt werden oder, spezieller ausgedrückt, daß seine Fähigkeit zu Leistung und Genuß Schaden erleidet, was zu dem bereits erwähnten Widerspruch führt. Tatsächlich ist der Neurotiker ein Mensch, der ständig leidet. Der einzige Grund, aus dem ich diese Tatsache in der Diskussion über alle von außen her zu beobachtenden Charakterzüge der Neurosen unerwähnt ließ, liegt darin, daß dies nicht notwendigerweise von außen bemerkbar sein muß. Der Neurotiker braucht noch nicht einmal zu wissen, daß er leidet.

Ich fürchte, daß anläßlich der Diskussion über Angst und Abwehr meine Leser über eine derart ausgedehnte Behandlung einer so einfachen Frage wie derjenigen, wie eine Neurose zusammengesetzt sei, allmählich ungeduldig werden. Zu meiner Verteidigung möchte ich darauf hinweisen, daß seelische Phänomene immer kompliziert sind, daß, wenn es auch scheinbar einfache Fragen gibt, die Antwort darauf niemals einfach sein kann, daß die schwierige Situation, in die wir bereits am Anfang gerieten, keine Ausnahme ist, sondern sich durch das ganze Buch hindurch wiederholen wird, welches Problem wir auch immer in Angriff nehmen werden. Die besondere Schwierigkeit bei der Beschreibung einer Neurose liegt darin, daß eine befriedigende Antwort weder allein durch die Psychologie noch durch die Soziologie gegeben werden kann, sondern daß beide abwechselnd herangezogen werden müssen, erst die eine, dann die andere, was wir ja auch wirklich getan haben. Wenn wir eine Neurose nur vom Standpunkt ihrer Dynamik und ihrer psychischen Struktur her betrachten wollten, dann müßten wir einen normalen Menschen als Möglichkeit voraussetzen; das gibt es aber nicht. Wir stoßen auf mehr Schwierigkeiten, sobald wir die Grenzen unseres eigenen Landes oder der Länder mit einer der unseren ähnlichen Kultur überschreiten. Und wenn wir eine Neurose nur von einem soziologischen Standpunkt aus betrachten, nämlich als bloße Abweichung von einer in einer bestimmten Gesellschaftsschicht üblichen Verhaltensweise, dann vernachlässigen wir alles, was wir über die psychologischen Merkmale einer Neurose wissen, aufs gröbste, und kein Psychiater irgendeiner Schule oder irgendeines Landes würde das Ergebnis als das anerkennen, was er mit dem Wort Neurose zu bezeichnen gewohnt ist. Die beiden Annäherungsweisen stimmen in einer Methode der Beobachtung überein, die das Abweichen von der Norm sowohl in dem manifesten Neurosenbild als auch in der Dynamik der seelischen Vorgänge in Betracht zieht, ohne dabei eine dieser Abweichungen als die ursprüngliche oder entscheidende anzusehen. Beide müssen kombiniert werden. Auf diese Weise sind wir im großen und ganzen vorgegangen, als wir nachwiesen, daß die Furcht und deren Abwehr Zentralpunkte für eine Neurose sind, daß sie aber eine Neurose nur dann veranlassen, wenn sie in Quantität sowohl als in Qualität von der allgemein üblichen und normalen Furcht und Abwehr innerhalb des gleichen Kulturkreises abweichen.

Wir müssen in dieser Richtung noch einen Schritt weitergehen. Es gibt noch ein anderes wesentliches Charakteristikum für eine Neurose, und das ist die Gegenwart einander widersprechender Tendenzen, von deren Existenz oder doch mindestens genauem Inhalt der Neurotiker selber nichts weiß, für die er aber ganz automatisch bestimmte Kompromißlösungen zu erreichen sucht. Freud erschiedener Form auf dieses letztere Merkmal als einen ...chen Bestandteil von Neurosen hingewiesen. Was neuro...sche Konflikte von den ganz allgemein innerhalb eines bestimmten Kulturkreises existierenden Konflikten unterscheidet, ist weder ihr Inhalt noch die Tatsache, daß sie im wesentlichen unbewußt bleiben — die allgemeinen kulturellen Konflikte können in beiden Dingen identisch sein —, sondern die Tatsache, daß bei einem Neurotiker die Konflikte schärfer und betonter sind. Der neurotische Mensch sucht und findet Kompromißlösungen — die nicht zu Unrecht neurotisch genannt werden —, und diese Lösungen sind weniger befriedigend als diejenigen des Durchschnittsmenschen und werden nur durch einen ungeheuren Kraftaufwand seitens des Betreffenden erreicht.

Wenn wir alle diese Überlegungen zusammenfassen, sind wir zwar noch nicht imstande, eine abgerundete Definition einer Neurose zu geben, wir können sie jedoch folgendermaßen beschreiben: Eine Neurose ist eine seelische Störung, die durch Befürchtungen und Abwehrmaßnahmen gegen diese Befürchtungen veranlaßt wurde und durch den Versuch, Kompromißlösungen für einander widersprechende Tendenzen zu finden. Aus praktischen Gründen ist es ratsam, eine derartige Störung nur dann eine Neurose zu nennen, wenn sie von der innerhalb eines besonderen Kulturkreises üblichen Norm abweicht.

Begründung des Ausdrucks: »Der neurotische Mensch unserer Zeit«

Da unser Interesse sich auf die Wege konzentriert, in denen eine Neurose einen Menschen beeinflußt, ist der Spielraum für unsere Untersuchung nach zwei Richtungen hin begrenzt. Erstens können Menschen eine durch eine Reaktion auf äußere, konfliktgeladene Zustände entstandene Neurose haben, ohne daß ihr sonstiger Charakter dadurch berührt oder entstellt wurde. Wir wollen, nachdem wir über die Natur gewisser psychischer Grundprozesse gesprochen haben, darauf zurückkommen und uns kurz die Struktur einfacher Situationsneurosen betrachten[4]. Sie interessieren uns hier nicht in erster Linie, weil hinter ihnen nicht ein neurotischer Mensch steckt, sondern nur eine momentane, mangelnde Anpassungsfähigkeit an eine vorhandene schwierige Situation. Wenn ich von Neurosen spreche, meine ich Charakterneurosen, das heißt Zustände, in denen die Hauptstörung in einer Charakterentstellung

[4] Eine Situationsneurose entspricht im großen ganzen dem, was J. H. Schultz »Exogene Fremdneurosen« genannt hat.

liegt[5], auch wenn das symptomatische Bild genau wie dasjenige einer Situationsneurose aussieht. Sie sind das Resultat eines heimtückischen chronischen Prozesses, der gewöhnlich in der Kindheit einsetzt und größere oder kleinere Teile der Persönlichkeit mit mehr oder weniger großer Intensität beeinflußt. Von außen gesehen, kann auch eine Charakterneurose aus einem aktuellen Situationskonflikt stammen, doch kann sich bei einer gewissenhaften Untersuchung des betreffenden Falles herausstellen, daß schon lange vor dem Eintreten einer schwierigen Situation schwierige Charakterzüge existierten und daß die derzeitige mißliche Lage zu einem großen Teil durch schon früher existierende persönliche Schwierigkeiten bedingt wurde; und außerdem reagiert der Betreffende in neurotischer Weise auf eine Lebenssituation, die für einen durchschnittlich gesunden Menschen keinerlei Konflikte enthält. Die aktuelle Situation offenbart lediglich das Vorhandensein einer Neurose, die schon geraume Zeit existiert haben mag.

Sodann sind wir gar nicht so sehr an dem symptomatischen Bild einer Neurose interessiert. Unser Interesse gilt vorwiegend den Charakterstörungen selber; die Entstellung des Charakters eines Menschen ist ein Ergebnis jeder Neurose, wohingegen ihre Symptome im klinischen Sinn ganz verschieden sein oder überhaupt nicht existieren können. Auch von einem kulturellen Gesichtspunkt aus gesehen, ist das Charakterbild wichtiger als die Symptome, weil der Charakter und nicht die Symptome das menschliche Verhalten beeinflußt. Mit einer genaueren Kenntnis der Neurosenstruktur und mit dem Wissen, daß die Heilung eines Symptoms nicht notwendigerweise auch die Heilung einer Neurose bedeutet, haben die Psychoanalytiker im allgemeinen den Brennpunkt des Interesses verschoben und ihre Aufmerksamkeit mehr auf die Verbildung des Charakters gerichtet als auf die Symptome. Bildlich ausgedrückt könnten wir sagen, daß neurotische Symptome nicht der Vulkan sind, sondern nur seine Eruptionen, wohingegen der pathogene Konflikt, gleich dem Vulkan, tief verborgen liegt und von dem Betreffenden selber nicht geahnt wird.

Wenn wir uns dieser Einschränkung bewußt sind, können wir die Frage erheben, ob nicht die neurotischen Menschen von heute gemeinsame Züge haben, die so wesentlich sind, daß wir von der neurotischen Persönlichkeit unserer Zeit sprechen können.

Was nun die Charakterentstellungen anlangt, die eine Folge der verschiedenen Neurosentypen sind, so fallen sie uns viel eher durch

[5] Franz Alexander schlug den Ausdruck Charakterneurose für Neurosen vor, die keine klinischen Symptome haben. Ich glaube nicht, daß dieser Ausdruck sich halten läßt, weil die Abwesenheit oder das Vorhandensein von Symptomen oft für die Natur einer Neurose unwesentlich ist.

ihre Verschiedenheiten als durch ihre Ähnlichkeiten auf. Zum Beispiel ist ein hysterischer Charakter völlig verschieden von einem zwangsmäßig getriebenen. Doch sind die uns auffallenden Unterschiede mehr struktureller Art, oder, allgemeiner ausgedrückt, Unterschiede in der Art, wie diese beiden Störungen sich offenbaren und wie sie gelöst werden; man vergleiche etwa die wichtige Rolle, die die Projektion für den hysterischen Typ spielt, mit der Rationalisierung der Konflikte im Fall einer Zwangsneurose. Andererseits beziehen sich die Ähnlichkeiten, an die ich hier denke, nicht auf Äußerungen oder Wege, durch welche sie verursacht wurden, sondern auf den Inhalt der Konflikte selber. Genauer ausgedrückt, bestehen die Ähnlichkeiten nicht so sehr in den Erlebnissen, die die Störung genetisch veranlaßt haben, sondern in den Konflikten, die den Betreffenden tatsächlich bewegen.

Um die Triebkräfte und ihre Abzweigungen auszuschalten, bedarf es einer Voraussetzung. Freud und die Mehrzahl der Analytiker vertreten hauptsächlich das Prinzip, daß die Aufgabe einer Analyse dann erfüllt sei, wenn entweder die sexuellen Wurzeln (zum Beispiel die speziellen erogenen Zonen) eines Impulses oder das infantile Vorbild, dessen Wiederholung er sein soll, aufgedeckt worden sind. Obwohl auch ich glaube, daß man eine Neurose unmöglich völlig verstehen kann, ohne sie auf die infantilen Bedingungen zurückzuführen, bin ich davon überzeugt, daß die genetische Annäherung, sobald sie einseitig angewandt wird, eher eine allgemeine Verwirrung als eine Klärung der Dinge, um die es sich hierbei handelt, veranlaßt; denn sie führt zu einer Vernachlässigung der in der Gegenwart existierenden unbewußten Tendenzen und ihrer Funktionen und ihrer Wechselwirkung auf andere vorhandene Tendenzen, wie Triebe, Befürchtungen und Schutzmaßnahmen. Das Verständnis für die Genese ist nur dann nützlich, wenn es zu einem Verständnis der Funktionen verhilft.

Bei diesem Vorgehen erkannte ich durch das Analysieren der verschiedensten Menschen, die ganz verschiedenen Neurosentypen angehörten, die außerdem in bezug auf Alter, Temperament und Interessen verschieden waren und aus verschiedenen sozialen Schichten stammten, daß der Inhalt der dynamischen Zentralkonflikte und ihre wechselseitige Beziehung im wesentlichen in allem gleich waren[6]. Meine Erfahrungen innerhalb meiner psychoanalytischen

[6] Die Betonung des Gemeinsamen in Neurosen heißt durchaus nicht, daß ich die wissenschaftlichen Bemühungen um die Herausarbeitung spezieller Neurosentypen geringschätze. Im Gegenteil, ich bin fest davon überzeugt, daß die Psychopathologie einen bemerkenswerten Fortschritt gemacht hat dadurch, daß sie die Bilder seelischer Störungen in der Entstehung ihrer speziellen Struktur und ihren besonderen Äußerungen umrissen hat.

Praxis wurden durch Beobachtungen von Menschen außerhalb derselben und von Charakteren der Literatur der Gegenwart bestätigt. Wenn die sich wiederholenden Probleme neurotischer Menschen ihres oft so phantastischen und verworrenen Charakters entkleidet sind, kann uns nicht entgehen, daß sie sich nur quantitativ von den Problemen unterscheiden, die einen normalen Menschen unserer Kultur bedrücken. Wir wehren uns fast alle gegen die Problematik des Wettbewerbs, gegen emotionelle Vereinsamung und Mißtrauen gegen andere und gegen uns selbst — um nur ein paar Probleme zu nennen, die sich auch in Neurosen finden lassen.

Die Tatsache, daß die Mehrzahl der Menschen innerhalb derselben Kultur denselben Problemen gegenübersteht, läßt den Schluß zu, daß diese Probleme durch die besonderen, in dieser Kultur vorherrschenden Lebensbedingungen erzeugt wurden. Die Behauptung, daß es sich dabei nicht um Probleme handelt, die der »menschlichen Natur als solcher« angehören, scheint durch die Tatsache gerechtfertigt, daß die Triebkräfte und die Konflikte anderer Kulturen verschieden von den unseren sind.

Wenn ich daher von der neurotischen Persönlichkeit unserer Zeit spreche, meine ich damit nicht nur, daß es neurotische Menschen gibt, die wesentliche Absonderlichkeiten miteinander gemein haben, sondern auch, daß ihre fundamentalen Ähnlichkeiten im wesentlichen durch die Schwierigkeiten, die in unserer Zeit und unserer Kultur existieren, hervorgerufen wurden. Und ich werde später, soweit dies mein soziologisches Wissen gestattet, nachweisen, welche Schwierigkeiten unserer Kultur für unsere psychischen Konflikte verantwortlich sind.

Die Gültigkeit meiner Annahme einer Beziehung zwischen Kultur und Neurose sollte durch gemeinsame Bemühungen von Anthropologen und Psychiatern geprüft werden. Die Psychiater müßten nicht nur untersuchen, in welcher Form Neurosen in bestimmten Kulturen auftreten — wie dies mit rein formalen Kriterien, wie Häufigkeit, Schwere oder Typ von Neurosen, gemacht worden ist —, sondern sie müßten sie auch von dem Standpunkt untersuchen, welche Grundkonflikte hinter ihnen stecken. Der Anthropologe müßte die gleiche Kultur vom Standpunkt der seelischen Schwierigkeiten, die ihre Struktur dem einzelnen bereitet, prüfen. Eine Art, in der sich die Ähnlichkeit der Grundkonflikte äußert, ist die Ähnlichkeit von Haltungen, die von außen her beobachtet werden können. Mit dem Ausdruck »von außen« meine ich das, was ein guter Beobachter ohne die Mittel psychoanalytischer Technik an Menschen, mit denen er intim vertraut ist — wie etwa er selbst, seine Freunde oder seine Familie, entdecken kann. Ich werde mit einem kurzen Querschnitt solcher Beobachtungen beginnen.

Die derart feststellbaren Haltungen können in loser Form etwa folgendermaßen klassifiziert werden: erstens Haltungen, die sich auf das Geben und Empfangen von Liebe beziehen; zweitens Haltungen, die sich auf die Beurteilung der eigenen Person beziehen; drittens Haltungen, die sich auf ein Sich-Durchsetzen der eigenen Person beziehen; viertens Aggression; fünftens Sexualität.

Was nun die erste Haltung anlangt, so ist die übermäßige Abhängigkeit von der Zustimmung und Liebe anderer Menschen ein vorwiegender Zug der Neurotiker unserer Zeit. Wir möchten alle gern geliebt und gebilligt werden, aber in neurotischen Menschen steht die Abhängigkeit von Liebe und Billigung in keinem Verhältnis zu der wirklichen Bedeutung, die andere Menschen für ihr Leben haben. Obwohl wir alle von Menschen, an denen wir hängen, geliebt werden möchten, haben Neurotiker einen geradezu wahllosen Hunger nach Billigung und Liebe, ganz gleich, ob ihnen an dem betreffenden Menschen etwas liegt oder ob sein Urteil ihnen wichtig ist. Meistens sind sie sich dieses grenzenlosen Verlangens gar nicht bewußt, doch offenbaren sie sein Vorhandensein durch ihre Empfindlichkeit, die sich sofort äußert, wenn die gewünschte Aufmerksamkeit sich nicht einstellt. Sie können zum Beispiel darüber gekränkt sein, daß jemand ihre Einladung ablehnt, eine Weile nicht anruft, ja sogar, wenn er nur in irgendeiner Ansicht nicht mit ihnen übereinstimmt. Diese Empfindlichkeit kann durch eine betont »gleichgültige« Haltung verborgen werden.

Außerdem besteht ein deutlicher Gegensatz zwischen ihrem Wunsch nach Liebe und ihrer eigenen Fähigkeit oder Unfähigkeit, Liebe zu empfinden oder zu geben. Übertriebene Anforderungen in bezug auf Rücksicht ihren eigenen Wünschen gegenüber können mit einem ebensogroßen Mangel an Rücksicht auf andere gepaart sein. Der Widerspruch erscheint nicht immer auf der Oberfläche. Der Neurotiker kann zum Beispiel überrücksichtsvoll und bemüht sein, sich jedem hilfreich zu erweisen; wenn dies aber so ist, so handelt er unter einem Zwang und nicht aus spontaner Wärme.

Die innere Unsicherheit, die sich in dieser Abhängigkeit von anderen ausdrückt, ist die zweite Beobachtung, die wir bei einer rein äußeren Betrachtung machen können. Minderwertigkeits- und Unzulänglichkeitsgefühle sind Kennzeichen, die niemals täuschen. Sie können sich auf viele Arten äußern: in der Form einer Überzeugung, zu nichts zu taugen, dumm zu sein, keine Anziehungskraft zu haben — und sie können auch ohne irgendwelche reale Grundlage existieren. Das Gefühl der eigenen Dummheit findet sich bei ungewöhnlich intelligenten Menschen, und die schönsten Frauen können fest von ihrer mangelnden Anziehungskraft überzeugt sein. Diese Minderwertigkeitsgefühle können an der Oberfläche als Klagen oder Sorgen erscheinen, oder aber es werden die mutmaßlichen Mängel für selbstverständlich gehalten, und es lohnt sich nicht, auch nur einen Gedanken über sie zu verlieren. Auf der anderen Seite können sie durch Kompensationsbedürfnisse nach Selbstverherrlichung überdeckt werden oder durch eine zwangsmäßige Neigung, sich aufzuspielen, andere und sich selbst mit allen möglichen Eigenschaften beeindrucken zu wollen, die in unserer Kultur Ansehen verleihen, wie zum Beispiel Geld oder der Besitz alter Bilder, alter Möbel oder von Frauen, gesellschaftlicher Kontakt mit prominenten Menschen, Reisen oder überragendes Wissen. Eine oder die andere dieser Tendenzen kann ganz deutlich im Vordergrund stehen, doch wird man ganz allgemein die Gegenwart beider Tendenzen deutlich verspüren.

Die dritte Gruppe von Haltungen, die sich auf die Selbstbehauptung beziehen, hat mit ganz bestimmten Hemmungen zu tun. Unter dem Ausdruck Selbstbehauptung verstehe ich einen Akt, durch den man sich selbst oder seine Ansprüche durchsetzt, und ich benütze ihn ohne die Nebenbedeutung eines ungehörigen Sich-nach-vorne-Drängens. In dieser Hinsicht äußern Neurotiker eine umfangreiche Anzahl von Hemmungen. Sie haben Hemmungen, ihre Wünsche auszudrücken oder um etwas zu bitten, etwas in ihrem eigenen Interesse zu tun, eine Meinung oder eine berechtigte Kritik zu äußern, jemandem etwas zu befehlen, sich Menschen auszusuchen, mit denen sie verkehren wollen, Kontakte mit Menschen zu machen und so weiter. Es gibt auch Hemmungen in bezug auf die Möglichkeit, auf einem Standpunkt beharren zu können; Neurotiker können sich oft nicht gegen einen Angriff verteidigen, sie können nicht »nein« sagen, wenn sie keine Lust haben, den Wünschen anderer zu entsprechen, wie etwa, wenn eine Verkäuferin ihnen etwas verkaufen möchte, das sie nicht haben wollen, oder wenn sie nicht zu einer Gesellschaft, zu der sie eingeladen sind, gehen möchten oder nicht geneigt sind, auf eine von ihnen erwartete Liebesbeziehung einzugehen. Schließlich kann man auch noch gehemmt sein in bezug auf das, was man eigentlich will: Man hat Schwierigkeiten im Fassen eines Entschlusses und wagt es nicht, Wünsche, die sich lediglich auf das eigene Wohl beziehen, zu äußern. Derartige Wünsche müssen dann irgendwie verborgen bleiben. Eine meiner Freundinnen schreibt in ihrem persönlichen Ausgabenbuch einen Kinobesuch unter der Rubrik »Erziehung« und Liköre unter »Gesundheit«. Besonders wichtig ist bei dieser letzteren Gruppe die Unfähigkeit zu planen[7], sei es einen Ausflug oder

[7] Schultz-Hencke ist einer der wenigen psychoanalytischen Schriftsteller, der in seinem Buch »Schicksal und Neurosen« diesem so wichtigen Punkt Beachtung geschenkt hat.

einen Entschluß fürs Leben. Neurotiker lassen sich oft, auch in bezug auf die wichtigsten Entscheidungen, treiben, ob es sich dabei um die Berufswahl oder um Heirat handelt, und sie haben keinen klaren Begriff von dem, was sie eigentlich in ihrem Leben wollen. Sie fühlen sich ausschließlich von ganz bestimmten neurotischen Befürchtungen getrieben, wie sich an Menschen beobachten läßt, die Geld aufstapeln, weil sie sich vor dem Verarmen fürchten, oder sich auf endlose Liebesbeziehungen einlassen, weil sie sich davor fürchten, konstruktive Arbeit zu leisten.

Unter der vierten Reihe von Schwierigkeiten, denjenigen, die sich auf Aggression beziehen, verstehe ich — im Gegensatz zu den Haltungen, die für die Selbstbehauptung nötig sind — Handlungen bei denen man sich gegen jemanden wendet, ihn angreift, herabsetzt oder Übergriffe macht oder jede andere Form feindseligen Verhaltens. Störungen dieser Art äußern sich auf zwei völlig verschiedene Weisen. Eine dieser Weisen besteht in der Neigung, aggressiv, herrschsüchtig, überanspruchsvoll zu sein, herumzukommandieren, zu täuschen oder stets etwas auszusetzen zu finden. Gelegentlich sind sich Menschen ihrer aggressiven Haltung bewußt; häufiger jedoch wissen sie gar nichts davon und sind subjektiv davon überzeugt, daß sie nur ehrlich seien und lediglich ihre Meinung sagen oder daß ihre Forderungen ganz bescheiden seien, auch wenn sie in Wirklichkeit noch so beleidigend und anspruchsvoll sind. In anderen kommen diese Störungen genau umgekehrt zum Vorschein. An der Oberfläche findet sich eine Haltung, aus der das leicht zu erregende Gefühl spricht, betrogen, beherrscht, geschmäht, belastet oder gedemütigt zu sein. Auch solche Menschen sind sich häufig nicht darüber klar, daß es sich hierbei lediglich um ihre eigene Haltung handelt, sondern glauben betrübt, die ganze Welt dringe auf sie ein und stelle Ansprüche an sie.

Die Absonderlichkeiten, die der fünften Gruppe angehören, diejenigen auf sexuellem Gebiet, lassen sich ungefähr als ein zwangsmäßiges Bedürfnis nach sexueller Betätigung oder als Hemmungen in bezug auf eine solche Betätigung klassifizieren. Hemmungen können auf jeder Stufe, die zu sexueller Befriedigung führt, einsetzen. Sie können bei der Annäherung an das andere Geschlecht auftreten oder anläßlich der sexuellen Betätigung selber oder in bezug auf den Genuß. Sämtliche in den obigen Gruppen beschriebenen Absonderlichkeiten werden auch in sexuellem Verhalten zum Ausdruck kommen.

Man könnte die erwähnten Haltungen noch viel ausführlicher beschreiben. Ich werde jedoch später noch auf jede einzelne zurückkommen müssen, und an dieser Stelle würde eine ausführlichere Beschreibung wenig zu unserem Verständnis beitragen können. Dafür müssen wir die dynamischen Vorgänge betrachten, die sie veranlassen. Wenn wir diese kennen, werden wir sehen, daß alle diese scheinbar unzusammenhängenden Haltungen strukturell zusammengehören.

Angst

Ehe ich damit beginne, ausführlicher über die Neurosen unserer Zeit zu sprechen, muß ich auf eine unbeantwortete Frage des letzten Kapitels zurückkommen und klarmachen, was ich unter Angst verstehe. Es ist wichtig, dies zu tun, weil die Angst, wie schon gesagt, das dynamische Zentrum der Neurosen ist und wir daher dauernd mit ihr zu tun haben werden.

Ich benutzte den Ausdruck bisher als ein Synonym von Furcht und wies damit auf eine Ähnlichkeit hin. Tatsächlich sind beide emotionelle Reaktionen auf Gefahr, und beide können von körperlichen Sensationen begleitet sein, wie zum Beispiel Zittern, Schweißausbrüchen oder heftigem Herzklopfen, das so stark sein kann, daß plötzliche, intensive Furcht zum Tod eines Menschen führen kann. Dennoch besteht ein Unterschied zwischen den beiden Zuständen.

Wenn einer Mutter davor bangt, daß ihr Kind sterben könnte, wenn es bloß ein Pickelchen oder eine leichte Erkältung hat, sprechen wir von Angst; wenn sie voller Sorge ist, weil ihr Kind eine schwere Krankheit hat, dann nennen wir ihre Reaktion Furcht. Wenn es für jemanden etwas Entsetzliches ist, auf einer Höhe stehen zu müssen oder über ein noch so vertrautes Thema zu reden, so nennen wir diese Reaktion Angst; wenn jemand darüber erschrocken ist, daß er während eines heftigen Gewitters seinen Weg hoch oben in den Bergen verloren hat, würden wir von Furcht sprechen. Bis dahin wäre die Unterscheidung klar: Furcht ist eine Reaktion, die in einem angemessenen Verhältnis zu der Gefahr steht, in der man sich befindet, wohingegen Angst eine unverhältnismäßig starke Reaktion auf eine wirkliche oder unter Umständen sogar auf eine eingebildete Gefahr ist[8].

Doch hat diese Unterscheidung einen schwachen Punkt, nämlich den, daß eine Entscheidung darüber, ob eine Reaktion entsprechend ist, von einer allgemeinen Kenntnis der betreffenden Kultur abhängt. Aber selbst wenn man kraft dieser Kenntnis feststellt, daß eine bestimmte Haltung unbegründet sei, wird es einem Neurotiker

[8] Freud macht in »Neue Folge der Vorlesungen zur Einführung in die Psychoanalyse« in dem Kapitel: »Angst und Triebleben« eine ähnliche Unterscheidung zwischen »objektiver« und »neurotischer« Angst, indem er erstere als eine »uns unbegreiflich erscheinende Reaktion auf die Gefahr« beschreibt.

nicht schwerfallen, diese seine Haltung vernunftgemäß zu begründen. Ja, man würde sich wohl in ein aussichtsloses Argumentieren einlassen, wenn man einem Patienten sagte, daß seine stete Befürchtung, von einem tobsüchtigen Irren angegriffen zu werden, neurotische Angst sei. Er würde behaupten, seine Furcht sei durchaus realistisch, und sich auf ähnliche Vorkommnisse berufen. Ein Primitiver wäre genauso hartnäckig, wenn man bestimmte Reaktionen von Furcht seinerseits im Vergleich mit der tatsächlichen Gefahr für übertrieben hielte. Zum Beispiel ist ein primitiver Mensch, der zu einem Stamm gehört, der ein Tabu bezüglich des Essens bestimmter Tiere besitzt, tödlich entsetzt, wenn er, ohne es beabsichtigt zu haben, das Fleisch, das unter Tabu steht, gegessen hat. Als außenstehender Beobachter würde man diese Reaktion übertrieben stark nennen, ja sogar völlig unangebracht. Wenn man jedoch über den Glauben des Stammes in bezug auf verbotenes Fleisch orientiert ist, müßte man einsehen, daß die Situation für den Mann eine wirkliche Gefahr darstellt, die darin besteht, daß sein Jagd- oder Fischgrund untauglich würde oder eine Krankheit ihn befallen könnte.

Jedoch besteht zwischen der Angst, die wir in Primitiven finden, und derjenigen, die wir in unserer Kultur für neurotisch halten, ein Unterschied. Der Inhalt neurotischer Angst entspricht — im Gegensatz zu der des Primitiven — nicht den allgemein vertretenen Ansichten. Doch verschwindet der Eindruck einer unverhältnismäßig heftigen Reaktion in beiden, wenn man erst den Sinn der Angst begriffen hat. Es gibt zum Beispiel Menschen, die dauernde Angst vor dem Sterben haben; andererseits haben sie jedoch wegen ihrer Leiden einen heimlichen Wunsch, zu sterben. Ihre vielseitige Todesfurcht erzeugt, zusammen mit dem heimlichen Wunsch zu sterben, das starke Gefühl einer unmittelbar bevorstehenden Gefahr. Wenn einem all diese Faktoren bekannt sind, muß man ihre Angst vor dem Sterben eine angemessene Reaktion nennen. Ein anderes, vereinfachtes Beipiel läßt sich in Menschen beobachten, die nahe an einem Abgrund oder an einem hochgelegenen Fenster oder auf einer hohen Brücke stehen. Auch hier scheint die Furchtreaktion, von außen gesehen, unverhältnismäßig stark zu sein. Doch kann in einer derartigen Situation ein Konflikt enthalten sein oder entfacht werden zwischen dem Wunsch, zu leben und der Versuchung, sich aus irgendeinem Grund von der Höhe hinabzustürzen. Es ist dieser Konflikt, der sich in der Angst äußert.

Alle diese Überlegungen legen es nahe, eine Änderung in der Definition vorzunehmen. Furcht und Angst sind beide gemäße Reaktionen auf Gefahr, jedoch ist die Gefahr im Fall der Furcht klar sichtbar und objektiv und im Fall der Angst verborgen und subjektiv. Das bedeutet, daß die Intensität der Angst der Bedeutung entspricht, die die Situation für den betreffenden Menschen hat, daß ihm jedoch die Gründe, aus denen er derart verängstigt ist, im wesentlichen nicht bekannt sind.

Die praktische Folge einer Unterscheidung zwischen Furcht und Angst besteht in der Erkenntnis, daß der Versuch, einem Neurotiker die Angst auszureden — die Überredungsmethode —, sinnlos ist. Seine Angst bezieht sich gar nicht auf die wirkliche Situation, wie sie ihm scheint. Die therapeutische Aufgabe kann daher nur darin bestehen, den Sinn, den gewisse Situationen für ihn haben, ausfindig zu machen.

Nachdem wir festgestellt haben, was wir unter dem Begriff der Angst verstehen, müssen wir eine Vorstellung davon bekommen, welche Rolle sie spielt. Der Durchschnittsmensch in unserem Kulturgebiet ist sich nur selten der Rolle bewußt, die die Angst für unser Leben hat. Gewöhnlich erinnert er sich gewisser Kindheitsängste oder an einen oder auch mehrere Angstträume und daß er meist außerordentlich ängstlich war, wenn er in eine ungewohnte Situation geriet, etwa vor einem wichtigen Gespräch mit einer einflußreichen Persönlichkeit oder vor einem Examen.

Die Erklärung, die wir auf diesem Gebiet von neurotischen Menschen erhalten, ist alles andere als einheitlich. Manche Neurotiker wissen es ganz genau, daß sie von Angst verfolgt werden. Ihre Äußerung ist unendlich mannigfaltig: Sie kann in einer vagen allgemeinen Angst bestehen oder in Form von Angstanfällen auftreten, sie kann mit definitiven Situationen oder Tätigkeiten verbunden sein, wie Höhen, Straßen, öffentlichem Auftreten; sie kann einen ganz bestimmten Inhalt haben, wie Angst vor dem Verrücktwerden, vor Krebs, davor, Nadeln zu verschlucken. Andere wieder wissen, daß sie hie und da Angstzustände haben, wobei sie sich entweder der Umstände, die sie erzeugt haben, bewußt sind oder auch nicht, jedoch legen sie ihnen keine besondere Bedeutung bei. Und schließlich gibt es auch Neurotiker, die nur wissen, daß sie Depressionen, Unzulänglichkeitsgefühle und Hemmungen in ihrem Geschlechtsleben und so weiter haben, doch sind sie sich nicht im geringsten darüber klar, daß sie jemals Angst haben oder gehabt haben. Bei näherer Untersuchung stellt sich jedoch gewöhnlich heraus, daß ihre ursprüngliche Behauptung falsch war. Wenn man einen solchen Menschen analysiert, so findet man regelmäßig unter der Oberfläche ganz genauso große, wenn nicht noch größere Angst als bei der ersten Gruppe; durch die Analyse kommt diesen Neurotikern ihre frühere Angst ins Bewußtsein, und sie können sich dann an Angstträume oder Situationen erinnern, in denen sie sich bedrückt fühlten. Jedoch geht die von ihnen zugegebene Angst gewöhnlich nicht über ein normales Maß hinaus. Dies legt die Vermutung nahe, daß wir Angst verspüren können, ohne es zu wissen.

So gesehen, kommt die Bedeutung des hier zur Diskussion stehenden Problems nicht zutage. Es ist nur ein Teil eines umfassenderen Problems. Wir haben Gefühle von Liebe, Ärger und Mißtrauen, die so schnell vorüber sind, daß sie kaum in unser Bewußtsein dringen, und so vage bleiben, daß wir sie wieder vergessen. Diese Empfindungen können in der Tat irrelevant und vorübergehend sein, doch kann ebensogut eine große dynamische Kraft dahinterstecken. Der Grad des Bewußtwerdens eines Gefühls sagt nichts über seine Kraft oder Wichtigkeit aus[9]. Hinsichtlich der Angst bedeutet dies, daß wir nicht nur ohne es zu wissen angsterfüllt sein können, sondern auch, daß die Angst der ausschlaggebende Faktor in unserem Leben sein kann, ohne daß diese Tatsache in unser Bewußtsein dringt.

Tatsächlich scheinen wir alles zu tun, um der Angst zu entfliehen oder Angstgefühle zu vermeiden. Dafür gibt es viele Gründe, deren allgemeinster darin besteht, daß intensive Angst einer der quälendsten Affekte ist, die man haben kann. Patienten, die einen solchen Anfall durchgemacht haben, sagen, daß sie lieber sterben würden, als nochmals durch ein solches Erlebnis hindurchzugehen. Außerdem können bestimmte in dem Angstzustand enthaltene Elemente ganz besonders unerträglich für den einzelnen sein. Eines dieser Elemente ist die Hilflosigkeit. Mann kann in einer großen Gefahr sich aktiv und mutig benehmen. Aber in einem Zustand von Angst fühlt man sich — und ist es in der Tat — hilflos. Sich hilflos zu fühlen, ist ganz besonders für diejenigen Menschen unerträglich, für die Macht, Überlegenheit und ein Gefühl, jeder Situation gewachsen zu sein, ein ganz besonders wichtiges Ideal ist. Die scheinbar übertriebene Heftigkeit ihrer Reaktion beeindruckt sie derart, daß sie sie ebenso übelnehmen, als ob es sich um eine Demonstration von Schwäche oder Feigheit gehandelt hätte.

Ein anderes Element, das in der Angst steckt, ist ihre scheinbare Vernunftwidrigkeit. Es zulassen zu müssen, von einem irrationalen Faktor beherrscht zu werden, ist für manche Menschen unerträglicher als für andere. Besonders schwer erträglich ist es für diejenigen, die sich insgeheim davon bedroht fühlen, von einander entgegengesetzten Kräften innerhalb ihrer selbst überwältigt zu werden, weswegen sie sich ganz automatisch dazu erzogen haben, eine scharfe intellektuelle Kontrolle auszuüben. Auf diese Weise werden sie irgendwelche irrationale Elemente bewußt nicht dulden.

[9] Es ist dies lediglich eine Umschreibung eines Aspektes von Freuds fundamentaler Entdeckung der Wichtigkeit unbewußter Faktoren.

Abgesehen davon, daß diese letztere Reaktion individuelle Motivationen enthält, schließt sie auch Kulturfaktoren in sich, insofern, als unsere Kultur großen Wert auf rationales Denken und Verhalten legt und irrationales Verhalten für minderwertig hält.

Damit hängt zu einem gewissen Grad auch das letzte in der Angst enthaltene Element zusammen; durch die Tatsache ihrer Irrationalität ist in ihr eine Art Warnung enthalten, daß irgend etwas mit uns nicht in Ordnung ist, und dies ist zugleich eine Aufforderung, dieses Etwas zu untersuchen und zu reparieren. Nicht, daß wir dies bewußt so empfänden; jedoch ist es im Grund eine Aufforderung, ob wir sie als solche anerkennen oder nicht. Keiner von uns ist darüber sehr begeistert; man kann wohl sagen, daß wir uns gegen nichts so sehr wehren als gegen die Erkenntnis, daß wir eine Haltung in uns ändern müssen. Je hoffnungsloser sich jedoch ein Mensch in diesem verwirrenden Netz von Furcht und Verteidigungsmechanismus gefangen fühlt und je mehr er sich an den Wahn klammert, in allen Dingen recht zu haben und vollkommen zu sein, desto eher lehnt er ganz instinktiv jede auch noch so indirekte und leise Andeutung darüber, daß etwas nicht stimmen könne und geändert werden müsse, ab.

Es gibt vier Hauptwege in unserer Kultur, der Angst zu entfliehen: sie zu rationalisieren, sie zu leugnen, sie zu betäuben, und Gedanken, Gefühle, Triebe und Situationen zu vermeiden, die sie erregen könnten.

Die erste Methode — das Rationalisieren — ist die beste Erklärung für ein Vermeiden von Verantwortung. Sie besteht darin, die Angst in rationale Furcht zu verwandeln. Wenn der seelische Wert einer solchen Verschiebung außer acht gelassen wird, so können wir uns denken, daß sich dadurch nicht viel ändert. Die überängstliche Mutter ist in Wirklichkeit genauso besorgt um ihre Kinder, ganz gleich, ob sie ihre Angst zugibt oder ob sie sie als wohlberechtigte Furcht interpretiert. Man kann jedoch mit einer solchen Mutter unzählige Male das Experiment machen, ihr zu sagen, daß ihre Reaktion keine rational erklärbare Furcht, sondern Angst sei, indem man darauf hinweist, daß diese, mit der wirklichen Gefahr verglichen, unverhältnismäßig groß sei und persönliche Faktoren enthalte. Ihre Antwort darauf wird eine Zurückweisung dieser Anschuldigung sein, und sie wird ihre ganze Energie darauf verwenden, zu beweisen, daß man ganz und gar nicht recht habe. Hat Marie ihre ansteckende Krankheit nicht im Kindergarten bekommen? Hat Hans nicht sein Bein gebrochen, weil er auf einen Baum geklettert ist? Versuchte nicht erst ganz vor kurzem ein Mann, Kinder zu verführen, indem er ihnen Süßigkeiten versprach? Ist ihr Verhalten nicht etwa restlos von Liebe und Pflicht diktiert?

Sooft wir auf eine so leidenschaftliche Verteidigung irrationaler Haltungen stoßen, können wir sicher sein, daß die verteidigte Haltung wichtige Funktionen für den Betreffenden zu erfüllen hat. Statt sich hilflos ihren Gefühlen ausgesetzt zu empfinden, glaubt eine solche Mutter, sie könne aktiv in die Situation eingreifen. Statt eine Schwäche zuzugeben, wird sie auf ihre hohen moralischen Maßstäbe stolz sein. Statt zuzugeben, daß ihre Haltung von irrationalen Elementen durchsetzt sei, kommt sie sich völlig vernünftig und gerechtfertigt vor. Statt einen solchen Hinweis auf die Möglichkeit einer Änderung in sich selbst anzuerkennen und zu akzeptieren, wird sie die Verantwortung dauernd weiter auf die Außenwelt abwälzen und es dabei vermeiden, ihre eigenen Motivationen ins Auge fassen zu müssen. Selbstverständlich muß sie für diese flüchtigen Vorteile zahlen, indem sie ihre Sorge niemals los wird. Vor allem aber müssen die Kinder dafür zahlen. Aber weder macht sie sich dies klar, noch will sie es sich letzten Endes klarmachen, denn tief innen hält sie an der falschen Hoffnung fest, daß es möglich sei, alles beim alten zu lassen und es doch irgendwie fertigzubringen, die Vorteile, die eine Änderung mit sich bringen könnte, zu genießen.

Das gleiche Prinzip gilt für alle Tendenzen, daran zu glauben, daß Angst, ohne Rücksicht auf ihren Inhalt, rationale Furcht sei: Furcht vor dem Kinderkriegen, vor Krankheiten, vor Diätfehlern, vor Katastrophen oder vor Verarmung.

Die zweite Möglichkeit, der Angst zu entfliehen, besteht darin, ihre Existenz zu leugnen. De facto wird in einem solchen Fall überhaupt nichts anderes getan, als sie zu leugnen, sie von dem Bewußtsein auszuschließen. Alles, was zum Vorschein kommt, sind physische Begleiterscheinungen von Furcht und Angst, wie Frösteln, Schwitzen, Herzklopfen, das Gefühl zu ersticken, häufiger Drang zu Urinieren, Durchfall oder Übergeben und in seelischer Hinsicht ein Gefühl der Ruhelosigkeit, des Getriebenseins oder der Lähmung. Wir alle können diese Gefühle und körperlichen Sensationen haben, wenn wir uns fürchten und dies wissen; sie können jedoch auch ein Ausdruck vorhandener Angst sein, die unterdrückt wurde. In diesem Fall ist alles, was der Betreffende über seinen Zustand weiß, solch eine offensichtliche Tatsache wie die, daß er in bestimmten Situationen häufig urinieren muß, daß ihm in der Eisenbahn übel wird, daß er manchmal Nachtschweiß hat, und zwar immer ohne physische Ursache.

Es ist jedoch auch möglich, die Angst bewußt abzuleugnen und sich bewußt um ihre Überwindung zu bemühen. Dieses Verhalten gleicht dem Versuch eines normalen Menschen, sich seiner Furcht durch rücksichtslose Nichtbeachtung zu entledigen. Das bekannteste

Beispiel in dieser Hinsicht ist der Soldat, der aus dem Bedürfnis, seine Furcht zu überwinden, dazu getrieben wird, Heldentaten zu verrichten.

Auch der neurotische Mensch kann sich bewußt vornehmen, seine Angst zu überwinden. Zum Beispiel entschloß sich ein junges Mädchen, das bis kurz vor seiner Menstruation von Angst gequält war, vor allem von einer Angst vor Einbrechern, völlig bewußt dazu, seine Angst zu ignorieren, indem es sich zwang, allein auf dem Dachboden zu schlafen und allein durch das leere Haus zu gehen. Der erste Traum, den es in der Analyse vorbrachte, enthüllte mehrere Variationen dieser Haltung. Er enthielt mehrere tatsächlich furchteinflößende Situationen, denen es jedoch jedesmal mit Tapferkeit begegnete. In einem dieser Träume hörte es in der Nacht Schritte im Garten, ging auf den Balkon und rief hinunter: »Wer ist da?« Es gelang ihm auch, seine Furcht vor Einbrechern loszuwerden; da sich aber an den Faktoren, die seine Angst provozierten, nichts geändert hatte, blieben andere Faktoren der noch immer existierenden Angst zurück. Es blieb zurückhaltend und schüchtern, hatte die Empfindung, daß man es nicht mochte, und war nicht imstande, sich auf eine konstruktive Arbeit zu konzentrieren.

Einen derart bewußten Entschluß findet man selten bei einem Neurotiker. Der Prozeß vollzieht sich oft ganz automatisch. Der Unterschied gegenüber einem normalen Vorgang liegt jedoch nicht in dem Grad des Bewußtwerdens des Entschlusses, sondern in dem daraus folgenden Resultat. Alles, was der Neurotiker gewinnen kann, wenn er sich »zusammennimmt«, ist, eine spezielle Äußerung seiner Angst loszuwerden, wie das Mädchen seine Furcht vor den Einbrechern verlor. Doch möchte ich damit ein solches Resultat nicht unterschätzen. Es kann einen praktischen, ja sogar auch einen seelischen Wert haben, indem es das Selbstbewußtsein verstärkt. Da jedoch derartige Resultate meist überschätzt werden, ist es nötig, auch ihre negative Seite aufzuzeigen[10]. Nicht nur ändert sich nichts an der wesentlichen Dynamik der Persönlichkeit, der Neurotiker verliert auch gleichzeitig mit dem Verlust einer manifesten Äußerung seiner vorhandenen Störungen den vitalen Antrieb, an ihnen zu arbeiten.

Der Prozeß des rücksichtslosen Hinweggehens über eine Angst spielt in vielen Neurosen eine große Rolle und wird nicht immer als das erkannt, was er ist. Zum Beispiel wird die Aggressivität, die viele Neurotiker in bestimmten Situationen äußern, oft für einen unmittelbaren Ausdruck tatsächlicher Feindseligkeit gehalten,

[10] Freud hat diesen Punkt immer wieder betont, indem er ausdrücklich konstatierte, daß das Verschwinden der Symptome keine befriedigende Indikation der Heilung sei.

während es sich vor allem um ein solch rücksichtsloses Hinweggehen über die vorhandene Schüchternheit handeln kann, die unter dem Druck des Gefühls, angegriffen zu werden, entstanden ist. Wenn auch gewöhnlich ein gewisses Maß von Feindseligkeit existiert, kann der Neurotiker seine tatsächlich empfundene Aggressivität stark übertreiben, da die Angst ihn dazu herausfordert, seine Schüchternheit zu überwinden. Wenn man diese Tatsache nicht in Betracht zieht, besteht die Gefahr, diese Art von Rücksichtslosigkeit mit wirklicher Aggressivität zu verwechseln.

Das dritte Mittel, sich von der Angst zu befreien, besteht darin, sie zu betäuben. Dies kann ganz bewußt und wörtlich dadurch bewerkstelligt werden, daß man sich dem Alkohol oder Rauschmitteln ergibt. Doch gibt es viele Wege, dies zu tun, ohne daß die Verbindung gleich auf der Hand liegt. Einer davon besteht darin, sich aus Angst vor dem Alleinsein in den gesellschaftlichen Strudel zu stürzen; die Situation bleibt dabei die gleiche, ob man die Furcht als solche erkennt oder ob sie nur in Form einer vagen Beunruhigung auftritt. Ein anderes Mittel, die Angst zu betäuben, besteht darin, sich in Arbeit zu stürzen, ein Vorgehen, das sich an dem zwangsmäßigen Charakter der Arbeit erkennen läßt und an der Nervosität, die sonntags und an Feiertagen in Erscheinung tritt. Ein anderes Zeichen ist ein ungewöhnlich großes Schlafbedürfnis, wenn auch dieser Schlaf gewöhnlich nicht sehr erholsam ist. Schließlich kann auch sexuelle Betätigung als eine Art Sicherheitsventil dienen, mit dessen Hilfe man sich von der Angst befreien kann. Man weiß schon lange, daß zwangsmäßiges Masturbieren von Angst veranlaßt sein kann, das gleiche gilt jedoch auch für andere Formen sexueller Betätigung. Menschen, für die sexuelle Betätigung vorwiegend als ein Mittel zur Beschwichtigung ihrer Angst dient, werden äußerst nervös und reizbar, wenn sie keine Gelegenheit haben, sexuelle Befriedigung, wenn auch nur vorübergehend, zu erlangen.

Das vierte Mittel, der Angst zu entfliehen, ist das radikalste: Es besteht in der Vermeidung aller Gedanken und Gefühle, die zu dem Entstehen von Angst führen könnten. Dies kann ein ganz bewußter Vorgang sein, wie wenn ein Mensch, der sich vor dem Tauchen oder Bergsteigen fürchtet, derartige Arten der Betätigung vermeidet. Genauer gesagt kann sich ein Mensch sowohl über das Vorhandensein seiner Angst als auch über seine Vermeidungsversuche klar sein. Jedoch kann er sich der Tatsache seiner Angst auch nur ganz verschwommen oder sogar gar nicht bewußt sein und nur ganz verschwommen oder ganz und gar nicht wissen, daß er ihr aus dem Weg geht. Er kann zum Beispiel Dinge aufschieben, die ohne sein Wissen mit seiner Angst zusammenhängen, wie etwa einen Entschluß zu fassen, einen Arzt aufzusuchen oder einen Brief zu schreiben. Oder er kann versuchen den Anschein zu erwecken, d. h. subjektiv davon überzeugt sein, daß gewisse Dinge, die er in Erwägung gezogen hat — sich an einer Diskussion zu beteiligen, seinen Untergebenen etwas zu befehlen oder sich von einem anderen Menschen zu trennen —, unwichtig seien. Oder er kann vorgeben, er täte gewisse Dinge nicht gern, und sie mit dieser Begründung unterlassen. So kann es ein junges Mädchen, für das die Tatsache, auf eine Gesellschaft zu gehen, mit der Furcht, dort nicht beachtet zu werden, verbunden ist, vermeiden, überhaupt hinzugehen, indem es sich einzureden sucht, daß ihm an gesellschaftlichen Veranstaltungen überhaupt nichts läge.

Wenn wir noch einen Schritt weitergehen, nämlich bis zu dem Punkt, wo ein solches Vermeiden ganz automatisch erfolgt, so haben wir das Phänomen einer Hemmung. Eine Hemmung besteht in der Unfähigkeit, gewisse Dinge zu tun, zu empfinden oder zu denken, und ihre Funktion besteht darin, die Angst zu vermeiden, die entstehen würde, wenn der Betreffende versuchen würde, diese Dinge zu tun, zu empfinden oder zu denken. Im Bewußtsein selber ist keine Angst vorhanden, und es besteht keine Möglichkeit, die Hemmung durch eine bewußte Anstrengung zu überwinden. Hemmungen in ihrer auffallendsten Form finden sich in dem aus Hysterie erfolgten Verlust gewisser Funktionen: wie hysterische Blindheit, Verlust der Sprache, Lähmung eines Gliedes. Auf sexuellem Gebiet äußern sich solche Hemmungen durch Gefühlskälte und Impotenz, wenn auch die Struktur dieser sexuellen Hemmungen sehr kompliziert sein mag. Auf geistigem Gebiet sind Hemmungen in bezug auf die Konzentrationsfähigkeit oder das Bilden und Äußern einer Ansicht oder auf die Möglichkeit, Kontakte herzustellen, wohlbekannte Phänomene.

Es würde sich lohnen, seitenlang die verschiedenartigen Formen von Hemmungen aufzuzählen und damit einen richtigen Eindruck von der Mannigfaltigkeit ihrer Formen und der Häufigkeit ihres Auftretens zu übermitteln. Ich denke jedoch, ich kann es dem Leser überlassen, seine eigenen Beobachtungen auf diesem Gebiet heranzuziehen, da Hemmungen heutzutage ein wohlbekanntes Phänomen sind und leicht erkennbar, sobald sie voll entwickelt sind. Trotzdem wäre es wünschenswert, die Voraussetzungen zu betrachten, die nötig sind, um sich über das Vorhandensein von Hemmungen klarzuwerden. Andernfalls würden wir ihre Häufigkeit unterschätzen, da wir gewöhnlich keineswegs wissen, wie viele Hemmungen wir wirklich haben.

Zunächst einmal müssen wir wissen, daß wir etwas tun möchten, wenn wir uns über unsere Unfähigkeit, es zu tun, klarwerden wollen. Wir müssen zum Beispiel wissen, daß wir ehrgeizig sind, ehe wir uns über diesbezügliche Hemmungen klarwerden können. Die Frage kann sich erheben, ob wir denn nicht immer wenigstens wissen, was wir wollen. Ganz entschieden nicht. Wir wollen uns zum Beispiel einen Menschen ansehen, der sich einen Vortrag anhört und kritische Gedanken darüber macht. Eine geringfügige Hemmung würde darin bestehen, daß er zu schüchtern ist, seine Kritik zum Ausdruck zu bringen; eine stärkere Hemmung würde ein Organisieren seiner Gedanken verhindern, mit dem Ergebnis, daß sie ihm erst nach der beendeten Diskussion oder sogar erst am nächsten Morgen einfallen würden. Doch kann die Hemmung sogar so weit gehen, das Auftauchen kritischer Gedanken völlig zu verhindern, und in einem solchen Fall, vorausgesetzt, daß der wirklich kritisch empfindet, wird er geneigt sein, das Gesagte blind zu akzeptieren, ja, es sogar zu bewundern; und er wird völlig ahnungslos darüber bleiben, daß er überhaupt irgendwelche Hemmungen hat. Mit anderen Worten: Wenn eine Hemmung so weit geht, Wünsche und Triebe zu verhindern, dann kann ihre Existenz nicht ins Bewußtsein dringen.

Ein zweiter Faktor, der das Wissen um eine Hemmung verhindern kann, setzt dann ein, wenn eine Hemmung im Leben eines Menschen eine derart wichtige Rolle spielt, daß er es vorzieht, darauf zu bestehen, sie sei eine unabänderliche Tatsache. Wenn zum Beispiel überwältigende Angst mit jeglicher Form des Wettbewerbs verbunden ist, die sich in intensivster Erschöpfung nach jedem Arbeitsversuch äußert, dann ist es wohl möglich, daß der Betreffende nachdrücklich darauf besteht, er sei nicht stark genug, um arbeiten zu können. Dieser Glaube schützt ihn; denn wenn er seine Hemmungen zugeben würde, so könnte er womöglich zur Arbeit zurückkehren müssen und sich damit der furchtbaren Angst aufs neue aussetzen.

Eine dritte Möglichkeit bringt uns auf die kulturellen Faktoren zurück. Manchmal ist es ganz unmöglich, sich seiner persönlichen Hemmungen bewußt zu werden, wenn sie mit kulturell anerkannten Formen von Hemmungen oder mit vorhandenen Ideologien zusammenfallen. Einer meiner Patienten, der in bezug auf einen Kontakt mit Frauen schwere Hemmungen hatte, merkte dies nicht, da er seine Haltung im Licht einer allgemein akzeptierten Vorstellung der Unantastbarkeit der Frauen sah. Hemmungen in bezug auf Ansprüche werden leicht aufgrund des Dogmas, daß Bescheidenheit eine Tugend sei, erklärt; Hemmungen in bezug auf kritische Gedanken über Dogmen, die in die Politik oder Religion oder in irgendein Spezialfeld des Interesses gehören, können der Aufmerksamkeit entgehen, und eine vorhandene Angst vor Strafe, Kritik oder Isolierung mag völlig unbemerkt bleiben. Um die

Situation jedoch beurteilen zu können, müssen wir die einzelnen Faktoren ganz genau kennen. Die Abwesenheit kritischer Gedanken deutet nicht notwendigerweise auf die Existenz von Hemmungen hin, sondern kann ihren Grund in einer allgemeinen Geistesträgheit, in Dummheit oder einer mit dem vorherrschenden Glauben wirklich übereinstimmenden Überzeugung haben.

Jeder dieser drei Faktoren kann für die Unmöglichkeit, vorhandene Hemmungen erkennen zu können, verantwortlich gemacht werden und auch dafür, daß selbst erfahrene Psychoanalytiker es manchmal schwer finden, sie zu entdecken. Aber sogar wenn wir glauben, wir könnten sie alle erkennen, so würde unsere Schätzung der Häufigkeit von Hemmungen noch viel zu gering sein. Wir müßten alle die Reaktionen in unsere Berechnung miteinbeziehen, die, auch wenn sie noch nicht voll entwickelte Hemmungen sind, doch auf dem besten Wege sind, es zu werden. Wir wären mit den Haltungen, an die ich denke, noch durchaus imstande, gewisse Dinge zu tun, doch übt die mit ihnen verbundene Angst einen Einfluß auf die Tätigkeit selber aus.

Erstens einmal ruft jede Tätigkeit, vor der wir Angst empfinden, ein Gefühl der Anstrengung, Müdigkeit, ja Erschöpfung hervor. Eine meiner Patientinnen zum Beispiel, die gerade anfing, sich von ihrer Furcht davor, auf die Straße zu gehen, zu erholen, jedoch immer noch recht große Angst in dieser Hinsicht empfand, fühlte sich jedesmal völlig erschöpft, wenn sie sonntags spazierenging. Daß diese Erschöpfung ihren Grund nicht in körperlicher Schwäche hatte, wurde durch die Tatsache bewiesen, daß sie anstrengende Hausarbeit ohne die geringste Müdigkeit verrichten konnte. Die Angst, die mit dem Auf-die-Straße-Gehen verbunden war, verursachte ihre Erschöpfung; zwar war die Angst soweit verschwunden, daß sie imstande war, auf die Straße zu gehen, doch war ihre Wirkung noch immer groß genug, die Erschöpfung zu veranlassen. Viele Schwierigkeiten, die gewöhnlich auf Überarbeitung geschoben werden, werden in Wirklichkeit nicht durch die Arbeit selber, sondern durch die Angst vor ihr oder über Beziehungen zu Kollegen verursacht.

Zweitens wird Angst, die mit einer bestimmten Tätigkeit verbunden ist, eine Beeinträchtigung dieser Funktion zur Folge haben. Wenn zum Beispiel eine Angst vor dem Erteilen von Befehlen vorhanden ist, so werden diese Befehle in einer entschuldigenden und unwirksamen Weise gegeben werden. Angst vor dem Reiten wird zur Unfähigkeit führen, mit dem Pferd fertig zu werden. Der Grad des Bewußtwerdens eines solchen Zustandes ist verschieden. Ein Mensch kann sich darüber klar sein, daß seine Angst ihn daran hindert, ganz bestimmte Aufgaben befriedigend zu erledigen, oder aber er kann lediglich ein Gefühl haben, er sei nicht fähig, irgend etwas wirklich gut zu tun.

Drittens verdirbt die mit einer Tätigkeit verbundene Angst das Vergnügen, das man sonst darüber empfinden würde. Das trifft nicht für relativ geringfügige Ängste zu; diese können sogar ganz im Gegenteil den Geschmack an der betreffenden Sache noch erhöhen. Auf einer Berg- und Talbahn zu fahren und dabei ein bißchen Angst zu haben, macht die Sache angenehm aufregend, wohingegen große Angst sie in eine Qual verwandeln würde. Sexuelle Beziehungen werden durch starke Angst tief unerfreulich, und wenn man sich der Angst nicht bewußt ist, wird man das Gefühl haben, daß sexuelle Beziehungen gar keinen Sinn haben.

Dieser letztere Punkt könnte verwirrend wirken, weil ich vorher gesagt habe, daß ein Gefühl des Widerwillens dazu benutzt werden könne, Angst zu vermeiden, wohingegen ich jetzt sage, daß der Widerwillen eine Folge der Angst sein könne. De facto sind beide Behauptungen richtig. Der Widerwillen kann ein Mittel dazu sein, die Angst zu vermeiden, und gleichzeitig eine Folge der Tatsache, daß man sie hat. Dies ist ein kleines Beispiel für die Schwierigkeit des Verständnisses seelischer Phänomene. Sie sind verworren und verzweigt, und ehe wir uns nicht dazu entschließen können, unzählige in sie verwobene Wechselwirkungen mit in Betracht zu ziehen, werden wir keinen Fortschritt in unserem psychologischen Wissen machen.

Ich habe bei dieser Diskussion über die Möglichkeiten, uns vor der Angst zu beschützen, nicht die Absicht, eine erschöpfende Darstellung aller in Betracht kommenden Verteidigungsmittel zu geben. Tatsächlich werden wir bald noch radikalere Wege kennenlernen, durch die man die Angst am Auftauchen hindern kann. Im Augenblick bin ich vor allem daran interessiert, die Behauptung zu begründen, daß man unter Umständen größere Angst haben kann, als einem bewußt ist, oder sogar, daß man Angst hat, ohne es zu wissen; und außerdem möchte ich einige etwas allgemeinere Ansatzpunkte möglicher Angst zeigen.

So kann, um es kurz zu machen, Angst hinter Gefühlen körperlichen Unbehagens stecken, wie etwa Herzklopfen und Müdigkeit; sie kann hinter einer Reihe von Befürchtungen verborgen werden, die vernünftig und berechtigt erscheinen; sie kann die unsichtbare Kraft sein, die uns dazu treibt, zu trinken oder uns in alle möglichen Ablenkungen zu stürzen. Wir werden in ihr oft die Ursache für die Unfähigkeit finden, gewisse Dinge zu tun oder zu genießen, und wir werden immer wieder sehen, daß sie als treibende Kraft hinter den Hemmungen steht.

Unsere Kultur erzeugt — aus Gründen, die wir später besprechen werden — ein ganz erhebliches Maß von Angst in den in ihr lebenden Individuen. Daher hat fast jeder Mensch eine oder die andere der erwähnten Schutzmaßnahmen getroffen. Je neurotischer ein Mensch ist, desto stärker wird seine Persönlichkeit von diesen Schutzmaßnahmen beeinflußt und bestimmt, und desto größer wird die Zahl der Dinge, die zu tun oder zu planen er außerstande ist — obwohl man berechtigt wäre, derartige Dinge, kraft seiner Vitalität, seiner geistigen Fähigkeiten oder seiner erzieherischen Grundlage von ihm zu erwarten. Je schwerer eine Neurose ist, desto größer sind sowohl die unmerklichen wie die offenkundigen Hemmungen[11].

Angst und Feindseligkeit

Als wir über den Unterschied zwischen Furcht und Angst sprachen, kamen wir zunächst zu dem Ergebnis, daß die Angst eine Furcht ist, die sich im wesentlichen um einen subjektiven Faktor dreht. Wie ist nun aber die Natur dieses subjektiven Faktors?

Wir wollen damit anfangen, das Erlebnis zu beschreiben, durch das ein Mensch hindurchgeht, wenn er Angst hat. Er hat das Gefühl einer mächtigen und unausweichlichen Gefahr, gegen die er völlig hilflos ist. In welchen Formen sich auch immer die Angst äußert, als hypochondrische Furcht vor Krebs oder Angst vor einem Gewitter, als eine Höhen-Phobie oder eine andere ähnliche Furcht, die beiden Faktoren einer überwältigenden Gefahr und der Hilflosigkeit gegen sie sind stets vorhanden. Manchmal kann die gefährliche Kraft, der gegenüber man sich so hilflos fühlt, von außen kommen — Gewitter, Krebs, Unfälle usw.; manchmal scheint sie aus den eigenen, unkontrollierbaren Trieben zu stammen — eine Furcht, sich dazu gezwungen zu fühlen, von einer Höhe herabzuspringen oder einen Menschen mit einem Messer zu verletzen; manchmal ist diese Gefahr auch nur vage und ungreifbar, wie dies oft bei einem Angstanfall der Fall wird.

Jedoch sind diese Empfindungen als solche nicht nur für die Angst charakteristisch; sie können genauso in jeder Situation auftreten, die eine wirklich überwältigende Gefahr und wirkliche Hilflosigkeit dagegen in sich schließt. Ich nehme an, daß die subjektive Erfahrung von Menschen während eines Erdbebens oder die eines Kindes unter zwei Jahren, das brutalster Behandlung ausgesetzt ist, sich keineswegs von dem subjektiven Erlebnis eines

[11] Harald Schultz-Hencke hat in seiner »Einführung in die Psychoanalyse« die außerordentliche Wichtigkeit der »Lücken« betont, die wir in dem Leben und der Persönlichkeit von Neurotikern finden.

Menschen, der Gewitterangst hat, unterscheidet. Im Fall der Furcht ist die Gefahr in Wirklichkeit vorhanden und das Gefühl der Hilflosigkeit durch die Wirklichkeit bedingt, und im Fall der Angst wird die Gefahr durch innere psychische Faktoren erzeugt oder vergrößert und die Hilflosigkeit durch die eigene Haltung bedingt.

Die Frage nach dem subjektiven Faktor der Angst reduziert sich auf diese Weise auf die speziellere Untersuchung nach den seelischen Voraussetzungen, die das Gefühl einer drohenden, überwältigenden Gefahr und die hilflose Haltung gegen sie erzeugen. Auf alle Fälle ist dies die Frage, die der Psychologe zu stellen hat. Daß auch chemische Mittel im Körper dieses Gefühl sowohl als die physischen Begleiterscheinungen der Angst erzeugen können, ist ebensowenig ein psychologisches Problem wie die Tatsache, daß chemische Mittel eine gehobene Stimmung oder Schlaf veranlassen können.

Indem Freud das Problem der Angst untersucht hat, wies er uns, wie so oft, die Richtung, in der wir uns zu bewegen haben. Er tat dies durch seine maßgebende Entdeckung, daß der subjektive Faktor; der in der Angst steckt, in unseren eigenen Triebkräften liegt; in anderen Worten: Es wird sowohl die Gefahr, die durch die Angst vorweggenommen wird, als auch das Gefühl der Hilflosigkeit gegen sie durch die explosive Kraft unserer eigenen Triebe heraufbeschworen. Ich will Freuds Ansichten hierüber am Ende dieses Kapitels ausführlicher besprechen und zeigen, inwiefern meine eigenen Schlußfolgerungen von den seinen abweichen.

Im Prinzip hat jeder Trieb potentiell die Macht, Angst hervorzurufen, vorausgesetzt, daß seine Entdeckung oder Verfolgung eine Verletzung anderer vitaler Interessen oder Bedürfnisse bedeutet und daß er gebieterisch oder leidenschaftlich genug ist. Zu Zeiten, wo es definitive und strikte sexuelle Tabus gab, wie zum Beispiel während der viktorianischen Epoche, bedeutete ein Nachgeben in bezug auf Sexualtriebe oft das Heraufbeschwören einer wirklichen Gefahr. Ein unverheiratetes Mädchen stand zum Beispiel vor einer richtigen Gefahr in Form eines gequälten Gewissens oder gesellschaftlicher Verachtung; und Menschen, die ihrem Drang zu masturbieren nachgaben, riskierten insofern eine Gefahr, als sie sich Kastrationsdrohungen oder Warnungen vor verhängnisvollen körperlichen Verletzungen oder Geisteskrankheiten auszusetzen hatten. Dasselbe gilt heutzutage für gewisse perverse Sexualtriebe, wie Exhibitionismus oder Geschlechtsbeziehungen zu einem Kinde. Jedoch wurde unsere Haltung, insofern es sich um »normale« Sexualtriebe handelt, so nachsichtig, daß die Tatsache, daß wir sie uns selbst zugeben oder auch sie in Wirklichkeit ausüben, viel seltener eine ernstliche Gefahr mit sich bringt; daher besteht in dieser Hinsicht viel weniger Grund zur Besorgnis.

Die Veränderung der kulturellen Haltung in bezug auf das Geschlechtsleben kann sehr stark dazu beigetragen haben, daß nach meiner Erfahrung Geschlechtstriebe als solche heutzutage nur in Ausnahmefällen als Triebkraft hinter der Angst gefunden werden. Diese Behauptung mag übertrieben klingen, weil es von außen zweifellos oft so aussieht, als ob sexuelle Wünsche mit Angst verbunden seien. Man findet häufig, daß sich neurotische Menschen vor dem Geschlechtsverkehr fürchten oder daß sie infolge ihrer Angst Hemmungen auf diesem Gebiet haben. Doch stellt sich bei näherer Betrachtung heraus, daß die Grundlage für die Angst nicht in den Sexualtrieben als solchen liegt, sondern in feindseligen Regungen, die mit jenen verbunden sind, wie zum Beispiel ein Trieb, den Partner durch den Geschlechtsverkehr zu verletzen oder zu demütigen.

Tatsächlich sind *feindselige Triebe der verschiedensten Art die Hauptquelle der neurotischen Angst.* Ich fürchte, daß diese neue Behauptung wieder wie eine unbegründete Verallgemeinerung einer Feststellung klingt, die für einige Fälle stimmen mag. Jedoch sind die Fälle, in denen man einen direkten Zusammenhang zwischen der Feindseligkeit und der durch sie erzeugten Angst finden kann, nicht die einzige Grundlage für meine Behauptung. Es ist wohlbekannt, daß ein akuter feindseliger Trieb die direkte Ursache von Angst sein kann, wenn dadurch, daß man ihm nachgäbe, die eigenen Absichten vernichtet würden. Ein Beispiel mag an Stelle vieler stehen: F. geht mit Marie, der er tief ergeben ist, in die Berge; trotz seiner Ergebenheit ist er von einer akuten und wilden Wut gegen sie erfüllt, weil sie seine Eifersucht in irgendeiner Weise erregt hat. Während er mit ihr an einem Abhang entlangwandert, befällt ihn ein heftiger Angstanfall mit schwerem Atem und Herzklopfen, weil er einen deutlichen Trieb verspürt, das Mädchen in den Abgrund zu stoßen. Die Struktur einer derartigen Angst ist die gleiche wie diejenige, die aus sexuellen Quellen stammt: ein zwingender Impuls, der, wenn man ihm nachgeben würde, eine Katastrophe für einen selber bedeutete.

Jedoch ist ein kausaler Zusammenhang zwischen Feindseligkeit und neurotischer Angst bei der großen Mehrzahl von Menschen bei weitem nicht immer erkennbar. Um es daher klarzumachen, weshalb ich sage, daß feindselige Impulse in heutigen Neurosen die wesentlichsten psychologischen Kräfte darstellen, die die Angst erzeugen, müssen wir uns jetzt etwas ausführlicher mit den psychologischen Konsequenzen beschäftigen, die aus unterdrückter Feindseligkeit stammen.

Eine Feindseligkeit zu unterdrücken bedeutet »so zu tun«, als ob alles in Ordnung sei, und daher einen Kampf zu vermeiden, wenn er eigentlich angebracht wäre oder doch wenigstens gern gekämpft würde. Daher ist die erste unvermeidliche Folge solch einer Unterdrückung, daß sie ein Gefühl der Schutzlosigkeit erzeugt oder, genauer ausgedrückt, ein bereits vorhandenes Gefühl der Schutzlosigkeit noch verstärkt. Wenn ein Mensch seine Feindseligkeit unterdrückt, sobald seine Interessen tatsächlich angegriffen werden, so wird es möglich, daß andere ihn übervorteilen können.

Die Erfahrungen eines Chemikers, C., sind ein derartiges alltägliches Geschehen. C. hatte offenbar einen nervösen Zusammenbruch von zu vieler Arbeit. Er war ungewöhnlich begabt und außerordentlich ehrgeizig, ohne es selber zu wissen. Aus Gründen, die nicht hierhergehören, hatte er seine ehrgeizigen Triebe unterdrückt und machte daher einen bescheidenen Eindruck. Als er in das Laboratorium einer großen chemischen Fabrik eintrat, nahm ihn ein anderes Mitglied der Firma, G., das etwas älter war und eine höhere Stellung hatte, unter seine Fittiche und benahm sich ihm gegenüber denkbar freundlich. Aus einer Reihe persönlicher Faktoren heraus — aus Abhängigkeit von der Freundlichkeit anderer, aus vorangegangener Einschüchterung bezüglich seiner kritischen Beobachtungen und aus Ahnungslosigkeit über den eigenen Ehrgeiz und daher auch mangelnder Erkenntnis des Ehrgeizes anderer —, aus all diesen Gründen akzeptierte C. mit Freuden diese Freundlichkeit und merkte es nicht, daß G. in Wirklichkeit nur an seiner eigenen Karriere interessiert war. Und es fiel ihm nur vage auf, daß G. anläßlich einer bestimmten Gelegenheit eine Idee, die für eine eventuelle Erfindung wichtig war und von C. stammte (der sie einmal im Verlauf einer freundschaftlichen Unterhaltung G. gegenüber geäußert hatte), als seine eigene ausgab. Für einen kurzen Augenblick wurde C. mißtrauisch, weil jedoch sein eigener Ehrgeiz ihn sofort zu ungeheurer Feindseligkeit aufstachelte, unterdrückte er nicht nur augenblicklich diese Feindseligkeit, sondern damit auch seine berechtigten Einwände und sein Mißtrauen. Infolgedessen blieb er davon überzeugt, daß G. sein bester Freund war. Als G. ihm später davon abriet, eine bestimmte Richtung in seiner Arbeit weiterzuverfolgen, ging er auf diesen Rat gutgläubig ein. Wie dann G. mit einer Erfindung herauskam, die C. hätte machen können, fühlte C. lediglich, daß G.s Begabung und Intelligenz seiner eigenen bei weitem überlegen sei. Er fühlte sich glücklich, solch einen bewundernswerten Freund zu haben. Da er nun also sein Mißtrauen und seinen Ärger derart unterdrückt hatte, merkte er es nicht, daß G. in lebenswichtigen Fragen sich viel eher wie sein Feind und nie wie sein Freund benahm. Weil er an der Illusion festhielt, daß man ihn gernhabe, verzichtete C. darauf, sich für einen Kampf in seinem eigenen Interesse zu rüsten. Er merkte noch nicht einmal, daß sein eigenes vitales Interesse auf dem Spiel stand, und konnte daher auch nicht dafür kämpfen, sondern gestattete dem anderen, den Vorteil aus seiner Schwäche zu ziehen.

Die Befürchtungen, die die Unterdrückung zu überwinden sucht, können auch dadurch überwunden werden, daß die Feindseligkeit ganz bewußt kontrolliert wird. Aber es hängt nicht von unserer Entscheidung ab, die Feindseligkeit zu unterdrücken oder sie zu kontrollieren, weil die Unterdrückung ein reflexartiger Vorgang ist. Sie stellt sich dann ein, wenn es in einer bestimmten Situation unerträglich wäre, sich darüber klarzuwerden, daß man feindselig eingestellt ist. In einem solchen Fall gibt es natürlich keine Möglichkeit einer bewußten Kontrolle. Die Hauptgründe dafür, daß das Gewahrwerden von Feindseligkeit unerträglich sein kann, sind die, daß man einen Menschen lieben oder benötigen und dennoch gleichzeitig feindselige Gefühle gegen ihn haben kann und daß man die Gründe dafür — Neid oder Herrschsucht, die die Feindseligkeit ausgelöst haben — nicht sehen will, oder aber, daß es erschrekkend sein kann, in sich selber eine Feindseligkeit gegen irgendeinen anderen Menschen zu entdecken. Unter solchen Umständen ist Unterdrückung der kürzeste und schnellste Weg zu sofortiger Beruhigung. Durch die Unterdrückung verschwindet die erschreckende Feindseligkeit aus dem Bewußtsein oder wird davon abgehalten, ins Bewußtsein zu dringen. Ich möchte diesen Satz gern noch anders ausdrücken, weil er in all seiner Einfachheit eine jener psychoanalytischen Feststellungen enthält, die nur selten wirklich verstanden werden: Wenn die Feindseligkeit unterdrückt wird, hat der Betreffende nicht die geringste Ahnung davon, daß er feindselig ist.

Der schnellste Weg zur Beruhigung ist jedoch nicht auch auf die Dauer der unbedingt sicherste. Durch den Unterdrückungsprozeß wird die Feindseligkeit — oder, um ihren dynamischen Charakter deutlich zu machen, sollten wir statt dessen lieber den Ausdruck Wut benutzen — an einem bewußten Gewahrwerden gehindert, doch wird sie nicht aufgegeben. Losgelöst von der betreffenden Persönlichkeit und daher jenseits einer Kontrolle, kreist sie in ihm als höchst explosiver und nach einem Ausbruch drängender Affekt. Die Explosivkraft des unterdrückten Affektes ist so besonders groß, weil sie eben durch ihre Isoliertheit immer größere und oft phantastische Dimensionen angenommen hat.

Solange man sich seiner feindseligen Regungen bewußt ist, wird ihre Ausdehnung auf drei Wegen verhindert. Erstens zeigt eine Betrachtung der gegebenen Umstände innerhalb einer Situation dem Betreffenden, was er gegen einen wirklichen oder einen vermuteten Feind tun kann und was nicht. Zweitens, wenn der Ärger sich auf jemanden bezieht, den er andererseits bewundert und gernhat oder braucht, wird sich dieser Ärger früher oder später mit der Gesamtheit seiner Gefühle verschmelzen. Und wenn man schließlich einen gewissen Sinn dafür entwickelt hat, was zu tun angebracht ist und was nicht, dann kann auch dies die feindseligen Triebe verhindern.

Wenn der Ärger unterdrückt wird, ist der Zugang zu diesen verhindernden Möglichkeiten abgeschnitten, mit dem Ergebnis, daß die feindseligen Triebe die Behinderungen von innen und von außen überrennen, wenn auch nur in der Phantasie. Wäre jener Chemiker seinen Trieben gefolgt, so würde er anderen gern erzählt haben, wie sehr G. seine Freundschaft mißbrauchte, oder er hätte seinem Vorgesetzten angedeutet, daß G. ihm seine Idee gestohlen oder ihn von der Ausarbeitung derselben abgehalten habe. Da er aber seinen Ärger unterdrückte, wurde dieser isoliert und fing an, sich auszubreiten, wie dies vermutlich in seinen Träumen zum Ausdruck kam; es ist sehr wohl möglich, daß er in seinen Träumen in irgendeiner symbolischen Form einen Mord beging oder daß er ein bewundertes Genie wurde, während die anderen schmählich zugrunde gingen.

Durch die Tatsache ihrer Losgelöstheit wird die unterdrückte Feindseligkeit im Lauf der Zeit gewöhnlich durch äußere Quellen verstärkt. Wenn zum Beispiel ein höherer Angestellter einen Ärger gegen seinen Chef entwickelt hat, weil dieser irgendwelche Anordnungen traf, ohne sie mit ihm vorher besprochen zu haben, er aber diesen Ärger unterdrückte und sich niemals gegen ein solches Vorgehen auflehnte, so wird der Vorgesetzte sicherlich immer wieder über seinen Kopf hinweg handeln. So wird stets neuer Ärger erzeugt[12].

Eine andere Konsequenz unterdrückter Feindseligkeit stammt aus der Tatsache, daß ein Mensch in sich selbst die Existenz eines höchst explosiven Affektes vermerkt, der jenseits seiner Kontrolle ist. Ehe wir die Folgen dieser Tatsache besprechen wollen, müssen wir eine Frage, die dadurch entsteht, betrachten. Das Ergebnis eines unterdrückten Affektes oder Triebes besteht, laut seiner Definition, darin, daß der Betreffende sich der Existenz des Affektes oder Triebes nicht länger bewußt ist, so daß er es in seinem Bewußtsein nicht weiß, daß er feindliche Gefühle gegen andere hegt. Wie aber kann ich dann sagen, daß er das Vorhandensein des unterdrückten Affektes in sich selbst »vermerkt«? Die Antwort liegt

[12] F. Künkel hat in seiner »Einführung in die Charakterkunde« die Aufmerksamkeit auf die Tatsache gelenkt, daß die neurotische Haltung eine Reaktion ihrer Umgebung hervorruft, wodurch die Haltung selber verstärkt wird, mit dem Ergebnis, daß der Betreffende sich immer mehr verstrickt und immer größere Schwierigkeiten hat, sich frei zu machen. Künkel nennt dieses Phänomen den Teufelskreis.

darin, daß es keine ganz genaue Alternative zwischen bewußt und unbewußt gibt, sondern daß es, wie *H. S. Sullivan* in einem Vortrag nachgewiesen hat, mehrere Bewußtseinsschichten gibt. Nicht nur ist der unterdrückte Trieb noch wirkungsvoll — eine der Freudschen fundamentalen Entdeckungen! —, sondern in einer tieferen Bewußtseinsschicht weiß der Betreffende auch um sein Vorhandensein. Wenn man versucht, dies auf die denkbar einfachste Art zusammenzufassen, so bedeutet es, daß wir uns im Grund nichts vormachen können und daß wir uns tatsächlich viel besser beobachten, als wir das wissen, genau wie wir ja auch andere viel besser beobachten, als wir uns dies klarmachen — wie sich dies zum Beispiel in der Genauigkeit eines ersten Eindrucks, den ein Mensch auf uns macht, äußert —, doch können wir zwingende Gründe dafür haben, unsere Beobachtungen nicht zur Kenntnis nehmen zu wollen. Um uns wiederholte Erklärungen zu ersparen, werde ich den Ausdruck »vermerken« benutzen, wenn ich damit sagen will, daß wir wissen, was in uns vorgeht, ohne daß wir dessen gewahr sind.

Diese Folgen der unterdrückten Feindseligkeit können in sich selber schon genügen, Angst zu erzeugen, stets dabei vorausgesetzt, daß die Feindseligkeit und ihre potentielle Gefahr für andere Interessen groß genug ist. Der Zustand einer vagen Angst kann auf diese Weise ins Leben gerufen werden. Öfter jedoch kommt dieser Prozeß an diesem Punkt nicht zu einem Stillstand, weil ein zwingendes Bedürfnis es verlangt, den gefährlichen Affekt, der von innen her die Interessen und die Sicherheit des Betreffenden bedroht, loszuwerden. Es setzt nun ein zweiter reflexartiger Prozeß ein: Die feindlichen Triebe werden auf die Außenwelt »projiziert«. Diese erste »Fiktion«, die Unterdrückung, verlangt nach einer zweiten: Er »fingiert«, daß die destruktiven Kräfte nicht aus ihm selber, sondern von einem anderen Menschen oder Gegenstand von außen her kommen. Logischerweise ist der Mensch, gegen den seine eigenen feindseligen Regungen sich richten, derjenige, auf den er sie projiziert. Daraus ergibt sich, daß dieser Mensch in seiner Vorstellung ungeheure Proportionen annimmt, zum Teil, weil er einem solchen Menschen dieselbe Grausamkeit zuschreibt, die seine eigenen unterdrückten Triebe besitzen, zum Teil, weil in jeder Gefahr der Grad einer Macht nicht nur von den faktischen Bedingungen abhängt, sondern auch von der Haltung, die man gegen sie hat. Je hilfloser man ist, desto größer kommt einem die Gefahr vor[13].

[13] Erich Fromm hat in »Autorität und Familie« (herausgegeben von Max Horkheimer in »Internationales Archiv für Sozialwissenschaft«) deutlich festgestellt, daß die Angst, mit der wir auf eine Gefahr reagieren, nicht automatisch von der realistischen Größe der Gefahr abhängt. »Ein Individuum, das eine Haltung von Hilflosigkeit und Passivität entwickelt, wird mit Angst auf eine relativ kleine Gefahr reagieren.«

In einer Nebenfunktion dient die Projektion auch dem Bedürfnis, sich selber zu rechtfertigen. Es ist nicht der Betreffende selbst, der betrügen will oder stehlen, ausnutzen oder demütigen, sondern andere wollen diese Dinge ihm antun. Eine Ehefrau, die nichts von ihren eigenen Trieben, ihren Mann zu ruinieren, weiß und subjektiv davon überzeugt ist, sie sei ihm äußerst ergeben, kann aufgrund dieser Mechanismen glauben, ihr Mann sei brutal und wolle sie zu Schaden bringen.

Der Vorgang einer Projektion kann unter Umständen durch einen anderen Prozeß, der die gleichen Ziele im Auge hat, unterstützt werden: Eine Vergeltungsfurcht kann sich des unterdrückten Triebes bemächtigen. In einem solchen Fall hat ein Mensch, der den Wunsch hat, andere zu verletzen, zu betrügen oder zu hintergehen, eine Furcht davor, daß die anderen ihm gegenüber den gleichen Wunsch haben. Wieweit die Vergeltungsfurcht ein allgemeines Charakteristikum der menschlichen Natur ist, wieweit sie aus primitiven Erfahrungen von Sünde und Strafe stammt und wieweit persönliche Rachsucht zugrunde liegt, lasse ich dahingestellt. Fraglos spielt sie im Innern neurotischer Menschen eine große Rolle.

Diese durch unterdrückte Feindseligkeit hervorgerufenen Vorgänge lösen den Angstaffekt aus. In der Tat erzeugt die Unterdrückung genau den Zustand, der für die Angst typisch ist: das Gefühl der Hilflosigkeit gegen eine als überwältigend empfundene von außen drohende Gefahr.

Obwohl der Vorgang, durch den die Angst sich entwickelt, im Prinzip sehr einfach ist, ist es in Wirklichkeit meistens schwierig, die Voraussetzungen für die Angst zu verstehen. Ein erschwerender Umstand ist der, daß die unterdrückten feindseligen Triebe oft nicht auf den Menschen gerichtet werden, dem sie tatsächlich gelten, sondern auf etwas anderes. Zum Beispiel entwickelte der kleine Hans in einem der von Freud berichteten Fälle eine Angst, die sich nicht auf seine Eltern, sondern auf weiße Pferde bezog[14]. Eine sonst sehr vernünftige Patientin von mir entwickelte plötzlich, nachdem sie die Feindseligkeit gegen ihren Mann unterdrückt hatte, eine Angst vor Reptilien, die sich in einem mit Fliesen belegten Schwimmbad befanden. Anscheinend gibt es nichts, von Bazillen bis zu Gewittern, an das sich die Angst nicht anheften könnte. Die Gründe für diese Tendenz, die Angst von der Person, der sie gilt, zu trennen, sind völlig einleuchtend. Wenn die Angst sich in Wirklichkeit auf einen Elternteil, einen Ehegatten, einen Freund oder einen in ähnlich naher Beziehung stehenden Menschen richtet, so wird die Annahme einer feindlichen Haltung als unvereinbar mit einer vorhandenen Bindung durch Autorität, durch Liebe oder Bil-

[14] Siehe Sigmund Freud, »Gesammelte Schriften«, 3. Band.

ligung empfunden. In diesen Fällen wird jede Form von Feindseligkeit grundsätzlich abgelehnt. Der Betreffende sucht dadurch, daß er seine eigene Feindseligkeit unterdrückt, überhaupt jede Form von Feindseligkeit seinerseits zu leugnen, und indem er diese seine unterdrückte Feindseligkeit auf ein Gewitter projiziert, leugnet er auch die Feindseligkeit auf der anderen Seite. Manch eine Illusion einer glücklichen Ehe beruht auf einer derartigen Vogel-Strauß-Politik.

Daß die Unterdrückung von Feindseligkeit mit unausweichbarer Logik dazu führt, Angst zu erzeugen, heißt nicht, daß sich die Angst jedesmal, wenn dieser Prozeß stattfindet, offenbaren müsse. Die Angst kann augenblicklich durch eine der Schutzmaßnahmen, die wir besprochen haben oder von denen wir noch später sprechen werden, unterdrückt werden. Ein Mensch in einer solchen Situation kann sich beispielsweise dadurch beschützen, daß er ein zunehmendes Schlaf- oder Trinkbedürfnis entwickelt.

Es gibt unendliche Variationen von Formen der Angst, die sich aus dem Prozeß unterdrückter Feindseligkeit ergeben können. Um ein besseres Verständnis für das sich ergebende Bild zu gewinnen, will ich die einzelnen Möglichkeiten schematisch aufzeichnen.

A: Die Gefahr wird als aus den eigenen Trieben stammend empfunden.

B: Die Gefahr wird als von außen kommend empfunden.

Im Hinblick auf die Folgen des Unterdrückens der Feindseligkeit scheint Gruppe A ein direktes Ergebnis der Unterdrückung zu sein, wohingegen Gruppe B eine Übertragung voraussetzt. A und B können beide in zwei Untergruppen aufgeteilt werden.

I: Die Gefahr wird als gegen sich selbst gerichtet empfunden.

II: Die Gefahr wird als gegen andere gerichtet empfunden.

Wir hätten dann vier Hauptgruppen von Angst:

A I: Die Gefahr wird als aus den eigenen Trieben stammend empfunden und wird gegen das eigene Ich gerichtet. In dieser Gruppe wendet sich die Feindseligkeit sekundär gegen das eigene Selbst, ein Vorgang, über den wir später sprechen werden.
Beispiel: Die Phobie, sich von hohen Plätzen hinabstürzen zu müssen.

A II: Die Gefahr wird als aus den eigenen Trieben stammend empfunden und richtet sich gegen andere.
Beispiel: Die Phobie, andere mit einem Messer verletzen zu müssen.

B I: Die Gefahr wird als von außen kommend empfunden und bezieht sich auf die eigene Person.
Beispiel: Gewitterfurcht.

B II: Die Gefahr wird als von außen kommend empfunden und bezieht sich auf andere. In dieser Gruppe wird die Feindseligkeit auf die Außenwelt projiziert und der ursprüngliche Gegenstand der Feindseligkeit beibehalten.
Beispiel: Die Angst von überbesorgten Müttern in bezug auf die Gefahren, die ihren Kindern drohen.

Es erübrigt sich zu sagen, daß der Wert einer solchen Klassifizierung begrenzt ist. Sie kann zu einer schnellen Orientierung verhelfen, doch deutet sie keineswegs alle gegebenen Eventualitäten an. Man sollte zum Beispiel nicht daraus ableiten, daß Menschen, die eine dem Typ A entsprechende Angst entwickeln, ihre unterdrückte Feindseligkeit niemals übertragen; es läßt sich lediglich daraus schließen, daß in dieser speziellen Form der Angst die Übertragung fehlt.

Mit der Fähigkeit der Feindseligkeit, Angst zu erzeugen, ist die gegenseitige Beziehung noch nicht erschöpft. Der Prozeß funktioniert auch umgekehrt: Die Angst kann ihrerseits, wenn sie auf dem Gefühl einer Bedrohung beruht, leicht eine reaktive Feindseligkeit als eine Art Abwehrmaßnahme erzeugen. In dieser Hinsicht unterscheidet sie sich überhaupt nicht von der Furcht, die gleichfalls Aggressivität hervorrufen kann. Die reaktive Feindseligkeit kann, wenn sie unterdrückt wird, ebenfalls Angst gebären, und damit ist ein Zyklus geschaffen. Die Wechselwirkung zwischen Feindseligkeit und Angst, wobei eine die andere dauernd erzeugt und verstärkt, ermöglicht uns zu verstehen, weshalb wir in Neurosen solch ein ungeheures Maß unbarmherziger Feindseligkeit finden[15]. Dieser wechselseitige Einfluß ist auch der Hauptgrund dafür, daß schwere Neurosen sich so oft verschlimmern, anscheinend ohne irgendwelche schwierigen Bedingungen von außen her. Es ist unwichtig, ob die Angst oder die Feindseligkeit der primäre Faktor war: Der Punkt, der von großer Wichtigkeit für die Dynamik einer Neurose ist, besteht darin, daß Angst und Feindseligkeit untrennbar miteinander verbunden sind.

Der Begriff der Angst, den ich hier vertreten habe, wurde im wesentlichen durch psychoanalytische Methoden entwickelt. Er arbeitet mit der Dynamik unbewußter Kräfte, den Prozessen der Unterdrückung, der Übertragung und dergleichen. Wenn wir jedoch mehr ins einzelne gehen, so unterscheidet er sich in mehrfacher Hinsicht von Freuds Standpunkt.

Freud vertrat nacheinander zwei Ansichten in bezug auf die

[15] Wenn man sich über die Intensivierung der Feindseligkeit durch die Angst klargeworden ist, scheint es nicht mehr nötig, nach einer besonderen biologischen Quelle der destruktiven Triebe zu suchen, wie Freud dies in seiner Theorie des Todestriebs getan hat.

Angst. Die erste bestand kurz darin, daß die Angst ein Resultat unterdrückter Triebe sei. Dies bezog sich ausschließlich auf den Geschlechtstrieb und war eine rein physiologische Interpretation, weil sie auf dem Glauben beruhte, daß sexuelle Energien, die an ihrer Entladung verhindert werden, eine körperliche Spannung in einem Menschen erzeugen, die in Angst verwandelt wird. Entsprechend seiner zweiten Ansicht ist die Angst — oder das, was er neurotische Angst nennt — das Ergebnis einer Furcht vor denjenigen Trieben, deren Entdeckung oder Verfolgung eine äußere Gefahr nach sich ziehen würde[16]. Diese zweite Interpretation, die eine psychologische ist, bezieht sich nicht auf den Geschlechtstrieb allein, sondern auch auf die Aggressivität. In dieser Interpretation der Angst ist Freud keineswegs an der Unterdrückung oder Nichtunterdrückung von Trieben interessiert, sondern nur an der Furcht vor solchen, deren Verfolgen eine äußere Gefahr in sich schlösse.

Meine Theorie beruht auf der Überzeugung, daß die beiden Freudschen Ansichten zusammengefaßt werden müssen, damit das Gesamtbild verstanden werden kann. So habe ich den ersten Begriff von seiner rein physiologischen Grundlage befreit und ihn mit dem zweiten kombiniert. Angst ist im allgemeinen nicht so sehr das Resultat einer Furcht vor unseren Trieben als einer Furcht vor unseren unterdrückten Trieben. Mir scheint, der Grund, daß Freud mit seiner ersten Auffassung nichts Rechtes anfangen konnte — obwohl sie auf einer genialen psychologischen Beobachtung basierte —, liegt darin, daß er sie physiologisch interpretierte, statt die psychologische Frage zu stellen, was seelisch in einem Menschen vor sich geht, wenn er einen Trieb unterdrückt.

Ein zweiter Punkt, in dem ich nicht mit Freud übereinstimme, ist nicht so sehr von einem theoretischen als von einem praktischen Standpunkt aus wichtig. Ich teile seine Ansicht, daß die Angst das Resultat eines jeden Triebes sein kann, dessen Äußerung eine von außen kommende Gefahr nach sich ziehen würde. Geschlechtstriebe können sicherlich zu dieser Art gehören, jedoch nur so lange, wie strikte individuelle und soziale Tabus, die ihnen anhaften, sie gefährlich machen[17]. Von einem solchen Standpunkt aus hängt die Häufigkeit, in der Angst durch Geschlechtstriebe erzeugt wird, hauptsächlich von den bestehenden kulturellen Haltungen in bezug auf die Sexualität ab. Ich kann nicht einsehen, weshalb Sexualität als solche eine besondere Quelle der Angst sein soll. Jedoch glaube

[16] Siehe Freud: »Neue Folge der Vorlesungen zur Einführung«, Kapitel über »Angst und Triebleben« (Seite 120).

[17] Vielleicht würde in einer Gesellschaft, wie Samuel Butler sie in »Erewhon« beschreibt, in der jede Art körperlicher Krankheit schwer bestraft wird, der unbewußte Wunsch danach, krank zu werden, Angst erzeugen.

ich, daß eine solche spezielle Quelle in der Feindseligkeit liegt oder genauer gesagt in unterdrückten feindseligen Trieben. Um den Begriff, den ich in diesem Kapitel dargestellt habe, einfach und praktisch auszudrücken, möchte ich ihn folgendermaßen formulieren: Sobald ich Angst oder Anzeichen von Angst finde, sind die Fragen, die sich mir sofort aufdrängen, diese: Welcher empfindliche Punkt wurde hier verletzt und hat infolgedessen Feindseligkeit erzeugt, und was war an der Notwendigkeit einer Unterdrückung schuld? Nach meiner Erfahrung führt eine Suche in dieser Richtung oft zu einem befriedigenden Verständnis der Angst.

Ein dritter Punkt, in dem ich mich von Freud unterscheide, ist die Annahme, daß Angst nur in der Kindheit erzeugt werde, angefangen mit der mutmaßlichen Angst bei der Geburt, von da zu der Kastrationsfurcht, und daß Angst, die sich später im Leben einstellt, auf Reaktionen beruhe, die infantil geblieben sind. »Es ist kein Zweifel, daß die Personen, die wir Neurotiker heißen, in ihrem Verhalten zur Gefahr infantil bleiben und verjährte Angstbedingungen nicht überwunden haben[18].«

Wir wollen die in dieser Interpretation enthaltenen Elemente getrennt betrachten. Freud behauptet, daß wir während der Kindheit ganz besonders zu Angstreaktionen neigen. Dies ist eine unbestrittene Tatsache und eine, für die es gute und verständliche Gründe gibt, die in der verhältnismäßig großen Hilflosigkeit des Kindes gegen ungünstige Einflüsse liegen. Tatsächlich findet man ohne Ausnahme in Charakterneurosen, daß sich die Angst in früher Kindheit zu bilden begann, oder zum mindesten, daß das Fundament für das, was ich die Grundangst nannte, zu dieser Zeit gelegt worden ist. Doch glaubt Freud noch außerdem, daß die Angst in Neurosen von Erwachsenen noch immer mit den Bedingungen verknüpft ist, die sie ursprünglich veranlaßt hat. Dies hieße zum Beispiel, daß ein erwachsener Mann von der Kastrationsfurcht noch genausooft, wenn auch in gemilderter Form, beunruhigt würde, als dies während seiner Kindheit der Fall war. Zweifellos gibt es seltene Fälle, in welchen infantile Angstreaktionen bei einer entsprechenden Provokation unverändert im späteren Leben wieder auftauchen können[19]. Doch was wir in der Regel finden, ist so-

[18] Freud: »Neue Folge der Vorlesungen«, Kapitel über »Angst und Triebleben«, Seite 123.

[19] J. H. Schulz berichtet in »Neurose, Lebensnot, ärztliche Pflicht« einen Fall dieser Art. Ein Angestellter wechselte seine Stellungen häufig, weil gewisse Arbeitgeber Zorn und Angst in ihm erregten. Während der Psychoanalyse stellte sich heraus, daß nur Vorgesetzte, die einen ganz bestimmten Bart hatten, ihn so wütend machten. Die Reaktion des Patienten erwies sich als eine genaue Wiederholung der Reaktion, die er gegen seinen Vater im Alter von drei Jahren hatte, als dieser seine Mutter auf bedrohliche Weise angegriffen hatte.

zusagen keine Wiederholung, sondern eine Entwicklung. In Fällen, in denen uns die Analyse ein ziemlich umfassendes Verständnis für die Entwicklung einer Neurose gestattet, können wir eine ununterbrochene Kette von Reaktionen finden, von der frühen Angst bis zu den Absonderlichkeiten des Erwachsenen. Daher wird die spätere Angst unter anderem auch Elemente enthalten, die durch die speziellen in der Kindheit existierenden Konflikte bedingt wurden. Doch die Angst als Ganzes ist keine infantile Reaktion. Sie als solche anzusehen würde bedeuten, zwei verschiedene Dinge durcheinanderzubringen, nämlich eine Haltung, die lediglich in der Kindheit erzeugt wurde, mit einer infantilen Haltung zu verwechseln. Statt die Angst eine infantile Reaktion zu nennen, könnte man sie mit mindestens derselben Berechtigung eine verfrühte erwachsene Haltung in einem Kind nennen.

Die Grundstruktur von Neurosen

Eine Angst kann durch eine tatsächliche Konfliktsituation völlig ausreichend erklärt werden. Wenn wir jedoch eine angsterzeugende Situation in einer Charakterneurose finden, müssen wir stets mit schon früher vorhandenen Ängsten rechnen, um erklären zu können, weshalb zu diesem besonderen Zeitpunkt Feindseligkeit entstand und unterdrückt wurde. Wir werden dabei finden, daß diese vorhergegangene Angst ihrerseits das Resultat einer noch früher vorhandenen Feindseligkeit war, usw. Um verstehen zu können, wie die ganze Entwicklung anfing, müssen wir auf die Kindheit zurückgehen[20].

Dies ist eine der wenigen Gelegenheiten, wo ich mich mit der Frage der Kindheitserlebnisse beschäftige. Der Grund, weshalb ich weniger häufig auf die Kindheit zurückgehe, als dies in der psychoanalytischen Literatur üblich ist, liegt nicht darin, daß ich die Kindheitserlebnisse für weniger wichtig halte als andere psychoanalytische Schriftsteller dies tun, sondern daß ich mich in diesem Buch mit der tatsächlich existierenden Struktur der neurotischen Persönlichkeit befasse und nicht so sehr mit den individuellen Erlebnissen, die dazu führten.

Bei der Untersuchung von Kindheitserfahrungen einer großen Anzahl neurotischer Menschen fand ich, daß der gemeinsame Nenner bei allen aus einer Umgebung bestand, die die folgenden Merkmale in den verschiedensten Kombinationen aufwies.

Das Grundübel ist immer wieder ein Mangel an echter Wärme

[20] Ich berühre hier nicht die Frage, wieweit das Zurückgehen auf die Kindheit für die Therapie nötig ist.

und Liebe. Ein Kind kann viele Dinge aushalten, die oft als traumatisch angesehen werden — wie etwa plötzliches Entstillen, gelegentliche Prügel oder sexuelle Erfahrungen —, wenn es sich nur innerlich gerngesehen und geliebt vorkommen kann. Es erübrigt sich zu sagen, daß ein Kind es aufs stärkste empfindet, ob die Liebe echt ist, und daß es nicht durch geheuchelte Demonstrationen zu täuschen ist. Der Hauptgrund dafür, daß ein Kind nicht genug Wärme und Liebe empfängt, liegt in der Unfähigkeit der Eltern, sie infolge ihrer eigenen Neurosen zu geben. Viel häufiger als man denkt, wird meiner Erfahrung nach der wesentliche Mangel an Wärme hinter einer Maske verborgen, und die Eltern erheben den Anspruch, ausschließlich das Interesse ihres Kindes im Auge zu haben. Theorien über Erziehung, Überbesorgnis oder die aufopfernde Haltung einer »idealen« Mutter sind Faktoren, die prinzipiell zu einer Atmosphäre beitragen, die mehr als alles andere die Grundlage für künftige Gefühle einer ungeheuren Unsicherheit bildet.

Ferner finden wir verschiedene Handlungen und Haltungen bei den Eltern, die unter allen Umständen Feindseligkeit hervorrufen müssen, wie etwa das Vorziehen anderer Kinder, ungerechte Vorwürfe, unberechenbares Abwechseln zwischen übergroßer Nachsicht und verächtlicher Ablehnung, unerfüllte Versprechen und nicht weniger wichtig eine Haltung in bezug auf die Bedürfnisse des Kindes, die durch alle Stufen vorübergehender Unbedachtheit zu dauernder Einmischung in die berechtigten Wünsche des Kindes geht und sich in dem Zerstören einer Freundschaft, dem Lächerlichmachen selbständiger Gedanken und dem Verderben seiner Freude an seinen eigenen Beschäftigungen äußert, seien sie auf künstlerischem, sportlichem oder handwerklichem Gebiet — eine elterliche Haltung, die, wenn auch nicht beabsichtigt, dennoch in ihrer Wirkung das Brechen des kindlichen Willens bedeutet.

In der psychoanalytischen Literatur, die sich mit den Faktoren beschäftigt, die die Feindseligkeit eines Kindes erregen, wird der Hauptnachdruck auf die Vereitelung der kindlichen Wünsche gelegt, vor allem von Wünschen auf sexuellem Gebiet, und auf Eifersucht. Es ist möglich, daß infantile Feindseligkeit zum Teil aus der verbietenden, kulturbedingten Haltung der Eltern gegen Vergnügungen im allgemeinen und gegen infantile Sexualität im besonderen entsteht, ob letztere nun auf sexuelle Neugier, auf Masturbation oder auf sexuelle Spiele mit anderen Kindern gerichtet ist. Doch ist eine Triebversagung sicherlich nicht die einzige Quelle rebellischer Feindseligkeit. Die Beobachtung zeigt zweifellos, daß sowohl Kinder wie Erwachsene den Entzug vieler Dinge ertragen können, wenn sie diese Vorenthaltungen als gerecht empfinden oder als angemessen, notwendig und zweckentsprechend. Ein Kind findet zum Beispiel die Erziehung zur Reinlichkeit ganz in Ordnung, wenn die Eltern keinen ungebührlichen Nachdruck darauf legen und das Kind nicht mit subtiler oder offener Grausamkeit krampfhaft dazu zwingen. Auch stößt sich ein Kind nicht an einer gelegentlichen Bestrafung, vorausgesetzt, es fühlt sich allgemein sicher in der ihm entgegengebrachten Liebe, und vorausgesetzt, es hält die Bestrafung für gerecht und nicht für eine Absicht, es zu verletzen oder zu demütigen. Die Frage, ob Triebversagung als solche Feindseligkeit erregt, ist schwer zu beurteilen, weil in einer Umgebung, die einem Kind viele Entbehrungen zumutet, gewöhnlich auch genügend andere provozierende Faktoren vorhanden sind. Worauf es ankommt, ist vielmehr die Gesinnung, in der eine Triebversagung auferlegt wird, als die Versagung selber.

Der Grund, weshalb ich diesen Punkt so stark betone, ist der, daß der Nachdruck, der oft auf die Gefahren einer Triebversagung als solcher gelegt wird, viele Eltern dazu veranlaßt hat, diesen Gedanken noch weiter zu verfolgen, als Freud selbst dies tat, und vor jedem Einspruch dem Kind gegenüber zurückschrecken, weil dieses sonst zu Schaden kommen könnte.

Eifersucht kann ganz sicherlich zu einer Quelle furchtbaren Hasses sowohl in Kindern als in Erwachsenen werden. Es besteht kein Zweifel über die Rolle, die die Eifersucht unter Geschwistern und die Eifersucht auf eines der Eltern bei neurotischen Kindern spielen kann, noch über den nachhaltigen Einfluß, den diese Haltung auf das spätere Leben auszuüben vermag. Doch erhebt sich die Frage über die Bedingungen, unter denen diese Eifersucht entsteht. Müssen eifersüchtige Reaktionen, wie sie bei der Rivalität zwischen Geschwistern und in dem Ödipuskomplex beobachtet werden, unbedingt in jedem Kind entstehen, oder werden sie durch ganz bestimmte Bedingungen hervorgerufen?

Freuds Beobachtungen in bezug auf den Ödipuskomplex wurden an neurotischen Menschen gemacht. Er fand, daß in ihnen hochgradige Eifersuchtsreaktionen in bezug auf eines der Eltern ihrer Art nach destruktiv genug waren, um Furcht zu erzeugen, und daß sie wahrscheinlich nachhaltige störende Einflüsse auf die Charakterbildung und auf persönliche Beziehungen ausübten. Da er dieses Phänomen oft in neurotischen Menschen seiner Zeit beobachtete, hielt er es für universal. Nicht nur nahm er an, daß der Ödipuskomplex der eigentliche Kern einer Neurose sei, sondern er versuchte auch komplizierte Phänomene in anderen Kulturen auf dieser Grundlage zu verstehen[21]. Diese Verallgemeinerung scheint mir

[21] Siehe Freud: »Totem und Tabu«.

fragwürdig. Gewisse Eifersuchtsreaktionen entstehen in unserer Kultur leicht, sowohl in geschwisterlichen Beziehungen als auch in Beziehungen zwischen Eltern und Kindern, genau wie sie auch in jeder Gruppe, die nach zusammenlebt, vorkommen. Doch gibt es keinen Beweis dafür, daß destruktive und nachhaltige Eifersuchtsreaktionen — und wir denken an diese, wenn wir von einem Ödipuskomplex oder von der Rivalität zwischen Geschwistern reden — so allgemein in unserer Kultur existieren, gar nicht zu reden von anderen Kulturen, wie Freud dies annimmt. Sie sind allgemein menschliche Reaktionen, die jedoch durch die Atmosphäre, in der ein Kind aufwächst, künstlich hervorgerufen wurden.

Welche Faktoren im einzelnen für das Entstehen von Eifersucht verantwortlich sind, werden wir später verstehen, wenn wir über die allgemeine Zusammensetzung neurotischer Eifersucht sprechen werden. Hier wollen wir nur den Mangel an Wärme und den Geist des allgemeinen Wettbewerbs erwähnen, die beide zu diesem Ergebnis beitragen. Außerdem sind neurotische Eltern, die eine Atmosphäre wie die von uns besprochene erzeugen, gewöhnlich mit ihrem Leben unzufrieden und haben unbefriedigende emotionale oder sexuelle Beziehungen und sind daher geneigt, ihre Kinder zum Gegenstand ihrer Liebe zu machen. Sie versuchen, ihr Liebesbedürfnis an ihren Kindern zu befriedigen. Die Äußerung ihrer Liebe ist nicht immer sexuell gefärbt, doch ist sie auf alle Fälle außerordentlich gefühlsbetont. Ich bezweifle es sehr, daß die sexuellen Unterströme in den Beziehungen des Kindes zu seinen Eltern je stark genug sein könnten, um eine potentielle Störung zu verursachen. Allerdings ist mir kein Fall bekannt, in dem es nicht die neurotischen Eltern waren, die durch Schrecken und Zärtlichkeit das Kind in diese leidenschaftlichen Bindungen zwangen, mit all ihren herrschsüchtigen und eifersüchtigen Faktoren, wie Freud sie beschrieben hat[22].

Wir sind gewöhnt zu glauben, daß feindselige Opposition gegen die Familie oder gegen ein bestimmtes Familienmitglied der Entwicklung eines Kindes ungünstig sei. Es ist natürlich ungünstig, wenn das Kind gegen die Aktionen neurotischer Eltern anzukämp-

[22] Diese Bemerkungen, die von einem allgemeinen Standpunkt aus mit dem Freudschen Begriff des Ödipuskomplexes nicht übereinstimmen, gehen von der Voraussetzung aus, daß es sich hier nicht um ein biologisches, sondern um ein kulturbedingtes Phänomen handelt. Da dieser Standpunkt von mehreren Autoren vertreten wurde. — Malinowski, Böhm, Fromm, Reich —, beschränke ich mich auf eine bloße Erwähnung der Faktoren, die innerhalb unserer Kultur den Ödipuskomplex erzeugen können: mangelnde Übereinstimmung in einer Ehe infolge unharmonischer Geschlechtsbeziehungen, unbeschränkt autoritäre Macht der Eltern, Tabus in bezug auf jede sexuelle Äußerung eines Kindes, die Tendenz, das Kind infantil und in gefühlsmäßiger Abhängigkeit von den Eltern zu erhalten und es auf andere Weise zu isolieren.

fen hat. Wenn jedoch gute Gründe für die Opposition vorhanden sind, so liegt die Gefahr für die Charakterbildung des Kindes nicht so sehr in der Empfindung oder in der Äußerung eines Protestes als in der Unterdrückung dieser Reaktion. Es gibt mehrere Gefahren, die aus der Unterdrückung einer Kritik oder eines Protestes oder einer Anklage entstehen, und eine davon ist die, daß das Kind sehr wahrscheinlich dazu bereit ist, die Schuld auf sich selbst zu nehmen und sich der ihm gebotenen Liebe für unwürdig zu halten; wir wollen die Kompliziertheit dieser Situation später besprechen. Die Gefahr, die uns hier beschäftigt, ist, daß die unterdrückte Feindseligkeit Angst erzeugen und die bereits besprochene Entwicklung in Gang setzen kann.

Es gibt mehrere sich in verschiedenem Grad und in verschiedenen Kombinationen auswirkende Gründe dafür, weshalb ein Kind, das in einer derartigen Atmosphäre aufwächst, seine Feindseligkeit unterdrücken wird: Hilflosigkeit, Furcht, Liebe und Schuldgefühle.

Die Hilflosigkeit eines Kindes wird oft als eine lediglich biologische Tatsache angesehen. Obwohl das Kind viele Jahre lang tatsächlich für die Erfüllung seiner Bedürfnisse von seiner Umgebung abhängig ist — da es geringere Körperkraft und weniger Erfahrung hat als die Erwachsenen —, wird doch zu großer Nachdruck auf die biologische Seite dieser Frage gelegt. Nach den ersten zwei oder drei Jahren vollzieht sich eine entschiedene Änderung von einer vorwiegend biologischen zu einer anderen Art der Abhängigkeit, die das seelische, das intellektuelle und das geistige Leben des Kindes in sich schließt. Diese setzt sich so lange fort, bis das Kind zu einem jungen Menschen heranreift, der imstande ist, sein Leben in die eigenen Hände zu nehmen. Es bestehen allerdings große individuelle Unterschiede in bezug auf das Maß, in dem Kinder abhängig von ihren Eltern bleiben. Es hängt alles davon ab, was die Eltern in der Erziehung ihrer Sprößlinge zu erreichen versuchen: ob sie beabsichtigen, das Kind stark, mutig, unabhängig und dafür fähig zu machen, mit allen Situationen fertig zu werden, oder ob es ihr hauptsächliches Bestreben ist, das Kind zu beschützen, zu Gehorsam zu erziehen, es ahnungslos dem wirklichen Leben gegenüber zu lassen, kurz, es bis zum Alter von zwanzig Jahren oder womöglich noch länger infantil zu erhalten. In Kindern, die unter ungünstigen Verhältnissen aufwachsen, wird die Hilflosigkeit gewöhnlich noch künstlich durch Einschüchterung verstärkt oder dadurch, daß man sie zu kindlich behandelt oder indem man sie in einen Zustand emotioneller Abhängigkeit versetzt, respektive darin hält. Je hilfloser ein Kind gemacht wird, desto weniger wird es wagen, Opposition zu empfinden oder zu zeigen, und desto länger wird eine solche Opposition hinausgeschoben. In einer solchen Situation ist das zugrunde liegende Gefühl — oder, wie wir sagen könnten, das Motto —: Ich muß meine Feindseligkeit gegen dich unterdrücken, denn ich brauche dich.

Furcht kann ganz direkt durch Drohungen, Verbote oder Bestrafung erregt werden und durch temperamentvolle Ausbrüche oder heftige Szenen in Gegenwart des Kindes; doch kann sie auch durch indirekte Einschüchterung erzeugt werden, wie die, das Kind mit den großen Gefahren des Lebens allzu stark zu beeindrucken — als da sind: Bazillen, Straßenbahnen, Fremde, ungezogene Kinder, Bäumeklettern. Je ängstlicher ein Kind gemacht wird, desto weniger wird es wagen, Feindseligkeiten zu zeigen, ja noch nicht einmal, sie zu empfinden. In einem solchen Fall wäre das Motto: Ich muß meine Feindseligkeit unterdrücken, weil ich Angst vor dir habe.

Liebe kann ein anderer Grund dafür sein, die Feindseligkeit zu unterdrücken. Wenn keine echte Liebe vorhanden ist, wird oft mit großen Worten betont, wie sehr die Eltern das Kind lieben und wie sie den letzten Tropfen Blut für es zu opfern bereit wären. Ein Kind, besonders wenn es auch sonst eingeschüchtert ist, kann sich an diesen Liebesersatz anklammern und sich vor dem Rebellieren fürchten, um nicht dadurch die Belohnung für seine Fügsamkeit zu verlieren. In derartigen Situationen ist das Motto: Ich muß meine Feindseligkeit unterdrücken, weil ich Angst davor habe, deine Liebe zu verlieren.

Bis hierher haben wir von Situationen gesprochen, in denen ein Kind seine Feindseligkeit gegen die Eltern unterdrückt, weil es davor Angst hat, daß jede derartige Äußerung seine Beziehungen zu den Eltern verderben würde. Es wird von der nackten Angst davor geleitet, daß diese mächtigen Riesen es im Stich lassen würden, ihm ihr beruhigendes Wohlwollen entziehen und sich gegen es wenden könnten. Dazu kommt noch, daß ein Kind in unserem Kulturkreis dazu gebracht wird, sich für jede feindselige Empfindung, Äußerung oder Opposition schuldig zu fühlen; das heißt, es wird veranlaßt, sich selbst für schlecht oder verächtlich zu halten, sobald es einen Groll gegen seine Eltern empfindet oder ihn äußert oder wenn es Regeln bricht, die von den Eltern aufgestellt wurden. Diese beiden Gründe für Schuldgefühle sind eng miteinander verbunden. Je mehr ein Kind dazu veranlaßt wird, sich schuldig zu fühlen, weil es ein verbotenes Gebiet betreten hat, desto weniger wird es wagen, den Eltern trotzig oder anklagend gegenüberzutreten.

Das sexuelle Gebiet ist innerhalb unserer Kultur dasjenige, auf dem Schuldgefühle am häufigsten entstehen. Ob Verbote durch hörbares Schweigen oder durch offene Drohungen und Strafen geäußert werden, ein Kind bekommt es häufig zu fühlen, daß sexuelle

Neugier und sexuelle Betätigung nicht nur verboten sind, sondern daß es schmutzig und verächtlich ist, etwa dergleichen zu tun. Wenn irgendwelche sexuellen Phantasien oder Wünsche in bezug auf einen der Eltern vorhanden sind, so veranlassen auch diese das Kind dazu, sich schuldig zu fühlen, auch wenn sie infolge der verbietenden Haltung gegen die Sexualität im allgemeinen nicht geäußert werden. In dieser Situation ist das Motto: Ich muß die Feindseligkeit unterdrücken, weil ich ein schlechtes Kind wäre, wenn ich feindliche Gefühle hätte.

Jeder der erwähnten Faktoren kann in den verschiedensten Kombinationen das Kind dazu bringen, seine Feindseligkeit zu unterdrücken und mit der Zeit Angst zu produzieren.

Führt aber jede infantile Angst notwendigerweise zu einer Neurose? Wir wissen in dieser Hinsicht nicht genug, um diese Frage richtig beantworten zu können. Es ist meine Überzeugung, daß die kindliche Angst ein notwendiger Faktor, aber kein genügender Grund für die Entwicklung einer Neurose ist. Es scheint, als ob günstige Umstände, wie ein früher Umgebungswechsel oder irgendwelche Gegeneinflüsse, eine ausgesprochen neurotische Entwicklung verhindern könnten. Wenn jedoch, was oft vorkommt, die Lebensumstände nicht so sind, daß sie die Angst vermindern können, dann wird wahrscheinlich diese Angst nicht nur weiterbestehen, sie muß sich vielmehr — wie wir später sehen werden — allmählich verstärken und alle diejenigen Prozesse ins Rollen bringen, die eine Neurose ausmachen.

Unter den Faktoren, die die weitere Entwicklung der kindlichen Angst beeinflussen können, befindet sich einer, den ich ganz speziell betrachten möchte. Es ist ein großer Unterschied, ob die feindselige oder angsterfüllte Reaktion sich auf die Umgebung beschränkt, die das Kind zu einer derartigen Reaktion zwang, oder ob es eine feindselige und angstvolle Haltung gegen die Menschen im allgemeinen entwickelt.

Wenn ein Kind zum Beispiel das Glück hat, eine liebevolle Großmutter, einen verständnisvollen Lehrer oder einige gute Freunde zu haben, so kann ein derartiges Erlebnis es daran hindern, von allen Seiten nichts anderes als Schlechtes zu erwarten. Je schwieriger jedoch seine Erlebnisse innerhalb seiner Familie sind, desto eher wird das Kind dazu neigen, nicht nur gegen die Eltern und Geschwister mit Haß zu reagieren, sondern auch eine mißtrauische und trotzige Haltung gegen jedermann zu entwickeln. Je isolierter ein Kind ist und je mehr es daran gehindert wird, andere selbständige Erfahrungen zu machen, desto mehr wird eine derartige Entwicklung gefördert werden. Und schließlich: Je mehr ein Kind seinen Groll gegen seine eigene Familie zu verstecken sucht, indem es sich etwa den elterlichen Haltungen fügt, desto mehr überträgt es seine Angst auf die Außenwelt und wird davon überzeugt, daß diese »Welt« gefährlich und furchteinflößend ist.

Die allgemeine Angst in bezug auf »die Welt« kann sich auch allmählich entwickeln oder verstärken. Ein Kind, das in der beschriebenen Atmosphäre aufgewachsen ist, wird es nicht wagen, in seinen Kontakten mit anderen ebenso verwegen oder so streitlustig zu sein wie diese. Es wird die glückliche Sicherheit, sich stets willkommen zu fühlen, verloren haben und wird sogar eine harmlose Neckerei für eine grausame Ablehnung halten. Es wird viel leichter verwundet und verletzt sein als andere und viel weniger fähig, sich zu verteidigen.

Dieser Zustand, der durch die erwähnten Faktoren begünstigt oder veranlaßt wird, äußert sich in einem sich heimtückisch vermehrenden, alles durchdringenden Gefühl von Einsamkeit und Hilflosigkeit in einer feindseligen Welt. Die akuten individuellen Reaktionen auf indviduelle Provokationen verdichten sich zu einer Charakterhaltung. Diese Haltung als solche bildet noch keine Neurose, doch ist sie der fruchtbare Boden, aus dem eine definitive Neurose sich jederzeit entwickeln kann. Wegen der wesentlichen Rolle, die diese Haltung in Neurosen spielt, gab ich ihr einen speziellen Namen: die Grundangst; sie ist untrennbar mit einer Grundfeindlichkeit verbunden.

Wenn man in einer Psychoanalyse alle verschiedenen, individuellen Formen der Angst durcharbeitet, erkennt man allmählich die Tatsache, daß die Grundangst hinter allen menschlichen Beziehungen steckt. Während die individuellen Ängste durch tatsächliche Ursachen erregt werden können, besteht die Grundangst auch dann noch, wenn in der tatsächlichen Situation kein besonderer Anlaß dazu vorhanden ist. Wenn man das ganze neurotische Bild mit einem Zustand politischer Unruhe in einem Staat vergleichen wollte, so wären die Grundangst und die Grundfeindseligkeit mit der unterirdischen Unzufriedenheit und unterdrückten Protesten gegen die Regierung zu vergleichen. Oberflächenkundgebungen können in beiden Fällen völlig fehlen oder in verschiedenartiger Weise auftreten. In einem Staat können sie als Aufruhr, Streik, Versammlungen oder Demonstrationen in Erscheinung treten; auch auf psychologischem Gebiet können sich die Formen der Angst in allen möglichen Symptomen offenbaren. Doch des besonderen Anlasses ungeachtet, entstammen alle Manifestationen der Angst einem gemeinsamen Hintergrund.

In einfachen Situationsneurosen fehlt die Grundangst. Diese Art von Neurosen ist durch neurotische Reaktionen auf tatsächliche Konfliktsituationen in Individuen entstanden, deren persönliche

Beziehungen keine Störung erlitten haben. Das folgende Beispiel mag zur Erläuterung dieser Fälle dienen, die so häufig in einer psychotherapeutischen Praxis vorkommen.

Eine fünfundvierzig Jahre alte Frau beklagte sich über Herzklopfen und nächtliche Angstzustände, die mit starken Schweißausbrüchen verbunden waren. Es ergab sich kein organischer Befund, und alles wies darauf hin, daß es sich um einen gesunden Menschen handelte. Sie machte den Eindruck einer warmherzigen und aufrichtigen Frau. Zwanzig Jahre vorher hatte sie, aus Gründen, die weniger an ihr als an der gegebenen Situation lagen, einen fünfundzwanzig Jahre älteren Mann geheiratet. Sie war mit ihm sehr glücklich, fand geschlechtliche Befriedigung und hatte drei Kinder, die sich außerordentlich gut entwickelten. Sie war fleißig und fähig in ihrer Hausarbeit. Während der letzten fünf oder sechs Jahre wurde der Ehemann etwas gebrechlich, und seine Potenz ließ nach, doch nahm sie dies ohne neurotische Reaktion in Kauf. Der Kummer begann etwa sieben Monate vorher, als ein liebenswerter, heiratsfähiger Mann ihres eigenen Alters angefangen hatte, ihr den Hof zu machen. Das führte dazu, daß sie einen Groll gegen den alternden Gatten entwickelte, dieses Gefühl jedoch völlig unterdrückte aus Gründen, die im Hinblick auf ihre eigene innere Verfassung und den gesellschaftlichen Hintergrund, aber auch wegen der im Grunde so guten ehelichen Beziehung außerordentlich stark waren. Sie war nach ein paar Sitzungen imstande, die Konfliktsituation zu sehen und dadurch von ihrer Angst befreit zu werden.

Nichts kann die Wichtigkeit der Grundangst besser beweisen als ein Vergleich zwischen individuellen Reaktionen, im Fall einer Charakterneurose mit einer der geschilderten, die in die Gruppe einfacher Situationsneurosen gehört. Die letzteren findet man bei gesunden Menschen, die aus verständlichen Gründen unfähig sind, eine Konfliktsituation bewußt zu lösen, das heißt, die nicht imstande sind, die Existenz und Natur des Konfliktes zu sehen, und daher unfähig, eine klare Entscheidung zu treffen. Einer der wichtigsten Unterschiede zwischen diesen beiden Neurosentypen ist die relative Leichtigkeit eines therapeutischen Resultats in einer Situationsneurose. Bei einer Charakterneurose vollzieht sich die therapeutische Behandlung unter großen Schwierigkeiten und dauert daher sehr lange, oft zu lange für einen Patienten, um die Heilung abzuwarten; doch ist eine Situationsneurose verhältnismäßig leicht zu lösen. Eine verständnisvolle Besprechung der Situation bedeutet oft nicht nur eine symptomatische, sondern auch eine kausale Therapie. In anderen Fällen besteht die kausale Therapie in dem Entfernen der Schwierigkeit durch eine Umgebungsänderung[23].

[23] In solchen Fällen ist eine Analyse weder nötig noch ratsam.

Während wir also in einer Situationsneurose den Eindruck einer angemessenen Beziehung zwischen Konfliktsituation und neurotischer Reaktion haben, scheint diese Beziehung in einer Charakterneurose zu fehlen. Infolge der existierenden Grundangst kann die geringste Provokation eine ungeheuer intensive Reaktion hervorrufen, wie wir später noch ausführlich sehen werden.

Obwohl die Reichweite der sich manifestierenden Formen der Angst oder der Schutzmaßnahmen unendlich groß und bei jedem einzelnen verschieden ist, ist die Grundangst überall mehr oder weniger die gleiche und nur in ihrem Ausmaß und ihrer Intensität verschieden. Man kann sie ganz allgemein als ein Gefühl beschreiben, klein, unbedeutend, hilflos, verlassen und gefährdet einer Welt gegenüberzustehen, die darauf aus ist, einen zu mißbrauchen, zu betrügen, anzugreifen, zu demütigen, zu verraten oder zu beneiden. Eine meiner Patientinnen drückte diese Empfindung in einem Bild aus, das sie ganz spontan malte, wo sie selbst als hilfloses, nacktes Baby im Mittelpunkt der Szene saß, von allen Arten bedrohlicher menschlicher und tierischer Ungeheuer umgeben, die im Begriff waren, über sie herzufallen.

In Psychosen wird man oft ein relativ hohes Maß von Bewußtsein in bezug auf die Existenz einer derartigen Angst finden. In paranoiden Patienten beschränkt sich die Angst auf eine oder mehrere ganz bestimmte Personen; schizophrene Patienten haben oft ein intensives Gefühl einer potentiellen Feindseligkeit ihrer Umgebung, das oft so weit gehen kann, sie zu veranlassen, jede ihnen erwiesene Freundlichkeit als ein Zeichen potentieller Feindseligkeit zu betrachten.

Dahingegen findet man in Neurosen selten ein Wissen um die Existenz der Grundangst oder der Grundfeindseligkeit, zum mindesten nicht um das Gewicht und die Bedeutung, die sie für das gesamte Leben haben. Eine meiner Patientinnen, die sich selbst in einem Traum als kleine Maus sah, die sich in einem Loch verstecken mußte, um nicht getreten zu werden — und in diesem Bild eine genaue Beschreibung ihres Verhaltens im Leben gab —, hatte nicht die geringste Ahnung davon, daß sie sich vor allem und jedem fürchtete, und erzählte mir, sie wisse nicht, was Angst sei. Ein tiefes Mißtrauen gegen jedermann kann durch die oberflächliche Überzeugung, daß Menschen im allgemeinen sehr nett seien, überdeckt werden, und es kann mit oberflächlichen guten Beziehungen zu anderen Hand in Hand gehen; vorhandene tiefe Verachtung für jeden kann unter der steten Bereitschaft zu bewundern verborgen werden.

Wenn auch die Grundangst sich auf Menschen bezieht, so kann sie doch ihres persönlichen Charakters völlig entkleidet sein und sich in das Gefühl einer Gefahr vor Gewittern, vor politischen Ereignissen, Bazillen, Unfällen, Konserven oder das Gefühl eines über einem schwebenden Verhängnisses verwandeln. Es ist für den geübten Beobachter nicht schwer, die Grundlage für diese Haltungen zu erkennen, doch bedarf es stets einer intensiven psychoanalytischen Arbeit, ehe der Neurotiker selbst erkennt, daß seine Angst in Wirklichkeit nicht den Bazillen etc. gilt, sondern Menschen, und daß seine Gereiztheit gegen die Menschen nicht wirklich oder doch nicht ausschließlich eine angemessene und berechtigte Reaktion auf eine tatsächliche Provokation ist, sondern daß er von Grund aus feindselig und mißtrauisch gegen andere geworden ist.

Ehe wir die in der Angst enthaltenen Faktoren und ihren Einfluß auf Neurosen beschreiben, müssen wir über eine Frage sprechen, die wahrscheinlich von vielen Lesern erhoben wird. Ist nicht die Haltung einer Grundangst und Feindseligkeit gegen Menschen, die wir als einen wesentlichen Bestandteil von Neurosen beschrieben haben, eine »normale« Haltung, die wir alle, wenn auch vielleicht in geringerem Maß, heimlich haben? Wenn wir diese Frage bedenken, müssen wir zwischen zwei Gesichtspunkten unterscheiden.

Wenn das Wort »normal« im Sinn einer allgemeinen menschlichen Haltung benutzt wird, könnte man sagen, daß die Grundangst tatsächlich ein normales Zubehör dessen ist, was die deutsche philosophische und religiöse Sprache als »die Angst der Kreatur« bezeichnet hat. Was dieser Ausdruck sagen will, ist, daß wir im Grunde alle hilflos sind Kräften gegenüber, die mächtiger sind als wir selbst, wie Tod, Krankheit, Alter, Naturkatastrophen, politische Ereignisse oder Unfälle. Wir erkennen dies zum erstenmal in der Hilflosigkeit der Kindheit, doch begleitet uns diese Erkenntnis durch unser ganzes Leben. Diese existentielle Angst der Kreatur hat mit der Grundangst das Element der Hilflosigkeit größeren Mächten gegenüber gemein, doch bedeutet dies nicht gleichzeitig eine Feindseligkeit seitens dieser Mächte.

Wenn das Wort »normal« jedoch bedeuten soll: »für unsere Kultur normal«, könnte man etwa dies sagen: Ganz allgemein wird Erfahrung einen Menschen unseres Kulturkreises dahin bringen (vorausgesetzt, daß sein Leben nicht zu behütet ist!), sich, je reifer er wird, desto reservierter gegen andere Menschen zu verhalten, vorsichtiger in bezug auf sein Vertrauen ihnen gegenüber zu werden und besser darüber Bescheid zu wissen, daß menschliche Handlungen oft nicht unmittelbar und direkt sind, sondern von Feigheit und Selbstsucht diktiert werden. Wenn der Betreffende ein ehrlicher Mensch ist, wird er sich mit einbeziehen; wenn nicht, wird er all dies deutlicher in anderen sehen. Kurz, er entwickelt eine Haltung, die mit der Grundangst durchaus verwandt ist. Jedoch gibt es dabei folgende Unterschiede: Der gesunde und reife Mensch fühlt sich nicht hilflos gegen diese menschlichen Mängel und er besitzt nicht die völlige Unterscheidungsfähigkeit, die man in der neurotischen Grundhaltung findet. Er erhält sich die Fähigkeit, ein großes Maß echter Freundlichkeit und echten Vertrauens einigen Menschen gegenüber beizubehalten. Vielleicht kann man diese Unterschiede der Tatsache zuschreiben, daß ein gesunder Mensch seine unglücklichen Erfahrungen zu einer Zeit machte, wo er sie verarbeiten konnte, während der neurotische Mensch sie in einem Alter hatte, wo er ihrer nicht Herr werden konnte und infolge seiner Hilflosigkeit mit Angst auf sie reagierte.

Die Grundangst hat definitive Wirkungen auf die Haltung der Betreffenden gegen sich selbst und gegen andere. Sie bedeutet eine emotionelle Isolierung, die desto schwerer zu ertragen ist, als sie mit dem Gefühl einer tiefen Schwäche des eigenen Wesens verbunden ist. Sie bedeutet eine Erschütterung der eigentlichen Grundlage des Selbstbewußtseins. Sie enthält den Keim eines potentiellen Konfliktes zwischen dem Wunsch, sich auf andere zu verlassen, und der Unmöglichkeit, dies zu tun, aus Gründen des tiefen Mißtrauens und der Feindseligkeit gegen sie. Es bedeutet außerdem, daß der Betreffende seiner tiefen Schwäche wegen den Wunsch empfindet, jede Verantwortung auf andere zu schieben und beschützt und besorgt zu sein, daß jedoch kraft seiner Grundfeindseligkeit viel zu viel Mißtrauen existiert, um diesen Wunsch befriedigen zu können. Die unabwendbare Folge ist, daß er den größten Teil seiner Energien darauf verwenden muß, sich Beruhigung zu verschaffen.

Je unerträglicher die Angst ist, desto durchgreifender müssen die Schutzmaßnahmen werden. Innerhalb unserer Kultur gibt es vier Hauptwege, in denen ein Mensch versucht, sich gegen die Grundangst zu schützen: Liebe, Unterwürfigkeit, Macht und Distanzierung.

Erstens: Sich Liebe in irgendeiner Form zu verschaffen, kann einen mächtigen Schutz gegen die Angst bedeuten. Das Motto ist hier: Wenn du mich liebst, kannst du mir nicht weh tun.

Zweitens: Die Unterwürfigkeit kann in zwei Unterabteilungen getrennt werden, je nachdem sie sich auf bestimmte Menschen oder Institutionen bezieht. Man legt zum Beispiel großen Wert auf Unterwürfigkeit in bezug auf festgelegte traditionelle Ansichten oder in bezug auf die Riten einer bestimmten Religion oder auf die Forderungen eines mächtigen Menschen. Diesen Regeln zu gehorchen oder diesen Forderungen zu entsprechen, wird zum Leitmotiv für jedes Betragen. Diese Haltung kann sich in Form einer Verpflichtung, »gut« zu sein, äußern, wenn auch die Bedeutung dessen, was »gut« ist, sich mit den Ansprüchen oder den Vorschriften, denen man zu entsprechen hat, ändert.

Wenn die nachgiebige Haltung sich nicht auf eine bestimmte Institution oder Person bezieht, nimmt sie die allgemeinere Form einer Nachgiebigkeit gegen die eventuellen Wünsche aller Menschen an und sucht jede Möglichkeit, Anstoß zu erregen, zu vermeiden. In einem solchen Fall unterdrückt der Betreffende alle eigenen Ansprüche und jede Kritik gegen andere und ist willens, sich, ohne sich zu wehren, ausnutzen zu lassen und anderen jederzeit unterschiedslos zu helfen. Manchmal wissen es diese Menschen, daß die Angst ihren Handlungen zugrunde liegt, aber für gewöhnlich sind sie sich dieser Tatsache nicht im geringsten bewußt und fest davon überzeugt, daß sie sich so benehmen, weil sie einem Ideal von Selbstlosigkeit oder Selbstaufopferung entsprechen, was so weit gehen kann, daß sie auf alle eigenen Wünsche völlig verzichten. In beiden Formen der Unterwürfigkeit, der definitiven und der allgemeinen, ist das Motto: Wenn ich nachgebe, wird man mich nicht verletzen.

Die unterwürfige Haltung kann auch dem Zweck dienen, sich Beruhigung durch Liebe zu verschaffen. Wenn die Liebe für einen Menschen so wichtig ist, daß sein Gefühl der Sicherheit im Leben davon abhängt, dann ist er dazu bereit, jeden Preis dafür zu zahlen, und das heißt, sich in der Hauptsache den Wünschen der anderen fügen. Oft jedoch ist ein Mensch nicht imstande, an Liebe in irgendeiner Form zu glauben, und dann ist seine willfährige Haltung nicht auf Liebe gerichtet, sondern darauf, Schutz zu gewinnen. Es gibt Menschen, die sich nur durch strikte Unterwürfigkeit sicher fühlen können. Ihre Angst und ihr Mißtrauen gegen Liebe sind so groß, daß ein Glaube an eine Liebesmöglichkeit überhaupt nicht existiert.

Ein dritter Versuch, sich vor der Grundangst zu schützen, geht über die Macht — der Versuch, sich durch tatsächliche Macht oder Erfolg, durch Besitz, Bewunderung oder geistige Überlegenheit Sicherheit zu erringen. Bei einem solchen Bemühen um Schutz heißt das Motto: Wenn ich mächtig bin, kann mir keiner etwas antun.

Das vierte Mittel, sich zu beschützen, ist Distanzierung. Die vorhergehenden Gruppen von Schutzmaßnahmen haben die Bereitwilligkeit, sich der Welt zu fügen und auf irgendeine Weise mit ihr fertig zu werden, miteinander gemein. Doch kann man auch Schutz darin finden, daß man sich von der Welt zurückzieht. Das heißt nicht, daß man sich in die Wüste oder in völlige Absonderung begibt; es bedeutet, sich von anderen, soweit sie entweder mit äußeren oder inneren Bedürfnissen zu tun haben, unabhängig zu machen. Die Unabhängigkeit in bezug auf äußere Bedürfnisse kann zum Beispiel durch ein Aufstapeln von Besitztümern erreicht werden. Dieser Beweggrund zur Erlangung von Besitz ist völlig von demjenigen nach Macht oder Einfluß verschieden, und der Gebrauch, der von dem Besitz gemacht wird, ist ebenfalls verschieden. Wo Besitz zum Zweck von Unabhängigkeit angehäuft wird, da besteht gewöhnlich eine viel zu große Angst, als daß man ihn genießen könnte, und er wird in einer knauserigen Haltung bewacht, weil es sich einzig und allein darum dreht, gegen jede Eventualität gesichert zu sein. Ein anderes Mittel, das dem Zweck dient, nach außen hin unabhängig zu werden, besteht darin, seine Bedürfnisse auf ein Minimum zu beschränken.

Man kann Unabhängigkeit in bezug auf innere Bedürfnisse zum Beispiel darin finden, daß man versucht, einen gefühlsmäßigen Abstand von allen Menschen zu halten, so daß einen nichts verletzen oder enttäuschen kann. Das bedeutet, daß man alle gefühlsmäßigen Bedürfnisse im Keim ersticken muß. Ein Ausdruck einer derartigen Distanzierung besteht darin, nichts, inklusive der eigenen Person, ernst zu nehmen, eine Haltung, die in intellektuellen Kreisen oft gefunden wird. Sich selbst nicht ernst zu nehmen, darf nicht damit verwechselt werden, daß man sich nicht für wichtig hält. Tatsächlich können diese Haltungen einander widersprechen.

Diese Methoden, sich zurückzuziehen, haben eine gewisse Ähnlichkeit mit den Methoden der Unterwürfigkeit oder der Nachgiebigkeit insofern, als beide einen Verzicht auf die eigenen Wünsche in sich schließen. Während jedoch in der letzteren Gruppe der Verzicht im Dienst des »Gutseins« steht oder des Nachgebens in bezug auf die Wünsche anderer, damit man sich sicher fühlen kann, spielt in der ersten Gruppe der Gedanke, »gut« zu sein, nicht die geringste Rolle, und das Ziel des Verzichts ist die Gewinnung der Unabhängigkeit von anderen. Hier heißt das Motto: Wenn ich mich zurückziehe, kann mich nichts verletzen.

Um den Wert der Rolle, die diese verschiedenen Schutzmaßnahmen gegen die Grundangst in Neurosen spielen, beurteilen zu können, müssen wir uns über ihre potentielle Intensität klarwerden. Sie stammen nicht aus dem Wunsch, ein Verlangen nach Vergnügen oder Glück zu befriedigen, sondern aus dem Bedürfnis nach Sicherung. Doch heißt dies keineswegs, daß sie in irgendeiner Weise weniger mächtig oder zwingend seien als aus dem Instinkt geborene Triebe. Erfahrung zeigt, daß zum Beispiel die Auswirkung ehrgeiziger Bestrebungen ebenso stark, wenn nicht noch stärker sein kann als der Geschlechtstrieb.

Durch jede dieser vier Methoden kann, wenn sie ausschließlich oder vorwiegend verfolgt wird, die gewünschte Beruhigung erlangt werden, wenn die Lebenssituation es zuläßt, daß man dies tun kann, ohne dabei in einen Konflikt zu geraten — auch wenn ein solch einseitiges Verfolgen gewöhnlich mit einer Verarmung der Persönlichkeit als Ganzes bezahlt werden muß. Zum Beispiel kann eine Frau, die auf dem Pfad der Unterwürfigkeit wandelt, ihren Frieden und eine Reihe sekundärer Befriedigungen in einer Kultur finden, die von ihr Gehorsam gegen ihre Familie und ihren Mann und Fügsamkeit gegenüber traditionellen Formen verlangt. Wenn es sich um einen Monarchen handelt, der ein ruheloses Streben nach Macht und Besitz entwickelt, so kann auch hier der Erfolg zu Sicherheit und einem erfolgreichen Leben führen. Doch wird de facto ein derart eindeutiges Verfolgen des Zieles oft seinen Zweck verfehlen, weil die aufgestellten Ansprüche so übermäßig oder so unbedacht sind, daß sie zu Konflikten mit der Umgebung führen. Häufiger wird Beruhigung für die große unterirdische Angst nicht nur auf eine, sondern auf vielfache Weisen gesucht, die noch dazu miteinander unvereinbar sind. So kann der Neurotiker gleichzeitig von dem zwingenden Wunsch getrieben werden, jedermann zu beherrschen und von jedem geliebt zu werden, oder gleichzeitig anderen nachzugeben und ihnen seinen Willen aufzuzwingen, oder sich von anderen Menschen fernzuhalten und gleichzeitig gierig nach ihrer Liebe zu verlangen. Das dynamische Zentrum der Neurosen besteht vorwiegend aus solch völlig unlösbaren Konflikten.

Die beiden Bestrebungen, die am häufigsten miteinander in Konflikt geraten, sind das Liebesverlangen und der Machttrieb. Daher will ich diese beiden in den folgenden Kapiteln ausführlicher besprechen.

Die hier beschriebene Neurosenstruktur widerspricht im Prinzip der Freudschen Theorie nicht, daß Neurosen in der Hauptsache das Resultat eines Konfliktes zwischen Instinkten und sozialen Anforderungen oder deren Darstellung im »Über-Ich« seien. Während ich jedoch damit übereinstimme, daß der Konflikt zwischen individuellen Bestrebungen und sozialem Druck eine unerläßliche Bedingung für jede Neurose ist, glaube ich nicht, daß er als Bedingung allein genügt. Der Zusammenprall zwischen individuellen Wünschen und sozialen Anforderungen bringt nicht mit absoluter Notwendigkeit eine Neurose hervor, er kann auch genausogut zu tatsächlichen Einschränkungen im Leben führen, das heißt zu der einfachen Unterdrückung oder einem Versagen von Wünschen oder, ganz allgemein ausgedrückt, zu tatsächlichem Leiden. Eine Neurose entsteht nur dann, wenn dieser Konflikt Angst erzeugt und wenn die Versuche, die Angst zu beschwichtigen, ihrerseits zu Verteidigungstendenzen führen, die zwar gleichermaßen gebieterisch, jedoch unvereinbar sind.

Zweifellos spielen in unserer Kultur die vier Wege, auf denen man sich gegen die Angst schützen kann, im Leben vieler Menschen eine entscheidende Rolle. Da gibt es diejenigen, deren vorwiegendes Bestreben es ist, geliebt und anerkannt zu sein, und die alles tun, um diesen Wunsch erfüllt zu sehen; das Benehmen anderer wird durch ihre Tendenz zu Willfährigkeit und zum Nachgeben charakterisiert und dadurch, daß sie nichts dazu tun, sich durchzusetzen; wieder andere werden von dem Wunsch nach Erfolg, nach Macht oder Besitz beherrscht; und dann gibt es noch diejenigen, deren Tendenz es ist, sich von den Menschen abzuschließen und unabhängig von ihnen zu sein. Jedoch kann sich die Frage erheben, ob ich ein Recht dazu habe, zu sagen, daß diese Bestrebungen Verteidigungsmaßnahmen gegen die Grundangst sind. Sind sie nicht lediglich eine Äußerung von Trieben, die in das Gebiet normaler menschlicher Möglichkeiten gehören? Was an diesem Argument falsch ist, ist die Alternativform der Fragestellung. In Wirklichkeit widersprechen sich die beiden Ansichten keineswegs, noch schließen sie einander aus. Der Wunsch nach Liebe, die Tendenz zum Nachgeben, das Streben nach Einfluß und Erfolg und die Neigung zur Distanz sind in uns allen in den verschiedensten Kombinationen vorhanden, ohne daß sie auch nur im geringsten das Anzeichen einer Neurose zu sein brauchen.

Dazu kommt noch, daß eine oder die andere dieser Tendenzen eine vorwiegende Haltung innerhalb gewisser Kulturen sein kann, eine Tatsache, die wiederum auf die Möglichkeit hinweisen könnte, daß es sich um allgemein menschliche, normale Möglichkeiten handelt. Haltungen von Zärtlichkeit, mütterlicher Fürsorge und ein Eingehen auf die Wünsche anderer überwiegen im Kulturgebiet der Arapeshen, wie *Margaret Mead* dies beschrieben hat; ein sich ziemlich brutal äußerndes Streben nach Ansehen ist eine anerkannte Verhaltensweise unter den Kwakiutl-Indianern, wie dies *Ruth Benedict* nachgewiesen wurde; die Tendenz, sich von der Welt zurückzuziehen, ist ein in der buddhistischen Religion vorherrschender Zug.

Ich beabsichtige mit meiner Auffassung nicht, den normalen Charakter dieser Triebe zu leugnen, möchte jedoch den Standpunkt aufrechterhalten, daß sie alle auch dazu dienen können, Beruhigung gegen gewisse Ängste zu schaffen, und ferner, daß sie durch die Übernahme dieser protektiven Funktion ihre Eigenschaften verändern und etwas völlig anderes werden. Ich kann diese Veränderung am besten durch eine Analogie erklären. Wir können auf einen Baum klettern, weil wir unsere Kraft und Geschicklichkeit prüfen wollen und die Aussicht von oben genießen möchten, oder wir können hinaufklettern, weil ein wildes Tier uns verfolgt. In beiden Fällen klettern wir auf den Baum, doch die Motive für das Klettern sind verschieden. Im ersten Fall tun wir es aus Vergnügen, im zweiten treibt uns die Furcht, und wir müssen es aus deren Verlangen nach Sicherheit heraus tun. Im ersten Fall sind wir frei, zu klettern oder nicht, im zweiten bringt uns die dringliche Notwendigkeit dazu. Im ersten Fall können wir uns den Baum aussuchen, der uns am besten dünkt, im zweiten bleibt uns keine Wahl, wir müssen vielmehr den ersten erreichbaren Baum nehmen, und es muß noch nicht einmal ein Baum sein; es kann auch eine Fahnenstange oder ein Haus sein, wenn sie nur dem Zweck dienen, uns zu schützen.

Der Unterschied in den Triebkräften ergibt auch einen Unterschied der Gefühle und des Verhaltens. Wenn uns ein direkter Wunsch nach Befriedigung irgendwelcher Art treibt, wird unsere Haltung Spontaneität und Unterscheidungsvermögen aufweisen. Wenn wir jedoch von der Angst getrieben werden, so wird unser Fühlen und Handeln zwangsmäßig und wahllos sein. Sicherlich gibt es Zwischenstufen. In Naturtrieben, wie Hunger oder Geschlechtstrieben, die hauptsächlich durch physische, aus Entbehrungen stammende Spannungen erzeugt werden, kann sich die physische Spannung zu einem solchen Grad aufgespeichert haben, daß die Befriedigung zwangsmäßig und mit einem solchen Mangel an Unterscheidungsvermögen gesucht wird, wie dies sonst nur für angstbedingte Triebe charakteristisch ist.

Außerdem besteht ein Unterschied in der erlangten Befriedigung — ganz allgemein ausgedrückt, ist es der Unterschied zwischen Vergnügen und Beruhigung. Doch ist der Unterschied weniger scharf, als es auf den ersten Blick erscheint. Die Befriedigung von Instinkten wie Hunger oder Geschlechtstrieb ist ein Vergnügen; wenn jedoch die körperliche Spannung aufgespeichert wurde, ähnelt die so erlangte Befriedigung sehr stark derjenigen, die durch die Befreiung von einer Angst erzielt wird. In beiden Fällen handelt es sich um eine Erlösung von einer unerträglichen Spannung. Was die Intensität anlangt, so können Vergnügen und Beruhigung gleich stark sein. Die sexuelle Befriedigung kann, wenn sie auch ihrer Art nach verschieden ist, genauso stark sein wie die Empfindungen eines Menschen, der plötzlich von einer intensiven Angst befreit worden ist; und ganz allgemein kann das Streben nach Beruhigung nicht nur genauso stark sein wie die Naturtriebe, es kann vielmehr auch eine ebenso starke Befriedigung gewähren.

Das Streben nach Sicherheit, wie wir es im vorhergehenden Kapitel besprochen haben, enthält auch noch andere, sekundäre

Quellen der Befriedigung. Zum Beispiel kann das Gefühl, geliebt oder anerkannt, erfolgreich und einflußreich zu sein, höchst befriedigend sein, ganz abgesehen von dem Sicherheitsgewinn. Außerdem gestatten die verschiedenen Annäherungsmethoden an die Sicherheit, wie wir gleich sehen werden, der aufgespeicherten Feindseligkeit eine ziemlich große Entladungsmöglichkeit und erzielen dadurch noch eine andere Art der Spannungslösung.

Wir sahen, daß die Angst die treibende Kraft hinter gewissen Bestrebungen sein kann, und haben die wichtigsten dieser so erzeugten Triebe näher untersucht. Ich werde nun zu einer genaueren Betrachtung derjenigen beiden Triebe übergehen, die in Neurosen tatsächlich die größte Rolle spielen: Das heftige Verlangen nach Liebe und die Sucht nach Macht und Herrschaft.

Ein heftiges Verlangen nach Liebe ist in Neurosen etwas so Häufiges und für den geübten Beobachter so leicht zu erkennen, daß man es als eines der unfehlbarsten Anzeichen für existierende Angst und deren ungefähre Intensität ansehen kann. In der Tat, wenn man sich gegen eine stets gleich bedrohliche und feindselige Welt im Grund hilflos fühlt, dann erscheint das Verlangen nach Liebe als der logisch direkteste Weg, nach irgendeiner Art des Wohlwollens, der Hilfe und der Billigung zu greifen.

Wenn die seelische Verfassung des Neurotikers so wäre, wie sie ihm selbst häufig vorkommt, so sollte es leicht für ihn sein, Liebe zu gewinnen. Wenn ich in Worte kleiden darf, was er selbst nur unklar spürt, so wären seine Eindrücke etwa so: Was er will, ist so wenig, eben nur, daß die Menschen freundlich zu ihm seien und ihn beraten möchten und daß sie einsähen, was für ein armes, harmloses und einsames Wesen er ist, ängstlich darauf bedacht, Gefallen zu finden und niemandes Gefühle zu verletzen. Das ist alles, was er sieht oder spürt. Er erkennt nicht, wie außerordentlich störend seine Empfindlichkeit, seine latente Feindseligkeit und seine übertriebenen Ansprüche auf seine eigenen Beziehungen wirken, noch ist er dazu imstande, den Eindruck, den er auf andere macht, oder deren Reaktion auf ihn zu beurteilen. Er kann deshalb natürlich auch nicht verstehen, weshalb seine Freundschaften, Ehen, Liebesbeziehungen oder beruflichen Bindungen so oft unbefriedigend bleiben. Er kommt zu dem Ergebnis, daß die anderen durch ihre Gedankenlosigkeit, ihre Untreue und ihre ausbeuterischen Absichten an allem schuld seien oder daß er aus irgendeinem unerforschlichen Grund einfach die Gabe nicht besitze, sich beliebt zu machen. Auf diese Weise bleibt er dabei, hinter dem Phantom der Liebe herzujagen.

Wenn der Leser sich an unsere Betrachtung darüber erinnert, wie die Angst durch unterdrückte Feindseligkeit erzeugt wird und wie sie ihrerseits Feindseligkeit produziert, wie, in anderen Worten, Angst und Feindseligkeit untrennbar miteinander verbunden sind, wird er imstande sein, in den Gedankengängen des Neurotikers und in der Begründung seiner Mißerfolge den Selbstbetrug zu erkennen. Ohne sein Wissen befindet er sich in einem Dilemma zwischen seiner Unfähigkeit zu lieben und seinem großen Bedürfnis nach Liebe. Wir stoßen hier auf eine jener Fragen, die so einfach zu sein scheinen und doch so schwer zu beantworten sind: Was ist Liebe, oder was verstehen wir in unserer Kultur darunter? Man kann manchmal eine hingeworfene Definition der Liebe hören als einer Fähigkeit, Zärtlichkeit und Freundlichkeit zu erweisen und zu empfangen. Obwohl darin eine gewisse Wahrheit steckt, ist diese Definition viel zu allgemein, um bei der Klärung der uns hier beschäftigenden Schwierigkeiten viel helfen zu können. Wir können fast alle gelegentlich zärtlich sein, doch ist dies eine Eigenschaft, die mit einer tiefgehenden Unfähigkeit zur Liebe vereint sein kann. Es kommt dabei ausschließlich auf die Haltung an, von der die Zärtlichkeit ausstrahlt: Ist sie der Ausdruck einer grundlegend positiven Haltung anderen gegenüber oder ist sie zum Beispiel von der Furcht getragen, daß man den anderen verlieren könnte, oder von dem Wunsch, sich den anderen dadurch fügsam zu machen? Wir können, mit anderen Worten, nicht irgendwelche an der Oberfläche sichtbaren Haltungen als Kennzeichen nehmen.

Wenn es auch sehr schwer sein mag, zu sagen, was Liebe ist, so können wir doch definitiv sagen, was Liebe nicht ist oder welche Elemente ihr fremd sind. Man kann einem Menschen gegenüber tiefe Zuneigung verspüren und dennoch gelegentlich ärgerlich auf ihn sein, ihm bestimmte Wünsche abschlagen oder den Wunsch haben, allein zu sein. Doch unterscheiden sich derartige, zeitlich begrenzte Reaktionen von Zorn oder Einsamkeitsbedürfnis von der Haltung des Neurotikers, der anderen gegenüber ständig auf der Hut ist und davon überzeugt ist, daß jedes Interesse, das diese ihrerseits einem dritten Menschen gegenüber zeigen könnten, eine Vernachlässigung seiner eigenen Person bedeute, und jedes Verlangen für eine Zumutung, jede Kritik für eine Demütigung hält. Dies ist nicht Liebe. Doch ist es keineswegs mit Liebe unvereinbar, eine konstruktive Kritik an gewissen Eigenschaften oder Haltungen auszuüben in der Absicht, dazu beizutragen, sie wenn möglich zu verbessern; es ist jedoch kein Zeichen von Liebe, ein unduldsames Verlangen nach Vollkommenheit zu haben, wie der Neurotiker dies oft hat, ein Verlangen, hinter dem die feindselige Gesinnung steckt, »wehe dir, wenn du nicht vollkommen bist!«

Wir betrachten es auch als unvereinbar mit unserer Idee der Liebe, wenn wir sehen, daß ein Mensch einen anderen nur als

Mittel zum Zweck benutzt, das heißt, daß er ihn nur oder hauptsächlich zur Erfüllung bestimmter Bedürfnisse benötigt. So verhält es sich deutlich in einer Situation, in der der andere nur zum Zweck sexueller Befriedigung oder, in einer Ehe, aus Prestigegründen geschätzt wird. Doch wird auch hierbei der eigentliche Kern der Sache leicht verkannt, besonders wenn die betreffenden Bedürfnisse seelischer Natur sind. Ein Mensch kann sich selbst in dem Glauben täuschen, daß er einen anderen liebe, auch wenn jener andere zum Beispiel lediglich seiner blinden Bewunderung wegen benötigt wird. In einem solchen Fall ist es indessen sehr gut möglich, daß jener andere plötzlich fallengelassen wird, ja sogar, daß man ihm mit Feindseligkeit begegnet, sobald er kritisch wird und die Funktion der Anbetung nicht mehr ausübt, derentwegen er geliebt wurde.

Jedoch müssen wir bei dieser Betrachtung der Gegensätze zwischen dem, was Liebe ist und was sie nicht ist, vorsichtig sein, damit wir nicht zu weit gehen. Wenn zwar es mit Liebe unvereinbar ist, den Geliebten nur zum Zweck der Befriedigung zu benutzen, so heißt dies dennoch nicht, daß Liebe völlig und ausschließlich altruistisch und aufopfernd sein muß. Noch verdient einzig und allein das Gefühl den Namen Liebe, das nichts für sich selbst verlangt. Menschen, die eine derartige Überzeugung hegen, beweisen damit nur, wie unfähig sie sind, statt einer sorgfältig ausgearbeiteten Überzeugung wirkliche Wärme und Zuneigung zu verspüren. Selbstverständlich wollen wir etwas von dem Menschen, an dem wir hängen — wir wollen Befriedigung, Treue und Hilfe; wir können sogar auch ein Opfer erwarten, wenn sich dies als nötig erweisen sollte. Und es ist im allgemeinen ein Zeichen innerer Gesundheit, wenn man dazu imstande ist, derartige Wünsche zu äußern und sich für sie einzusetzen. Der Unterschied zwischen wahrer Liebe und dem neurotischen Liebesbedürfnis liegt darin, daß in der Liebe das Gefühl warmer Zuneigung obenan steht, wohingegen bei dem Neurotiker das Gefühl seines Sicherheitsbedürfnisses an erster und die Illusion, zu lieben, an zweiter Stelle kommt. Selbstverständlich gibt es alle möglichen Zwischenstufen.

Wenn ein Mensch die Zuneigung eines anderen aus Gründen der Beruhigung gegen seine Angst benötigt, wird er in seinem Bewußtsein gewöhnlich keine klare Vorstellung davon haben, worum es sich handelt, weil er meist nicht weiß, daß er voller Angst ist und daß er aus Beruhigungsgründen verzweifelt nach jeder Art von Zuneigung greift; alles, was er fühlt, ist, daß hier ein Mensch ist, den er gernhat und dem er traut oder in den er sich verliebt hat. Doch was er als spontane Liebe empfindet, kann lediglich eine Reaktion von Dankbarkeit für eine ihm erwiesene Freundlichkeit oder eine Äußerung von Hoffnung oder Zuneigung sein, die ein

Mensch oder eine Situation in ihm hervorruft. Der Mensch, der direkt oder indirekt Erwartungen dieser Art in ihm erregt, wird für ihn automatisch mit großer Wichtigkeit umkleidet, und seine Empfindungen werden sich in der Illusion seiner Liebe offenbaren. Derartige Erwartungen können durch die einfache Tatsache einer freundlichen Behandlung seitens eines mächtigen und einflußreichen Menschen entstehen oder seitens einer Persönlichkeit, die ihm lediglich den Eindruck macht, als stünde sie fester auf ihren Füßen als er selbst. Sie können auch durch erotische oder sexuelle Annäherung entstehen, wenn auch eine derartige Annäherung nichts mit Liebe zu tun hat. Sie können sich aufgrund irgendwelcher vorhandener Bindungen entwickeln, die ein Versprechen von Hilfe oder emotioneller Unterstützung in Aussicht stellen: wie etwa die Familie, Freunde oder ein Arzt. Viele derartige Beziehungen existieren unter dem Deckmantel der Liebe, das heißt unter der subjektiven Überzeugung einer Bindung, während diese Liebe in Wirklichkeit nur darin besteht, daß der Betreffende sich an andere anklammert zum Zweck der Befriedigung seiner eigenen Bedürfnisse. Daß dies kein verläßliches Gefühl wahrer Liebe ist, zeigt sich in dem schnellen Umschwung, der sofort erfolgen kann, wenn irgendwelche Wünsche nicht erfüllt werden. Einer der unserer Meinung nach wesentlichen Faktoren der Liebe fehlt in diesen Fällen, nämlich: Verläßlichkeit und Beständigkeit des Gefühls.

Ein letztes Merkmal der Unfähigkeit zur Liebe wurde bereits angedeutet, doch möchte ich es besonders betonen: das Mißachten der Persönlichkeit des anderen, seiner Eigentümlichkeiten, Grenzen und Bedürfnisse, seiner Wünsche und seiner Entwicklung. Diese Mißachtung ist zum Teil das Ergebnis der Angst, die den Neurotiker dazu veranlaßt, sich an den anderen Menschen anzuklammern. Ein Ertrinkender, der sich an einem Schwimmer festhält, bedenkt gewöhnlich nicht des anderen Bereitschaft und Fähigkeit, ihn zu retten. Die Mißachtung ist auch zum Teil der Ausdruck der Grundfeindseligkeit gegen die Menschen, deren Inhalt meist aus Verachtung und Neid besteht. Sie mag unter einer verzweifelten Bemühung, sich rücksichtsvoll, ja sogar aufopfernd zu benehmen, verborgen sein, doch können derartige Bemühungen das Auftauchen gewisser ungewöhnlicher Reaktionen meist nicht verhindern. Zum Beispiel kann eine Ehefrau subjektiv von ihrer tiefen Ergebenheit für ihren Gatten überzeugt sein und sich doch darüber ärgern, sich beklagen oder deprimiert sein, sobald der Gatte seine Zeit seiner Arbeit, seinen Interessen oder seinen Freunden widmet. Eine überbesorgte Mutter kann fest daran glauben, daß sie alles für das Glück ihres Kindes tut, und dennoch des Kindes Bedürfnis, sich unabhängig zu entwickeln, grundsätzlich ignorieren.

Der neurotische Mensch, für den Streben nach Zuneigung eine Schutzmaßnahme bedeutet, ist sich schwerlich je seiner Unfähigkeit zu lieben bewußt. Die meisten Neurotiker verwechseln ihr Bedürfnis nach anderen Menschen mit einer Liebesfähigkeit, die sich entweder auf einzelne Menschen oder auf die gesamte Menschheit erstreckt. Es besteht für sie ein zwingender Grund dafür, eine solche Illusion aufrechtzuerhalten und zu verteidigen. Der Verzicht darauf bedeutet die Enthüllung des Dilemmas, gleichzeitig fundamental menschenfeindlich zu sein und trotzdem nach Liebe zu verlangen. Man kann nicht einen Menschen verachten, ihm mißtrauen, sein Glück oder seine Unabhängigkeit zerstören wollen und gleichzeitig flehentlich nach seiner Liebe, seiner Hilfe und seiner Unterstützung verlangen. Um beides zu vereinen, was in Wirklichkeit unmöglich ist, muß man die feindselige Haltung aufs strikteste vor dem Bewußtwerden bewahren. Mit anderen Worten: Solange die Illusion der Liebe das Resultat einer verständlichen Verwirrung zwischen echter Anhänglichkeit und einem Bedürfnis ist, hat sie die Funktion, die Suche nach Liebe zu ermöglichen.

Es besteht noch eine andere grundsätzliche Schwierigkeit, auf die der Neurotiker bei der Befriedigung seines Hungers nach Liebe stößt. Wenn es ihm auch zum mindesten zeitweilig gelingen mag, die Liebe, nach der er sich sehnt, zu erlangen, so ist er doch nicht imstande, sie zu akzeptieren. Man sollte erwarten, daß ihm jede dargebotene Zuneigung ebenso willkommen wäre wie Wasser dem Durstigen. Tatsächlich kommt dies auch vor, doch nur vorübergehend. Jeder Arzt kennt die Wirkung von Freundlichkeit und Bedachtsamkeit. Alle körperlichen und seelischen Beschwerden können plötzlich verschwinden, auch wenn nichts anderes getan wurde, als dem Patienten die übliche Krankenpflege angedeihen und ihn sorgfältig untersuchen zu lassen. Eine Situationsneurose, auch wenn sie sehr schwer ist, kann völlig verschwinden, sobald sich der Betreffende geliebt fühlt. Elizabeth Barret-Browning ist ein berühmtes Beispiel hierfür. Auch in einer Charakterneurose kann eine solche aufmerksame Behandlung, ob sie sich in Liebe, in Interesse oder in medizinischer Pflege äußert, genügen, die Angst zu beschwichtigen, und damit das Befinden verbessern.

Jede Form der Liebe kann dem Neurotiker oberflächliche Beruhigung, ja sogar ein Gefühl von Glück gewähren; doch macht sich tief innen entweder ein Unglauben bemerkbar, oder es regen sich Mißtrauen und Furcht. Er glaubt nicht daran, weil er es für völlig unmöglich hält, daß ein Mensch ihn wirklich lieben könnte. Und dieses Gefühl, nicht liebenswert zu sein, ist oft eine durch keine faktischen Gegenbeweise zu erschütternde bewußte Überzeugung. Ja, es kann für so selbstverständlich gehalten werden, daß es den Betreffenden bewußt niemals stört; aber auch wenn dieses Gefühl nur undeutlich ist, beharrt er auf seiner Überzeugung genauso unerschütterlich, als wenn er sich dessen klar bewußt wäre. Sie kann auch hinter einer demonstrativen Gleichgültigkeit, die gewöhnlich von Stolz diktiert ist, verborgen werden, und dann ist es oft schwer, sie ans Tageslicht zu bringen. Die Überzeugung, nicht liebenswert zu sein, ist mit der Unfähigkeit zu lieben nahe verwandt; sie ist sogar ein bewußter Reflex dieser Unfähigkeit. Ein Mensch, der echte Zuneigung zu anderen empfinden kann, wird keine Zweifel darüber haben, daß die anderen auch ihm zugetan sein können.

Wenn die Angst wirklich tief sitzt, so stößt jede Freundlichkeit auf Mißtrauen, und es wird sofort vermutet, daß sie aus triftigen Gründen dargeboten werde. Zum Beispiel empfinden solche Patienten in der Analyse, daß der Analytiker ihnen nur aus ehrgeizigen Gründen helfen möchte oder daß er nur aus therapeutischen Absichten billigende oder ermutigende Bemerkungen macht. Eine meiner Patientinnen betrachtete es als eine positive Demütigung, daß ich ihr anbot, sie am Wochenende zu treffen, zu einer Zeit, in der sie emotionell sehr erregt war. Demonstrativ geäußerte Liebe wird leicht als Hohn empfunden. Wenn ein anziehendes Mädchen einem neurotischen Mann offene Zuneigung entgegenbringt, so kann dieser glauben, sie wolle ihn aufziehen, ja sogar, ihn absichtlich provozieren, da es jenseits seiner Vorstellungskraft liegt, daß das Mädchen ihm ehrlich zugetan sein könnte.

Wenn man einem solchen Menschen Liebe entgegenbringt, kann diese nicht nur auf Mißtrauen stoßen, sondern sie vermag positive Angst zu erzeugen. Es scheint, als ob das Eingehen auf die dargebotene Zuneigung bedeute, man werde in einem Spinnennetz gefangen, oder als ob es ebenso schlimm sei, an Liebe zu glauben, wie im Schlaf überrascht zu werden, während man unter Kannibalen lebt. Ein Neurotiker kann von einem Gefühl des Entsetzens erfaßt werden, wenn er wahrzunehmen beginnt, daß ihm echte Zuneigung zuteil wird.

Und schließlich kann ein Beweis von Liebe Furcht vor Abhängigkeit erregen. Emotionelle Abhängigkeit ist, wie wir bald sehen werden, eine wirkliche Gefahr für jeden, der nicht ohne die Liebe anderer Menschen leben kann, und alles, was auch nur im entferntesten einer solchen Abhängigkeit ähnelt, kann einen verzweifelten Kampf gegen sie hervorrufen. Ein solcher Mensch muß um jeden Preis jegliche positive gefühlsmäßige Reaktion seinerseits vermeiden, weil sie sofort die Gefahr der Abhängigkeit heraufbeschwört. Um dies zu vermeiden, muß er sich gegen das Gewahrwerden der Erkenntnis verschließen, daß andere freundlich und hilfsbereit seien, und es irgendwie fertigbringen, jeden Beweis von Zuneigung außer acht zu lassen und darauf beharren, daß seiner Meinung nach die anderen unfreundlich, uninteressiert, ja sogar böswillig seien. Die auf diese Weise geschaffene Situation gleicht derjenigen eines Menschen, der, halb verhungert, dennoch nicht zu essen wagt aus Angst, daß Gift in dem Essen enthalten sein könne.

Kurz, für einen Menschen, der von seiner Grundangst getrieben wird und infolgedessen, um sich vor ihr zu schützen, nach Liebe sucht, sind die Aussichten, diese so sehr begehrte Liebe zu erlangen, höchst ungünstig. Dieselbe Situation, die dieses Bedürfnis erzeugt, verhindert seine Befriedigung.

Weitere Merkmale des neurotischen Liebesbedürfnisses

Wir möchten fast alle, daß man uns gern habe; wir genießen das Gefühl, gern gesehen zu sein, voll Dankbarkeit und sind verstimmt, wenn dies nicht der Fall ist. Wie schon gesagt, ist es für die harmonische Entwicklung eines Kindes geradezu lebenswichtig, zu fühlen, daß es willkommen ist. Welches aber sind die besonderen Merkmale eines Liebesbedürfnisses, das man für neurotisch halten kann?

Meiner Meinung nach tut man nicht nur den Kindern unrecht, wenn man dieses Bedürfnis aufs Geratewohl kindisch nennt, sondern man vergißt dabei auch, daß die wesentlichen Faktoren, aus denen sich das neurotische Liebesbedürfnis zusammensetzt, überhaupt nichts mit dem kindlichen Stadium zu tun haben. Kindliche und neurotische Bedürfnisse haben nur ein Element gemeinsam — ihre Hilflosigkeit —, und auch diese hat in jedem Fall verschiedene Grundlagen. Abgesehen davon entwickeln sich die neurotischen Bedürfnisse unter völlig anderen Bedingungen. Um diese noch einmal zu wiederholen: Sie bestehen aus Angst, aus dem Gefühl, nicht liebenswert zu sein, aus der Unfähigkeit, an irgendeine Form der Liebe zu glauben, und aus einer allgemeinen Feindseligkeit.

Das erste Merkmal, das uns an dem neurotischen Liebesbedürfnis auffällt, ist seine Zwangsmäßigkeit. Sobald ein Mensch durch starke Angst getrieben wird, muß dies notwendigerweise einen Verlust an Spontaneität und Biegsamkeit zur Folge haben. Einfach ausgedrückt bedeutet es, daß es für den Neurotiker kein Luxus ist, sich Liebe zu verschaffen; es ist auch nicht vorwiegend eine Quelle vermehrter Kraft und Freude, sondern eine vitale Notwendigkeit. Der Unterschied ist der zwischen einem: »Ich möchte gern geliebt werden und ich genieße es, wenn man mich liebt« und: »Ich muß unter allen Umständen geliebt werden.« Oder es ist der Unterschied zwischen einem Menschen, der ißt, weil er einen guten Appetit hat, das Essen genießt und imstande ist, wählerisch zu sein, und einem Menschen, der am Verhungern ist und wahllos alles in sich hineinschlingen muß und jeden Preis dafür zu zahlen bereit ist.

Diese Haltung führt mit Notwendigkeit zu einer Überschätzung der tatsächlichen Wichtigkeit des Geliebtwerdens. In Wirklichkeit ist es gar nicht so furchtbar wichtig, daß uns die Menschen ganz allgemein gernhaben. Es mag de facto nur wichtig sein, daß bestimmte Menschen uns gernhaben — diejenigen, an denen uns etwas liegt, diejenigen, mit denen wir zusammen leben und arbeiten müssen, oder diejenigen, auf die einen guten Eindruck zu machen ratsam ist. Abgesehen von diesen einzelnen ist es ziemlich gleichgültig, ob man uns gernhat[24]. Jedoch fühlen und betragen neurotische Menschen sich so, als ob ihre ganze Existenz, ihr Glück und ihre Sicherheit von dem Geliebtwerden abhängig sei.

Ihre Wünsche dieser Art können sich unterschiedslos auf jeden richten, vom Friseur zu dem Fremden, den sie auf einer Gesellschaft trafen, auf Kollegen und Freunde oder auf alle Frauen bzw. alle Männer. So kann ein Gruß, ein Telefongespräch oder eine Einladung, je nach dem Grad der geäußerten Freundlichkeit, sowohl ihre Stimmung als ihre ganze Einstellung dem Leben gegenüber verändern. Ich sollte in diesem Zusammenhang ein spezielles Problem erwähnen: die Unfähigkeit, allein sein zu können, die sich von leichtem Unbehagen und Unruhe angefangen, bis zu ausgesprochenem Entsetzen vor der Einsamkeit äußern kann. Ich spreche nicht von Menschen, die ohnedies stumpf sind und leicht von ihrer eigenen Gesellschaft gelangweilt, sondern von intelligenten und findigen Menschen, die imstande sein sollten, vielerlei mit sich selbst anzufangen und es zu genießen. So sieht man zum Beispiel häufig Menschen, die nur dann arbeiten können, wenn jemand dabei ist, und die sich unbehaglich und unglücklich fühlen, wenn sie allein arbeiten müssen. Es können in diesem Bedürfnis nach anderen Menschen auch noch andere Faktoren enthalten sein, doch der allgemeine Eindruck ist der einer unbestimmten Angst und eines Verlangens nach Liebe oder, besser gesagt, nach irgendeinem menschlichen Kontakt. Diese Menschen haben ein Gefühl, als schwebten sie verloren im Weltall, und daher bedeutet jeder menschliche Kontakt eine Erlösung für sie. Man kann manchmal

[24] Eine solche Feststellung kann in Amerika auf Meinungsverschiedenheiten stoßen; es kommt nämlich hier ein kultureller Faktor in Betracht insofern, als Popularität eines der Ziele des allgemeinen Wettbewerbs ist und sie somit eine Wichtigkeit erlangte, die sie in anderen Ländern nicht hat.

wie in einem Experiment beobachten, wie die Unfähigkeit, allein zu sein, mit einer Vermehrung der Angst parallel läuft. Manche Patienten können so lange allein sein, wie sie sich hinter den schützenden Wänden, mit denen sie sich selbst umgeben haben, geborgen fühlen. Aber sobald ihre Schutzvorrichtungen in der Analyse mit Erfolg bearbeitet werden und eine gewisse Angst sich bemerkbar macht, entdecken sie plötzlich, daß sie das Alleinsein nicht mehr aushalten können. Es handelt sich hierbei um eine der vorübergehenden Verschlechterungen in dem Zustand der Patienten, die im Verlauf einer Analyse unvermeidlich sind.

Das neurotische Verlangen nach Liebe kann sich auf eine einzelne Person richten — den Gatten, die Ehefrau, den Arzt, den Freund. Wenn dies der Fall ist, werden die Zuneigung, das Interesse, die Freundlichkeit und die Gegenwart dieser Person eine ungewöhnliche Bedeutung erlangen, doch ist diese Bedeutung zwiespältiger Art. Auf der einen Seite sucht der Neurotiker des anderen Interesse und Gegenwart, er fürchtet, nicht geschätzt zu werden, und fühlt sich vernachlässigt, wenn der andere nicht um ihn ist; auf der anderen Seite ist er durchaus nicht glücklich, wenn er mit seinem Idol zusammen ist. Wenn ihm dieser Widerspruch einmal bewußt wird, ist er in der Regel sehr verblüfft darüber. Aber auf der von mir gekennzeichneten Grundlage ist es klar, daß der Wunsch nach der Gegenwart des anderen nicht der Ausdruck echter Zuneigung ist, sondern nur des Bedürfnisses nach einer Beruhigung, die durch die Tatsache, daß der andere verfügbar ist, hergestellt wird. (Natürlich können eine echte Zuneigung und ein Bedürfnis nach einer beruhigenden liebevollen Haltung des anderen zusammengehen, doch brauchen beide nicht notwendigerweise gleichzeitig aufzutreten.)

Das Verlangen, besonders geschätzt zu werden, kann auf gewisse Gruppen von Personen beschränkt sein, vielleicht auf eine, mit der gemeinsame Interessen bestehen, wie eine politische oder religiöse Gemeinschaft, oder es kann sich auf eines der beiden Geschlechter richten. Wenn das Liebesverlangen auf das andere Geschlecht beschränkt ist, kann die Situation oberflächlich betrachtet »normal« erscheinen und wird auch von der betreffenden Person gewöhnlich als »normal« verteidigt werden. Es gibt aber zum Beispiel Frauen, die sich elend und ängstlich fühlen, wenn sie keinen Mann um sich haben; sie werden sich in eine Affäre stürzen, sie nach kurzem wieder abbrechen, sich von neuem elend und ängstlich fühlen, eine neue Affäre beginnen, und so fort. Daß hier keine echte Sehnsucht nach einer Beziehung zu Männern vorliegt, wird durch die Tatsache bewiesen, daß die Beziehungen im Widerstreit miteinander liegen und unbefriedigend sind.

Diese Frauen nehmen sich wahllos irgendeinen Mann; sie wollen nur einen um sich haben und mögen im Grunde keinen von ihnen. Und in der Regel finden sie auch nicht einmal physische Befriedigung. In Wirklichkeit ist das ganze Bild natürlich viel komplizierter; ich will nur den Anteil besonders beleuchten, den die Angst und das Liebesverlangen in ihm spielen.

Man kann eine ähnliche Haltung bei Männern finden; sie stehen unter dem Zwang, von einer Frau geliebt zu werden, und fühlen sich in Gesellschaft anderer Männer unbehaglich.

Wenn das Liebesverlangen sich auf das gleiche Geschlecht konzentriert, kann dies einer der bestimmenden Faktoren für verborgene oder offenbare Homosexualität sein. Das Liebesverlangen kann auf das gleiche Geschlecht gerichtet sein, wenn der Weg zum anderen durch zu große Ängstlichkeit versperrt ist. Es ist nicht nötig zu betonen, daß diese Ängstlichkeit nicht offenkundig zu sein braucht, sondern hinter einem Gefühl der Ablehnung oder Uninteressiertheit gegenüber dem anderen Geschlecht verborgen sein kann.

Da die Gewinnung von Zuneigung von vitaler Bedeutung ist, ergibt sich, daß der Neurotiker jeden Preis für sie bezahlen wird, in den meisten Fällen, ohne sich dessen richtig bewußt zu werden. Die häufigste Form, in der dieser Preis bezahlt wird, besteht in einer Haltung der Willfährigkeit und einer gefühlsmäßigen Abhängigkeit. Die willfährige Haltung kann die Form annehmen, daß der Neurotiker nicht wagt, dem anderen zu widersprechen oder ihn zu kritisieren, sondern nichts als Ergebenheit, Bewunderung und Nachgiebigkeit zeigt. Wenn Menschen dieses Typs sich kritische oder herabsetzende Bemerkungen erlauben, fühlen sie sich ängstlich, selbst wenn ihre Bemerkungen harmlos sind. Die willfährige Haltung kann so weit gehen, daß der Neurotiker nicht nur aggressive Impulse, sondern auch alle Neigungen zur Selbstbehauptung unterdrücken wird, er wird sich mißbrauchen lassen und wird jedes Opfer bringen, ohne Rücksicht darauf, wie nachteilig dieses für ihn sein kann. Seine Selbstverleugnung kann zum Beispiel die Form eines Wunsches annehmen, zuckerkrank zu sein, weil die Person, deren Zuneigung er sucht, an Diabetesforschungen interessiert ist, wobei er davon ausgeht, daß er durch die Krankheit vielleicht das Interesse des anderen gewinnen könnte.

Nah verwandt mit der willfährigen Haltung und mit ihr vermengt ist die gefühlsmäßige Abhängigkeit, die sich aus dem Verlangen des Neurotikers ergibt, sich an jemanden anzuklammern, von dem er sich Schutz verspricht. Diese Abhängigkeit kann nicht nur endlose Leiden, sondern völlige Zerstörung verursachen. Es gibt zum Beispiel Beziehungen, in denen ein Mensch hilflos von einem anderen abhängig wird, selbst wenn er sich völlig bewußt ist, daß die Beziehung unhaltbar ist. Er hat das Gefühl, daß die Welt zugrunde ginge, wenn ihm nicht ein freundliches Wort oder ein Lächeln zuteil wird; er kann einen Angstanfall bekommen zu der Zeit, wo er einen Telefonanruf erwartet, und sich völlig verzweifelt fühlen, wenn der andere ihn nicht sehen kann. Aber er ist nicht imstande, sich loszureißen.

Gewöhnlich ist die Struktur einer gefühlsmäßigen Abhängigkeit noch komplizierter. In einem Verhältnis, in dem ein Mensch von einem anderen abhängig ist, steckt stets eine ganze Menge verhaltenen Unwillens. Der abhängige Mensch nimmt es irgendwie übel, so versklavt zu sein; er ärgert sich darüber, daß er so willfährig sein muß, doch verharrt er dabei aus lauter Angst, den anderen sonst zu verlieren. Ahnungslos darüber, daß seine eigene Angst diese Situation veranlaßt, wird er ohne weiteres annehmen, daß seine Unterwürfigkeit durch die Zumutungen des anderen veranlaßt wurde. Der auf einer derartigen Grundlage erwachsene Groll muß unterdrückt werden, weil die Liebe des anderen bitter benötigt wird, und die Unterdrückung erzeugt ihrerseits neue Angst mit einem daraus folgenden Beruhigungsbedürfnis, und daraus stammt wieder ein verstärkter Trieb, sich an den anderen anzuklammern. So erzeugt die gefühlsmäßige Abhängigkeit in bestimmten Neurotikern eine sehr realistische und sogar berechtigte Furcht davor, daß ihr Leben ruiniert sei. Wenn diese Furcht sehr stark ist, so können sie versuchen, sich gegen diese Abhängigkeit dadurch zu schützen, daß sie mit niemandem mehr in nähere Berührung kommen.

Manchmal ändert sich die Haltung gegen die Abhängigkeit in einem Menschen. Nachdem er durch eines oder mehrere Erlebnisse dieser Art hindurchgegangen ist, kann er sich blind gegen alles wehren, das auch nur im entferntesten wie Abhängigkeit aussieht. Zum Beispiel entwickelte ein junges Mädchen, das durch verschiedene Liebesverhältnisse hindurchgegangen war, die alle mit einer hoffnungslosen Abhängigkeit von dem betreffenden Mann endeten, eine distanzierte Haltung gegen alle Männer und wollte nichts anderes, als sie sich unterwürfig zu machen, ohne dabei gefühlsmäßig irgenwie beteiligt zu sein.

Diese Vorgänge kommen auch in der Haltung des Patienten während der Analyse zum Vorschein. Es liegt in seinem eigenen Interesse, die Stunde dazu zu benutzen, ein wachsendes Verständnis zu gewinnen, doch wird er oft sein eigenes Interesse ignorieren, indem er den Versuch macht, dem Analytiker zu gefallen und sein Interesse und seine Billigung zu gewinnen. Auch wenn triftige Gründe dafür vorhanden sind, schnell voranzukommen — entweder weil er wirklich leidet oder weil er für die Analyse große Opfer zu bringen hat oder weil ihm nur beschränkte Zeit dafür zur Verfügung steht —, scheinen ihm diese Faktoren zuzeiten völlig unwichtig zu sein. Er kann sich stundenlang in ausführlichen Erzählungen ergehen, nur um den Analytiker zu zustimmenden Reaktionen zu veranlassen, oder er wird versuchen, jede Stunde für den Analytiker interessant zu gestalten, ihn zu unterhalten und seine Bewunderung für ihn zu äußern. Das kann so weit gehen, daß auch die Assoziationen des Patienten, ja sogar seine Träume, von dem Wunsch bestimmt werden, den Analytiker zu interessieren. Oder er kann sich in den Analytiker verlieben und glauben, daß ihm nur an dessen Liebe gelegen sei, und er wird versuchen, ihn von der Echtheit seiner Gefühle zu überzeugen. Auch hier zeigt sich die Wahllosigkeit wieder, es sei denn, man vermutet, daß jeder Analytiker ein Vorbild menschlicher Werte sei oder daß er vollkommen der persönlichen Erwartung jedes einzelnen seiner Patienten entspräche. Sicherlich kann der Analytiker ein Mensch sein, den der Patient in jedem Fall lieben würde, aber noch nicht einmal dies würde ein ausreichender Grund für das Maß an gefühlsmäßiger Wichtigkeit sein, die der Analytiker für den Patienten erhält.

Man denkt gewöhnlich an dieses Phänomen, wenn man von »Übertragung« spricht. Jedoch ist der Ausdruck nicht ganz korrekt, weil eine Übertragung sich auf die Gesamtsumme der irrationalen Reaktionen des Patienten gegen den Analytiker beziehen würde und nicht auf seine gefühlsmäßige Abhängigkeit allein. Es handelt sich hier nicht so sehr um das Problem, weshalb diese Abhängigkeit sich in der Analyse vollzieht, da Menschen, die einen solchen Schutz benötigen, sich an jeden Arzt, sozialen Fürsorger, Freund oder jedes Familienmitglied hängen, sondern weshalb sie auch so besonders stark ist und so häufig vorkommt. Die Antwort ist relativ einfach: Analysieren bedeutet unter anderem auch das Arbeiten an den Schutzmaßnahmen, die gegen die Angst errichtet wurden, womit die dahinter lauernde Angst aufgestört wird. Diese vermehrte Angst ist der Grund dafür, daß der Patient sich in der einen oder anderen Weise so stark an den Analytiker hängt.

Hier finden wir wiederum einen Unterschied gegenüber dem Liebesbedürfnis des Kindes: Das Kind braucht mehr Liebe und Hilfe als der Erwachsene, weil es hilfloser ist, doch sind in seiner Haltung keine zwangsmäßigen Faktoren enthalten. Nur ein bereits ängstlich gewordenes Kind wird sich an die mütterlichen Schürzenbänder klammern.

Ein weiteres Merkmal des neurotischen Liebesbedürfnisses, das ebenfalls völlig verschieden von dem Bedürfnis eines Kindes ist, ist seine Unersättlichkeit. Sicherlich kann auch ein Kind einem zusetzen, ausschließliche Aufmerksamkeit und endlose Liebesbezeugungen beanspruchen, aber in einem solchen Fall handelt es sich um ein neurotisches Kind. Ein gesundes Kind, das in einer warmen und verläßlichen Atmosphäre aufgewachsen ist, empfindet es als selbstverständlich, daß man es gernhat, und verlangt nicht dauernd einen Beweis dafür, sondern ist damit zufrieden, die im Augenblick benötigte Hilfe zu finden.

Die Unersättlichkeit des Neurotikers kann sich in Form eines allgemeinen Charakterzuges als Habgier äußern, was sich in Essensgewohnheiten, beim Einkaufen, an der Art, wie er sich Schaufenster betrachtet, und in seiner allgemeinen Ungeduld zeigt. Diese Habgier kann meist unterdrückt sein und dann ganz plötzlich zum Ausbruch kommen, wie wenn etwa ein Mensch, der gewöhnlich in der Anschaffung seiner Bekleidung bescheiden ist, in einem Zustand von Angst plötzlich vier neue Mäntel kaufen würde. Sie kann sich in einer Art liebenswürdigen Schmarotzertums oder in der aggressiveren Form von Ausbeuterei zeigen.

Habgier mit all ihren Abwandlungen und zusätzlichen Hemmungen wird als eine »orale« Haltung bezeichnet und wurde als solche in der analytischen Literatur hinreichend beschrieben. Während die dieser Terminologie zugrunde liegenden theoretischen Ansichten insofern von Wert waren, als sie es ermöglichen, bisher isolierte Züge in Syndrome zu vereinigen, ist die Voraussetzung, daß all diese Züge in oralen Sensationen und Wünschen ihren Ursprung haben, zweifelhaft. Sie gründet sich auf die gültige Beobachtung, daß Habgier des öfteren ihren Ausdruck in einem Verlangen nach Nahrung und in Essensgewohnheiten findet und ebenso in Träumen, die die gleichen Tendenzen in einer primitiven Form offenbaren können, wie sich dies zum Beispiel in kannibalistischen Träumen äußert. Doch beweisen diese Phänomene nicht, daß wir es hier mit ursprünglichen und wesentlich oralen Bedürfnissen zu tun haben. Es scheint mir daher richtiger zu sein, anzunehmen, daß Essen in der Regel lediglich das zugänglichste Mittel zur Befriedigung habgieriger Gelüste ist, ganz gleich woher diese Gelüste stammen, genauso wie in Träumen Essen das konkreteste und primitivste Symbol für den Ausdruck eines unstillbaren Verlangens ist.

Die Annahme, daß die »oralen« Wünsche oder Haltungen libidinösen Charakter haben, bedarf ebenfalls eines substanzielleren Beweises. Zweifellos kann sich eine habgierige Haltung auf sexuellem Gebiet äußern, sowohl in Form tatsächlicher sexueller Unersättlichkeit als auch in Träumen, die den Geschlechtsverkehr in Form von Schlucken oder Beißen identifizieren. Doch äußert sie sich genauso in einem Bedürfnis danach, sich Geld oder Kleider anzueignen, oder in dem ehrgeizigen Streben nach Anerkennung. Alles, was zugunsten der Annahme einer libidinösen Haltung gesagt werden kann, ist, daß die leidenschaftliche Intensität der Habgier Ähnlichkeit mit dem Geschlechtstrieb hat. Wenn man nicht annimmt, daß jede leidenschaftliche Bestrebung libidinös sei, muß jedoch noch bewiesen werden, daß die Habgier als solche ein sexueller — prägenitaler — Trieb ist.

Das Problem der Habgier ist kompliziert und noch immer nicht gelöst. Es ist ebenso wie die zwangsmäßige Haltung ganz entschieden von der Angst stimuliert. Die Tatsache, daß Habgier durch die Angst bedingt wird, kann ziemlich deutlich zu sehen sein, wie das zum Beispiel häufig der Fall ist bei übertriebenem Masturbieren oder übertriebenem Essen. Die Verbindung zwischen diesen beiden Dingen kann auch durch die Tatsache bewiesen werden, daß die Habgier sich verringern oder verschwinden kann, sobald der Betreffende sich in irgendeiner Form durch Liebe, Erfolg oder eine konstruktive Arbeit gesichert fühlt. Zum Beispiel kann das Gefühl, geliebt zu sein, ganz plötzlich die Intensität eines zwangsmäßigen Kaufdranges reduzieren. Ein junges Mädchen, das sich auf jede Mahlzeit mit unverhohlener Gier freute, vergaß Hunger und Mahlzeit völlig, sobald sie anfing, Kleider zu entwerfen, eine Beschäftigung, die ihr große Freude bereitete. Andererseits kann die Habgier auftauchen oder sich verstärken, sobald sich die Feindseligkeit oder die Angst steigert; ein Mensch kann einen Zwang danach verspüren, wahllos einzukaufen, wenn er eine gefürchtete Leistung vor sich hat, oder er wird voller Gier anfangen zu essen, wenn er sich in irgendeiner Form verschmäht fühlt.

Jedoch gibt es viele Menschen, die Angst haben und dennoch keine Habgier entwickeln, eine Tatsache, die darauf hinweist, daß dabei noch andere spezielle Faktoren im Spiel sind. Alles, was halbwegs mit Sicherheit über diese Faktoren gesagt werden kann, ist, daß habgierige Menschen ihrer Fähigkeit, selbständig etwas produzieren zu können, mißtrauen und sich daher zur Erfüllung ihrer Bedürfnisse auf die Außenwelt verlassen müssen; doch sind sie der Ansicht, daß keiner ihnen irgend etwas gönne. Dieselben Neurotiker, die in ihrem Liebesbedürfnis unersättlich sind, zeigen die gleiche Habgier auch in bezug auf materielle Dinge, auf zeitliche oder geldliche Opfer, praktische Ratschläge in konkreten Fällen, tätige Hilfe in Schwierigkeiten, Geschenke, Informationen oder sexuelle Befriedigung. In einigen Fällen enthüllen diese Bedürfnisse den definitiven Wunsch nach Liebesbeweisen; in anderen jedoch ist diese Erklärung nicht überzeugend. In diesen letzteren Fällen gewinnt man den Eindruck, daß der Neurotiker lediglich etwas haben möchte, mit oder ohne Liebe, und daß das Liebesverlangen, wenn es überhaupt vorhanden ist, lediglich ein Deckmantel für die Erpressung gewisser greifbarer Vergünstigungen oder Vorteile ist.

Diese Beobachtungen legen die Vermutung nahe, daß vielleicht die Grundlage für dieses Phänomen eine allgemeine Habsucht nach materiellen Dingen sei, und das Liebesbedürfnis lediglich einer der Wege, diese Ziele zu erlangen. Es gibt auf diese Frage keine allgemeine Antwort. Das heftige Verlangen nach Besitz ist, wie wir später sehen werden, eines der fundamentalen Verteidigungsmittel gegen die Angst. Doch zeigt die Erfahrung auch, daß in gewissen Fällen das Liebesbedürfnis, wenn es auch eine allgemeingültige Schutzmaßnahme ist, so tief unterdrückt wird, daß es nicht an die Oberfläche kommt. An seine Stelle kann dann die Gier nach materiellen Dingen — entweder für immer oder vorübergehend — treten.

In bezug auf die Frage nach der Rolle der Liebe können ganz allgemein drei neurotische Typen unterschieden werden. In der ersten Gruppe besteht kein Zweifel darüber, daß diese Menschen heftig nach Liebe begehren, wie auch immer sie sich äußert und auf welche Weise sie sie erlangen können.

Diejenigen, die zu der zweiten Gruppe gehören, bemühen sich um Liebe, doch wenn ihnen dies in bezug auf einen bestimmten Menschen mißlingt — und gewöhnlich bleibt ein solches Mißlingen nicht aus —, bemühen sie sich nicht sofort um einen anderen Menschen, sondern ziehen sich völlig von der Welt zurück. Statt zu versuchen, eine Beziehung zu irgendeinem Menschen herzustellen, hängen sie sich an Gegenstände, es treibt sie dazu zu essen, einzukaufen, zu lesen oder ganz allgemein irgend etwas zu bekommen. Eine solche Veränderung kann manchmal groteske Formen annehmen, wie etwa bei Menschen, die nach dem Mißlingen einer Liebesaffäre zwangsläufig zu essen anfangen und innerhalb kurzer Zeit zwanzig oder dreißig Pfund zunehmen; sobald sie eine neue Liebesbeziehung haben, verlieren sie dieses Übergewicht wieder, und wenn die Sache wieder danebengeht, so nehmen sie wieder zu. Manchmal kann man das gleiche Verhalten bei Patienten beobachten; nach einer heftigen Enttäuschung durch den Analytiker fangen sie zwangsmäßig an zu essen und nehmen derart zu, daß sie kaum mehr zu erkennen sind, doch nehmen sie wieder ab, sobald das gute Verhältnis wiederhergestellt ist. Eine solche Gier nach Nahrung kann auch unterdrückt werden, und dann kann sie sich in einem Verlust des Appetits oder in irgendeiner Magenverstimmung äußern. Die persönlichen Beziehungen sind bei dieser Gruppe viel tiefgehender gestört als in der ersten. Sie verlangen noch immer nach Liebe, wagen es auch noch immer, sich darum zu bemühen, aber jede Enttäuschung kann den Faden, der sie an andere bindet, zum Reißen bringen.

Die dritte Gruppe wurde so schwer und so früh getroffen, daß sich in ihrer bewußten Haltung ein tiefer Unglaube an jegliche Form von Liebe offenbart. Ihre Angst sitzt so tief, daß sie schon zufrieden sind, wenn ihnen kein wirklicher Harm zugefügt wird. Sie können sich eine zynische und höhnische Haltung gegen die Liebe zulegen und ziehen es vor, ihre greifbaren Wünsche in bezug auf materielle Hilfe, auf Ratschläge oder sexuelle Bedürfnisse erfüllt zu sehen. Erst nachdem ein großer Teil ihrer Angst sich verflüchtigt hat, sind sie fähig, sich nach Liebe zu sehnen und sie zu würdigen.

Die verschiedenen Haltungen in diesen drei Gruppen können folgendermaßen zusammengefaßt werden: Unersättlichkeit in bezug auf Liebe; Liebesbedürfnisse, die mit einer allgemeinen Habgier abwechseln; kein offenkundiges Liebesbedürfnis, dahingegen allgemeine Habgier. Jede Gruppe zeigt sowohl zunehmende Angst als auch zunehmende Feindseligkeit.

Wenn wir nun den Faden unserer Betrachtung wieder aufnehmen wollen, müssen wir zunächst die speziellen Wege betrachten, in denen sich die Unersättlichkeit in bezug auf Liebe offenbart. Die hauptsächlichsten Äußerungen bestehen in Eifersucht und der Forderung nach bedingungsloser Liebe.

Neurotische Eifersucht steht — ungleich der normalen Eifersucht, die eine angebrachte Reaktion auf die Gefahr, den anderen zu verlieren, sein kann — ganz und gar in keinem Verhältnis zu der wirklichen Gefahr. Sie wird von einer ständigen Furcht vor dem Verlust des Besitzes oder der Liebe eines Menschen diktiert; infolgedessen wird jedes andere Interesse, das dieser Mensch haben kann, zu einer potentiellen Gefahr. Die Art der Eifersucht kann in jeder menschlichen Beziehung in Erscheinung treten — seitens der Eltern ihren Kindern gegenüber, wenn diese eigene Freunde haben wollen oder sich zu verheiraten wünschen; seitens der Kinder ihren Eltern gegenüber; zwischen Ehepartnern, kurz, in jeder Liebesbeziehung. Die Beziehung zu dem Analytiker ist keine Ausnahme. Sie offenbart sich hier in einer heftigen Empfindlichkeit darüber, daß der Analytiker auch andere Patienten sieht, ja sogar bei der bloßen Erwähnung eines anderen Patienten. Das Motto ist hier: »Du mußt ausschließlich mich lieben.« Der Patient kann sagen: »Ich erkenne es, daß du mich freundlich behandelst, da du aber wahrscheinlich andere genauso freundlich behandelst, so zählt deine Freundlichkeit mir gegenüber gar nicht.« Zuneigung oder Interesse, die mit anderen Menschen geteilt werden müssen, verlieren sofort jeglichen Wert.

Übermäßig große Eifersucht wird oft mit einer in der Kindheit erlebten Eifersucht auf Geschwister oder eines der Eltern erklärt. Rivalentum zwischen Geschwistern, wie dies oft zwischen gesunden

Kindern vorkommt, oder Eifersucht gegen ein neugeborenes Baby verschwinden oft spurlos, sobald das betreffende Kind sich sicher fühlt, daß es nichts von der ihm bisher zuteil gewordenen Liebe und Aufmerksamkeit verliert. Nach meiner Erfahrung ist an einer solchen in der Kindheit vorgekommenen und niemals überwundenen übermäßigen Eifersucht ein neurotischer Zustand des Kindes schuld, der dem oben beschriebenen Zustand eines Erwachsenen gleicht. In dem Kind bestand bereits ein unersättliches Liebesbedürfnis, das aus der Grundangst erwachsen war. In der psychoanalytischen Literatur wird die Beziehung zwischen der Eifersucht des Kindes und der des Erwachsenen oft mißverständlich ausgedrückt insofern, als die Eifersucht des Erwachsenen eine »Wiederholung« derjenigen des Kindes genannt wird. Wenn das bedeuten soll, daß eine erwachsene Frau deshalb auf ihren Mann eifersüchtig ist, weil sie genauso eifersüchtig auf ihre Mutter war, so scheint mir diese Behauptung nicht haltbar. Die gesteigerte Eifersucht, die wir in der Beziehung eines Kindes zu seinen Eltern oder Geschwistern finden, ist nicht der Hauptgrund für die spätere Eifersucht, doch stammen beide aus derselben Quelle.

Ein Ausdruck von unstillbarem Liebesbedürfnis, der vielleicht noch stärker ist als die Eifersucht, ist das Verlangen nach bedingungsloser Liebe. Die Form, in der dieses Verlangen sich am häufigsten im Bewußtsein äußert, ist folgende: »Ich möchte für das geliebt werden, was ich bin, und für das, was ich tue.« So weit können wir diesen Wunsch nicht als etwas Ungewöhnliches ansehen. Sicherlich ist das Bedürfnis, um unserer selbst willen geliebt zu werden, keinem von uns fremd. Jedoch ist der neurotische Wunsch nach bedingungsloser Liebe viel umfassender als ein normaler Wunsch und in seiner extremen Form unmöglich zu erfüllen. Er ist wörtlich die Forderung nach einer Liebe, die weder Bedingungen stellt noch Vorbehalte kennt.

Dieses Verlangen umschließt zunächst den Wunsch, geliebt zu werden, ohne daß man sich darum besonders zu bemühen habe. Dieser Wunsch ist notwendig als eine Sicherung, weil dem Neurotiker insgeheim die Tatsache bewußt ist, daß er voller Feindseligkeit ist und übermäßige Ansprüche stellt, weshalb er eine verständliche und angemessene Furcht davor hat, daß der andere sich zurückziehen oder ärgerlich und rachsüchtig werden könnte, sobald die Feindseligkeit zum Vorschein käme. Ein Patient dieses Typs wird die Meinung äußern, es sei sehr leicht und bedeute gar nichts, jemanden zu lieben, der liebenswert sei, aber wahre Liebe müsse den Beweis dafür erbringen, daß sie imstande sei, jede Art von widrigem Benehmen zu ertragen. Jede Kritik wird als ein Liebesentzug empfunden. Im Verlauf der Analyse kann sein Ärger durch die bloße Andeutung erregt werden, daß er sich in einigen Dingen ändern müsse; auch wenn dies schließlich der Zweck einer Analyse ist, empfindet er dennoch jede derartige Andeutung als Vereitelung seines Liebesbedürfnisses. Zweitens steckt in dem neurotischen Verlangen nach bedingungsloser Liebe der Wunsch, ohne irgendwelche Gegenliebe geliebt zu werden. Dieser Wunsch ist nötig, da der Neurotiker spürt, daß er keine Wärme empfinden oder Liebe geben kann und auch nicht dazu bereit ist, dies zu tun.

Seine Forderung enthält drittens auch den Wunsch, geliebt zu werden, ohne daß dem anderen daraus ein Vorteil entstünde. Dieser Wunsch ist nötig, weil irgendein aus einer solchen Situation entstehender Vorteil oder eine Befriedigung auf der Stelle den Verdacht des Neurotikers erwecken würde, der andere liebe ihn nur aus Gründen dieses Vorteils oder dieser Befriedigung. In sexuellen Beziehungen werden derartige Typen dem Partner die Befriedigung, die er in der Situation erlangt, mißgönnen, denn sie denken, sie würden lediglich der daraus zu erzielenden Befriedigung wegen geliebt. In der Analyse verübeln solche Patienten dem Analytiker die Genugtuung, die ihm aus der Tatsache, ihnen helfen zu können, erwächst. Entweder werden sie versuchen, die ihnen zuteil gewordene Hilfe zu verkleinern, oder, wenn sie sie auch verstandesmäßig anerkennen müssen, können sie dennoch nicht dankbar dafür sein. Sie werden vielmehr dazu neigen, jede Besserung auf eine andere Ursache zu schieben, auf eine Medizin, die sie eingenommen haben, oder auf die Bemerkung eines Freundes. Selbstverständlich sind sie auch über das Honorar, das sie zu zahlen haben, böse. Während sie mit ihrem Verstand einsehen, daß das Honorar ein Entgelt für Zeit, Energie und Wissen ist, werden sie gefühlsmäßig das Bezahlen eines Honorars als einen Beweis dafür ansehen, daß sich der Analytiker nicht für sie interessiert. Menschen dieser Art sind gewöhnlich auch unbeholfen im Geschenkemachen, da Geschenke sie unsicher darüber machen, ob man sie liebe.

Das Verlangen nach bedingungsloser Liebe umfaßt schließlich auch noch den Wunsch, unter Opfern geliebt zu werden. Nur wenn der andere alles für den Neurotiker opfert, kann dieser wirklich sicher sein, daher häufig diese Opfer. Ein anderer wirkungsvoller Grund dafür, seine Ansprüche nicht als solche zu erkennen, liegt darin, daß es schwer ist, sie aufzugeben, wenn sie erst einmal aufgetreten sind; und wenn man erst einmal erkennt, wie irrational sie sind, so hat man schon den ersten Schritt dazu getan, sie aufzugeben. Sie wurzeln, abgesehen von den bereits erwähnten Ursachen, in der tiefen Überzeugung des Neurotikers, daß er nicht von seinen eigenen Mitteln leben kann, daß ihm alles, was er braucht, gegeben werden muß und daß die ganze Verantwortung für sein Leben auf anderen und nicht auf ihm selbst ruht. Daher setzt das Aufgeben seiner Forderung nach bedingungsloser Liebe eine Änderung seiner gesamten Lebenshaltung voraus.

Alle Merkmale des neurotischen Liebesbedürfnisses enthalten die gemeinsame Tatsache, daß des Neurotikers eigene miteinander in Konflikt liegende Tendenzen ihm den Weg zu der Liebe, die er braucht, versperren. Welches aber sind dann seine Reaktionen auf eine nur teilweise Erfüllung seiner Forderungen oder auf eine völlige Ablehnung?

Wege, sich Liebe zu verschaffen, und Empfindlichkeit gegen Ablehnung

Wenn wir uns überlegen, wie sehr neurotische Menschen Liebe brauchen und wie schwer es für sie ist, sie zu gewinnen, so sollte man annehmen, daß sie gefühlsmäßig am besten in einer gemäßigten Temperatur gedeihen würden. Doch hier beginnt eine neue Komplikation: Sie sind gleichzeitig jeder noch so leichten Ablehnung oder Zurücksetzung gegenüber peinlich empfindlich. Und wenn auch eine gemäßigte Atmosphäre in einer Hinsicht beruhigend ist, wird sie doch andererseits als Zurücksetzung empfunden.

Es ist schwer, das Maß ihrer Empfindlichkeit gegen Ablehnung zu beschreiben. Die Änderung einer Verabredung, Wartenmüssen, das Unterbleiben einer sofortigen Reaktion, Meinungsverschiedenheiten, das Nicht-Eingehen auf einen ihrer Wünsche, kurz, jede ihren eigenen Vorstellungen nicht entsprechende Forderung wird als Zurückweisung empfunden. Und diese Zurückweisung ruft nicht nur ihre Grundangst zurück, sie wird auch als Demütigung angesehen. Ich werde später noch erklären, weshalb sie als Demütigung empfunden wird. Weil eine Abweisung zugleich auch eine Demütigung enthält, erregt sie eine ungeheure Wut, die sich offen äußern kann; zum Beispiel wurde ein Mädchen, deren Katze auf ihre Zärtlichkeiten nicht reagierte, so wütend, daß sie die Katze gegen die Wand schmiß. Wenn solche Menschen auf einen anderen warten müssen, legen sie dies so aus, daß man sie für so unwichtig hält, daß man ihretwegen nicht pünktlich zu sein brauche; und dies kann einen Ausbruch von Feindseligkeit hervorrufen oder ein völliges Zurücknehmen sämtlicher Gefühle zur Folge haben, so daß sie kalt und teilnahmslos werden, auch wenn sie sich noch ein paar Minuten vorher ehrlich auf diese Begegnung gefreut haben.

Öfter noch bleibt der Zusammenhang zwischen dem Gefühl des Zurückgestoßenseins und dem Gefühl der Irritierung im Unbewußten. Dies geschieht um so eher, als die Zurückweisung so leicht gewesen sein kann, daß sie einem bewußten Gewahrwerden entgangen ist. Dann wird sich ein Mensch irritiert fühlen oder trotzig und rachsüchtig werden oder plötzlich Müdigkeit und Depression verspüren oder Kopfweh haben, ohne die geringste Ahnung davon, warum das so ist. Außerdem kann die feindselige Reaktion nicht nur auf eine wirkliche oder vermutete, sondern sogar auf eine vorweggenommene Ablehnung erfolgen. So kann der Betreffende eine Frage in einem ärgerlichen Ton stellen, weil er innerlich bereits eine Ablehnung voraussieht. Er kann davon absehen, seiner Geliebten Blumen zu senden, weil er vorauszusehen glaubt, sie vermute hinterhältige Motive in einem solchen Geschenk. Aus demselben Grund kann er große Angst davor haben, positive Gefühle zum Ausdruck zu bringen, eine Zuneigung, Dankbarkeit oder Anerkennung, und auf diese Weise sich selbst sowohl als anderen gegenüber kälter und abgebrühter erscheinen, als er wirklich ist. Oder er kann sich über Frauen lustig machen und sich auf diese Weise für eine vorweggenommene Ablehnung rächen.

Die Furcht vor Ablehnung kann, wenn sie stark entwickelt ist, einen Menschen dahin bringen, jede Möglichkeit, sich einer Weigerung auszusetzen, zu vermeiden. Dieses Vermeiden kann sich von einer Bitte um Feuer beim Kaufen von Zigaretten bis zu der Weigerung, sich um eine Stelle zu bemühen, erstrecken. Menschen, die vor jeder eventuellen Ablehnung Angst haben, werden es vermeiden, sich dem Mann oder der Frau, die sie lieben, zu nähern, solange sie nicht absolut sicher sind, nicht auf Ablehnung zu stoßen. Männer dieser Art haben gewöhnlich einen Widerwillen dagegen, ein Mädchen um einen Tanz zu bitten, weil sie befürchten, daß das Mädchen nur aus Gründen der Höflichkeit zusage; und sie glauben, Frauen hätten es in dieser Hinsicht viel besser, weil sie nicht die Initiative zu ergreifen brauchen.

Mit anderen Worten: Die Furcht vor einer Zurückweisung kann zu einer Reihe schwerer Hemmungen führen, die in die Kategorie der Schüchternheit gehören. Die Schüchternheit dient als Verteidigung gegen die Möglichkeit, sich einer Abweisung auszusetzen. Die Überzeugung, nicht liebenswert zu sein, wird gleichfalls als Verteidigung benutzt. Es ist, als sagten Menschen dieses Typs zu sich selbst: »Die Menschen mögen mich ohnehin nicht, da bleibe ich besser in meiner Ecke stehen und schütze mich auf diese Weise vor jeder möglichen Abweisung.« Somit ist die Furcht vor dem Zurückgestoßenwerden ein schweres Hindernis für den Wunsch nach Liebe, weil sie einen Menschen davon abhält, es andere fühlen oder wissen zu lassen, daß er froh darüber wäre, wenn sie ihm Beachtung schenkten. Darüber hinaus trägt die aus dem Gefühl der Ablehnung entstandene Feindseligkeit erheblich dazu bei, daß die Angst stets wachgehalten, wenn nicht sogar verstärkt wird. Dies ist ein wichtiger Faktor bei der Entstehung eines »circulus vitiosus«, dem zu entfliehen schwer ist.

Dieser circulus vitiosus, der aus den mannigfaltigen komplizierten Faktoren des neurotischen Liebesbedürfnisses stammt, kann in groben Umrissen folgendermaßen schematisiert werden: Angst; übertriebenes Liebesbedürfnis mit dem Verlangen nach ausschließlicher und bedingungsloser Liebe; ein Gefühl der Zurücksetzung, sobald diese Forderungen nicht erfüllt werden; intensive feindselige Reaktion auf die Zurücksetzung; Bedürfnis, die Feindseligkeit zu unterdrücken aus Furcht vor dem Liebesverlust; Spannung infolge einer unklaren allgemeinen Wut; verstärkte Angst, verstärktes Bedürfnis nach Sicherheit .... So erzeugen dieselben Mittel, die dazu dienen, die Angst zu beschwichtigen, ihrerseits neue Feindseligkeit und neue Angst.

Das Entstehen des circulus vitiosus ist nicht nur in dem hier besprochenen Zusammenhang typisch; es ist ganz allgemein einer der wichtigsten Prozesse in Neurosen. Jede Schutzmaßnahme kann über ihre beruhigende Eigenschaft hinaus neue Angst erzeugen. Ein Mensch kann anfangen zu trinken, um seine Angst zu beschwichtigen, und danach von der Furcht ergriffen werden, daß auch das Trinken ihm schaden könne. Oder er kann, um seine Angst loszuwerden, masturbieren und dann befürchten, daß ihn das Masturbieren krank machen könne. Oder er wird sich einer Behandlung seiner Angst unterziehen und wird bald besorgt darüber sein, daß die Behandlung ihm schaden könnte. Das Entstehen eines circulus vitiosus ist der Hauptgrund dafür, daß schwere Neurosen sich stets verschlimmern müssen, auch wenn die äußeren Bedingungen sich nicht ändern. Das Aufdecken eines solchen circulus vitiosus mit allen seinen erschwerenden Umständen ist eine der wichtigsten Aufgaben der Psychoanalyse. Der Neurotiker selber kann sie nicht begreifen. Er bemerkt nur das Resultat, das in dem Gefühl besteht, in einer hoffnungslosen Situation gefangen zu sein. Dieses Gefühl, gefangen zu sein, ist seine Reaktion auf Verstrickungen, die er nicht entwirren kann. Jeder Weg, der herauszuführen scheint, treibt ihn wieder in neue Gefahren.

Es erhebt sich die Frage, welche Wege dem Neurotiker offenstehen, trotz aller inneren Schwierigkeiten die Liebe zu gewinnen, deren er so dringend bedarf. In Wirklichkeit müssen hier zwei Probleme gelöst werden: 1. wie die notwendige Liebe erlangt werden kann; 2. wie die Forderung danach vor sich selbst und vor anderen zu rechtfertigen ist. Wir können die verschiedenen möglichen Mittel, Liebe zu gewinnen, ganz allgemein wie folgt beschreiben: eine

Art Bestechung durch Liebe oder durch Gefälligkeiten; Berufung auf Mitleid; Berufung auf Gerechtigkeit; und endlich Drohungen. Selbstverständlich ist eine solche Klassifikation wie jedes derartige Aufzählen psychologischer Faktoren keineswegs strikt kategorisch, sondern lediglich ein Hinweis auf allgemeine Züge. Diese verschiedenen Mittel schließen sich nicht gegenseitig aus. Mehrere können gleichzeitig oder abwechselnd angewandt werden, was von der Situation sowohl als von der gesamten Charakterstruktur abhängt und auch von dem Grad der Feindseligkeit. De facto entspricht die Reihenfolge, in der diese vier Mittel zur Gewinnung von Liebe aufgezählt sind, einem gesteigerten Maß von Feindseligkeit.

Wenn ein Neurotiker versucht, Liebe durch Bestechung zu erlangen, so könnte sein Motto folgendermaßen lauten: »Ich liebe dich innig; darum solltest du mich auch lieben und mir zuliebe alles andere aufgeben.« Die Tatsache, daß in unserer Kultur derartige Taktiken häufiger von Frauen als von Männern angewandt werden, ist ein Resultat der Bedingungen, unter denen die Frauen gelebt haben. Jahrhundertelang war die Liebe nicht nur die besondere Domäne im Leben der Frauen, sie war de facto der einzige oder doch hauptsächliche Zugang zu der Möglichkeit, sich das, wonach sie begehrten, zu verschaffen. Während die Männer in der Überzeugung aufwuchsen, daß sie etwas im Leben zu leisten hätten, wenn sie es zu etwas bringen wollten, waren sich die Frauen darüber klar, daß sie durch Liebe, und nur durch die Liebe Glück, Sicherheit und Ansehen erreichen könnten. Dieser Unterschied in der kulturellen Position hatte einen ungeheuren Einfluß auf die seelische Entwicklung von Männern und Frauen. Es wäre nicht angebracht, diesen Einfluß hier näher zu erörtern, doch ist eine seiner Folgeerscheinungen die, daß in Neurosen Frauen viel häufiger als Männer die Liebe als ein strategisches Mittel benutzen. Und gleichzeitig dient die subjektive Überzeugung, zu lieben, als Rechtfertigung dafür, Ansprüche zu stellen.

Menschen dieses Typs sind in der speziellen Gefahr, in ihren Liebesbeziehungen einer peinlichen Abhängigkeit zu verfallen. Angenommen, eine Frau mit einem neurotischen Liebesbedürfnis hängt sich an einen Mann des gleichen Typs, der sich jedoch bei ihrer Annäherung zurückzieht; die Frau reagiert auf eine derartige Ablehnung mit intensiver Feindseligkeit, die sie indessen aus Angst, ihn zu verlieren, unterdrückt. Wenn sie den Versuch macht, sich selbst zurückzuziehen, wird er seinerseits wieder anfangen, sich um ihre Gunst zu bemühen. Sie unterdrückt dann nicht nur ihre Feindseligkeit, sondern verbirgt sie unter einer verdoppelten Ergebenheit. Dies führt zu einer erneuten Abweisung, auf die sie genauso, mit womöglich noch größerer Liebe reagieren wird. Auf diese

Weise wird sie schließlich davon überzeugt werden, sie sei von einer unüberwindlichen »Großen Leidenschaft« besessen.

Ein anderes Mittel, das als eine Art Bestechung betrachtet werden kann, ist der Versuch, Liebe zu gewinnen durch das Verständnis für einen Menschen, durch Hilfe, die man ihm in seiner geistigen oder beruflichen Entwicklung zuteil werden läßt, durch die Behebung seiner Schwierigkeiten, usw. Diese Taktik wird ganz allgemein sowohl von Frauen wie von Männern angewandt.

Ein zweiter Weg, sich Liebe zu verschaffen, besteht in dem Appellieren an Mitleid. Der Neurotiker wird die anderen auf seine Hilflosigkeit aufmerksam machen, wobei sein Motto ist: »Du solltest mich lieben, denn ich leide und bin hilflos.« Gleichzeitig dient das Leiden als Begründung seiner Berechtigung dazu, übermäßige Anforderungen zu stellen.

Manchmal wird eine solche Anforderung ganz offen gestellt. Ein Patient wird behaupten, er sei kränker als jeder andere und habe deshalb ein besonderes Anrecht auf die Aufmerksamkeit des Analytikers. Er kann voller Verachtung auf andere Patienten sein, die äußerlich einen gesünderen Eindruck machen. Und er ärgert sich über andere Menschen, die mehr Erfolg in der Anwendung dieser Strategie haben.

Die Berufung auf das Mitleid kann mit mehr oder weniger großer Feindseligkeit vermischt sein. Der Neurotiker kann sich ganz einfach auf unsere Gutmütigkeit berufen oder er kann Begünstigungen durch radikalere Mittel erpressen, indem er sich in eine verhängnisvolle Situation einläßt, die uns dazu zwingt, ihm beizustehen. Jeder, der auf sozialem oder medizinischem Gebiet mit Neurotikern zu tun hat, kennt die Bedeutung einer solchen Strategie. Es besteht ein großer Unterschied zwischen dem Neurotiker, der seine fatale Lage auf natürliche Weise erklärt, und jenem, der versucht, durch eine dramatische Darstellung seiner Beschwerden Mitleid zu erregen. Wir können die gleichen Züge mit den gleichen Variationen in Kindern jeden Alters finden: Entweder wünscht das Kind über eine Beschwerde getröstet zu werden, oder es kann versuchen, sich Beachtung zu verschaffen, indem es unbewußt eine die Eltern in Schrecken versetzende Situation hervorruft, wie etwa eine Unfähigkeit, zu essen oder zu urinieren.

Wenn von der Berufung auf Mitleid Gebrauch gemacht wird, so setzt dies die Überzeugung einer Unfähigkeit voraus, Liebe auf andere Weise gewinnen zu können. Diese Überzeugung kann verstandesmäßig mit einem Zweifel an Liebe im allgemeinen erklärt werden, oder sie kann die Form eines Glaubens annehmen, daß in dieser besonderen Situation Liebe auf keine andere Weise erlangt werden könne.

Für das dritte Mittel, sich Liebe zu verschaffen — die Berufung auf Gerechtigkeit —, lautet das Motto folgendermaßen: »Ich habe dies und das für dich getan; was wirst du für mich tun?« In unserer Kultur werden Mütter des öfteren darauf hingewiesen, daß sie so viel für ihre Kinder getan haben, daß sie ein Anrecht auf unaufhörliche Ergebenheit hätten. Die Tatsache, daß man im Verlauf einer Liebesbeziehung einer Werbung nachgegeben hat, kann als Grundlage für Forderungen benutzt werden. Menschen dieses Typs sind oft überbereit, Dinge für andere zu tun, mit der heimlichen Erwartung, daß sie dann ihrerseits alles bekommen, was sie sich wünschen, und sie sind schwer enttäuscht, wenn die anderen nicht genauso bereitwillig sind, etwas für sie zu tun. Ich denke dabei nicht an bewußt berechnende Menschen, sondern an solche, denen eine bewußte Erwartung einer möglichen Belohnung völlig fremd ist. Ihre zwangsmäßige Großzügigkeit kann vielleicht zutreffender als eine Art magischer Handlung beschrieben werden. Sie tun anderen das, was sie von anderen getan haben möchten. Eine unverhältnismäßig schwere Enttäuschung deutet darauf hin, daß die Erwartung einer Gegengabe tatsächlich bestand. Manchmal wird sozusagen geistig Buch geführt, wobei der Betreffende sich selber einen unverhältnismäßig großen Kredit für völlig sinnlose Opfer gibt (wie etwa das Wachbleiben in der Nacht), jedoch verkleinern oder übersehen sie, was für sie getan wurde, und verfälschen auf diese Weise die Situation so völlig, daß sie sich für berechtigt halten, besondere Beachtung zu verlangen. Diese Haltung führt zu Rückwirkungen auf den Neurotiker selber, da er außerordentliche Angst davor bekommen kann, sich auf Verpflichtungen einzulassen. Er beurteilt andere ganz instinktiv nach sich selbst und fürchtet sich daher, von ihnen ausgenützt zu werden, wenn er einen Gefallen von ihnen annehmen würde.

Die Berufung auf Gerechtigkeit kann sich auch auf das begründen, was der Neurotiker, wenn er Gelegenheit dazu hätte, für andere zu tun bereit wäre. Er wird darauf hinweisen, wie liebevoll oder aufopfernd er sich in der Lage des anderen benehmen würde, und glaubt, seine Forderungen seien dadurch berechtigt, daß er von anderen niemals etwas verlangen würde, was er nicht selbst zu tun bereit ist. In Wirklichkeit ist die Psychologie einer derartigen Rechtfertigung viel komplizierter, als es der Neurotiker selber weiß. Das Bild, das er sich von seinen eigenen Eigenschaften macht, besteht hauptsächlich darin, daß er unbewußt für sich selbst eine Haltung beansprucht, die er von anderen verlangen würde. Jedoch ist dies keine völlige Täuschung, da er in Wirklichkeit gewisse selbstaufopfernde Tendenzen hat, die aus solchen Quellen stammen, wie etwa einen Mangel an Selbstbehauptung, seine Identifizierung mit den Unterdrückten und seine Tendenz, mit anderen ebenso nachsichtig zu sein, als er es sich von ihnen wünscht.

Die Feindseligkeit, die in der Berufung auf Gerechtigkeit enthalten sein kann, erscheint am deutlichsten, wenn die Forderungen aufgrund der Wiedergutmachung eines vermutlichen Unrechts gestellt werden. Das Motto heißt: »Du hast mich zum Leiden gebracht oder mir Schaden zugefügt, und deswegen bist du verpflichtet, mir zu helfen, für mich zu sorgen und mich zu unterstützen.« Diese Strategie entspricht derjenigen, die in traumatischen Neurosen angewandt wird. Ich selber habe keine Erfahrung mit traumatischen Neurosen, doch frage ich mich, ob nicht Menschen, die eine traumatische Neurose bekommen, in diese Kategorie gehören und ihre Verletzungen als Grundlage für Forderungen benutzen, die unter allen Umständen zu machen sie ohnehin geneigt waren.

Ich werde hier ein paar Beispiele anführen, die zeigen, wie ein Neurotiker Gefühle von Schuld oder einer Verpflichtung erzeugen kann, um damit seine eigenen Forderungen als gerecht erscheinen zu lassen. Eine Ehefrau wird krank als Reaktion auf eine Untreue ihres Mannes. Sie äußert keinen Vorwurf, empfindet ihn vielleicht noch nicht einmal bewußt, doch ist ihre Krankheit ein unausgesprochener, lebendiger Vorwurf, der darauf gerichtet ist, Schuldgefühle in dem Ehemann zu erzeugen und ihn willig zu machen; seine ganze Aufmerksamkeit nur noch ihr zu widmen.

Eine andere derartige Neurotikerin, eine Frau mit hysterischen und Zwangssymptomen, bestand manchmal darauf, ihren Schwestern in der Hausarbeit zu helfen. Nach ein oder zwei Tagen nahm sie es ihnen unbewußt bitter übel, daß ihre Hilfe akzeptiert worden war; sie mußte sich mit verstärkten Symptomen niederlegen und zwang auf diese Weise ihre Schwestern nicht nur dazu, ohne sie fertig zu werden, sondern lud ihnen durch ihre Pflege auch noch vermehrte Arbeit auf. Auch hier drückte die Verschlimmerung des Zustandes eine Anklage aus und führte zu dem Verlangen einer Wiedergutmachung seitens der anderen. Die gleiche Frau wurde einmal, als eine der Schwestern sie kritisierte, ohnmächtig, womit sie ihren Ärger über die Kritik demonstrierte und sich eine teilnahmsvolle Behandlung erzwang.

Eine meiner Patientinnen wurde zu einer bestimmten Periode ihrer Analyse kränker und kränker und entwickelte eine Phantasie, daß die Analyse sie zu einem Wrack machen und sie noch dazu ihres gesamten Vermögens berauben würde und daß ich daher zukünftig die Verpflichtung hätte, vollständig für sie zu sorgen. Derartige Reaktionen kommen in jeder Form von medizinischer Behandlung vor und werden oft von offenen Drohungen gegen den Arzt begleitet. In weniger schweren Fällen ereignet sich öfter folgendes: Der Zustand des Patienten zeigt eine deutliche Verschlechterung, sobald der Analytiker auf Ferien geht; direkt oder indirekt wird er behaupten, es sei die Schuld des Analytikers, daß es ihm schlechter gehe, und daher habe er einen besonderen Anspruch auf dessen Aufmerksamkeit. Dieses Beispiel kann leicht auf alltägliche Erfahrungen übertragen werden.

Wie diese Beispiele zeigen, können die Neurotiker bereit sein, den Preis für ihre Leiden zu zahlen — auch für intensives Leiden —, weil sie auf diese Weise imstande sind, Anklagen und Ansprüche zu äußern, ohne zu wissen, daß sie es tun, und es ihnen daher möglich ist, sich ihr Gefühl, im Recht zu sein, zu erhalten.

Wenn die Strategie zur Erlangung von Liebe in Drohungen besteht, dann kann ein Mensch damit drohen, sich oder dem anderen etwas anzutun. Er wird mit einem Akt der Verzweiflung drohen, wie etwa einen guten Namen zugrunde zu richten, oder mit einer Gewalttätigkeit gegen sich selbst oder den anderen. Selbstmorddrohungen oder auch Selbstmordversuche sind ein bekanntes Beispiel hierfür. Eine meiner Patientinnen eroberte sich auf diese Weise zwei Ehegatten hintereinander. Als der erste Mann den Eindruck in ihr erweckte, daß er im Begriff sei, sich von ihr zurückzuziehen, sprang sie an einer bevölkerten und gut sichtbaren Stelle der Stadt ins Wasser; als der zweite mit der Heirat zu zögern schien, öffnete sie zu einer Zeit, wo sie sicher sein konnte, daß man sie entdecken würde, den Gashahn. Sie hatte die offenkundige Absicht, zu demonstrieren, daß sie nicht ohne den betreffenden Mann leben könne.

Da ein Neurotiker durch seine Drohungen auf die Erfüllung seiner Wünsche hofft, wird er sie so lange nicht ausführen, als er noch die Hoffnung hat, sein Ziel zu erreichen. Wenn er diese Hoffnung verliert, so kann er sie unter dem Druck seiner Verzweiflung und Rachsucht ausführen.

Die Rolle der Sexualität im neurotischen Liebesbedürfnis

Das neurotische Liebesbedürfnis nimmt oft die Form einer sexuellen Betörtheit oder eines unersättlichen Hungers nach sexueller Befriedigung an. Im Hinblick auf diese Tatsache müssen wir die Frage stellen, ob nicht das ganze Phänomen des neurotischen Liebesbedürfnisses aus einem unbefriedigten Geschlechtsleben kommt und all das Sehnen nach Liebe, Anschluß, Billigung und Unterstützung nicht so sehr durch ein Bedürfnis nach Sicherheit als durch unbefriedigte Libido veranlaßt wurde.

Freud würde dazu neigen, es so anzusehen. Er sah, daß viele Neurotiker ängstlich darauf aus sind, sich an andere anzuschließen, und dazu neigen, sich an sie anzuklammern; und er beschrieb diese Haltung als das Resultat unbefriedigter Libido. Jedoch ist diese Auffassung auf bestimmten Voraussetzungen begründet, daß nämlich alle diejenigen Äußerungen, die in sich selbst nicht sexueller Art sind, wie etwa der Wunsch nach Rat, Anerkennung oder Unterstützung, Ausdrücke sexueller Bedürfnisse seien, die vermindert oder »sublimiert« wurden. Außerdem setzt sie noch voraus, daß Zärtlichkeit eine gehemmte oder »sublimierte« Äußerung von Geschlechtstrieben sei.

Doch sind derartige Voraussetzungen unbegründet. Der Zusammenhang zwischen Liebesempfindungen, Ausdrücken von Zärtlichkeit und Sexualität ist nicht so eng, wie wir manchmal annehmen. Anthropologen und Historiker sagen uns, daß die individuelle Liebe das Produkt kultureller Entwicklung sei. Briffault deutet an, daß die Sexualität näher mit Grausamkeit als mit Zärtlichkeit verwandt sei, wenn auch seine Darlegungen nicht ganz überzeugend sind. Aus den Beobachtungen, die man in unserer Kultur machen kann, wissen wir jedoch, daß es sowohl Sexualität ohne Liebe oder Zärtlichkeit als auch Liebe oder Zärtlichkeit ohne sexuelle Empfindungen geben kann. Zum Beispiel gibt es keinen Beweis dafür, daß die Zärtlichkeit zwischen Mutter und Kind sexueller Natur sei. Alles, was wir zu sehen vermögen, ist, daß sexuelle Elemente vorhanden sein können. Wir können viele Verbindungen zwischen Zärtlichkeit und Sexualität beobachten: Zärtlichkeit kann ein Vorläufer sexueller Empfindungen sein; man kann sexuelles Begehren haben, während man sich lediglich zärtlicher Gefühle bewußt ist, und sexuelles Begehren kann zärtliche Gefühle erregen oder sich in solche verwandeln. Während solche Übergänge von Zärtlichkeit zu Sexualität und umgekehrt entschieden auf eine nahe Beziehung zwischen beiden hinweisen, scheint es dennoch mehr angebracht, vorsichtiger zu sein und die Existenz zweier verschiedener Gefühlskategorien anzunehmen, die gleichzeitig vorhanden sein, ineinander übergehen oder einander ersetzen können.

Wenn wir Freuds Annahme, daß unbefriedigte Libido die Triebkraft in der Suche nach Liebe sei, akzeptieren, wäre es kaum zu verstehen, weshalb wir dasselbe heftige Verlangen nach Liebe mit all den beschriebenen Komplikationen — Habgier, bedingungslose Liebe, das Gefühl der Unerwünschtheit, usw. — auch in Menschen finden, deren Sexualleben von einem physischen Standpunkt aus völlig befriedigend ist. Da jedoch kein Zweifel darüber besteht, daß derartige Fälle existieren, ist der Schluß nicht zu umgehen, daß unbefridigte Libido in diesen Fällen nicht für das Phänomen verantwortlich ist, sondern, daß die Gründe dafür außerhalb der sexuellen Sphäre liegen[25].

Wenn das neurotische Liebesbedürfnis schließlich nichts als ein sexuelles Phänomen wäre, wären wir unfähig, die verschiedenen Probleme, die dabei im Spiel sind, zu verstehen, wie die Habgier, die bedingungslose Liebe und das Gefühl, verschmäht zu sein. Es stimmt, daß diese verschiedenen Probleme erkannt und ausführlich beschrieben worden sind: Zum Beispiel wurde die Eifersucht auf die Geschwisterrivalität zurückgeführt oder auf den Ödipuskomplex; bedingungslose Liebe geht auf die Oralerotik zurück; Habgier wird mit Analerotik erklärt, und so weiter. Aber man hat sich nicht klargemacht, daß in Wirklichkeit die ganze Reihe der in den vorhergehenden Kapiteln beschriebenen Haltungen und Reaktionen zusammengehört, daß sie die wesentlichen Bestandteile einer Totalstruktur sind. Wenn wir die Angst nicht als die dynamische Kraft hinter einem Liebesbedürfnis erkennen, können wir die genauen Bedingungen, unter denen das Bedürfnis verstärkt oder vermindert werden kann, nicht verstehen.

Mit Hilfe von Freuds genialer Methode des freien Assoziierens ist es möglich, im Verlauf der Analyse die Beziehung zwischen der Angst und dem Liebesbedürfnis genau zu beobachten, vor allem dadurch, daß man auf die Schwankungen in dem Liebesbedürfnis des Patienten aufpaßt. Ein Patient kann nach einer Periode konstruktiver Zusammenarbeit ganz plötzlich sein Verhalten ändern und Ansprüche an die Zeit des Analytikers stellen oder ein heftiges Verlangen nach dessen Freundschaft äußern, oder er fängt an, ihn blind zu bewundern, oder er wird übermäßig eifersüchtig, anspruchsvoll und empfindlich darüber, »nur ein Patient« zu sein. Gleichzeitig vermehrt sich die Angst, was sich entweder in Träumen oder in einem gehetzten Gefühl offenbart oder auch in körperlichen Symptomen wie Durchfall oder häufigem Drang zu urinieren. Der Patient erkennt es nicht, daß er Angst hat oder daß sein verstärktes Festklammern an den Analytiker durch die Angst veranlaßt wird. Wenn der Analytiker diese Verbindung erkennt und sie dem Patienten zeigt, werden beide gemeinsam entdecken, daß unmittelbar vor jener plötzlichen Betörung an Probleme gerührt wurde, die Angst in dem Patienten erregt hatten; er kann beispielsweise eine Interpretation des Analytikers als eine unfaire Anklage oder eine Demütigung empfunden haben.

Die Reihenfolge der Reaktionen vollzieht sich folgendermaßen:

[25] Fälle, wie solche mit ausgesprochenen Störungen auf emotionellem Gebiet, die gleichzeitig mit einer Fähigkeit zu voller sexueller Befriedigung existieren, waren immer ein Rätsel für einige Analytiker, jedoch hält die Tatsache, daß sie nicht in die Libidotheorie passen, sie keineswegs davon ab, zu existieren.

Ein Problem taucht auf, dessen Erörterung eine intensive Feindseligkeit gegen den Analytiker hervorruft, der Patient beginnt, den Analytiker zu hassen, zu träumen, daß er stürbe; er unterdrückt seine feindseligen Reaktionen sofort, bekommt Angst und klammert sich aus seinem Bedürfnis nach Beruhigung an den Analytiker; wenn diese Reaktionen durchgearbeitet worden sind, verschwinden Feindseligkeit, Angst und damit auch das verstärkte Liebesbedürfnis im Hintergrund. Ein verstärktes Liebesbedürfnis tritt so regelmäßig als Resultat von Angst auf, daß man es mit Sicherheit als ein Alarmsignal dafür nehmen kann, daß die Angst nahe an die Oberfläche kam und deshalb nach Beruhigung verlangt. Der beschriebene Vorgang beschränkt sich keineswegs nur auf die Analyse. Genau dieselben Reaktionen ereignen sich in persönlichen Beziehungen. Zum Beispiel kann ein Ehemann sich krampfhaft an seine Frau anklammern, auf ihren Besitz eifersüchtig sein, sie idealisieren und bewundern, obwohl er sie im tiefsten Innern haßt und fürchtet.

Es ist berechtigt, die übertriebene Ergebenheit, unter der sich verborgener Haß befindet, eine »Überkompensation« zu nennen, wenn man sich klarmacht, daß der Ausdruck nur eine grobe Umschreibung ist und nichts über die Dynamik des Prozesses aussagt.

Wenn wir uns aus all den angeführten Gründen weigern, eine sexuelle Ursache für das Liebesbedürfnis anzuerkennen, dann erhebt sich die Frage, ob es nur ein Zufall ist, daß neurotisches Liebesbedürfnis manchmal in Gemeinschaft mit einem sexuellen Bedürfnis oder sogar nur als solches auftritt, oder ob es bestimmte Bedingungen gibt, unter denen das Liebesbedürfnis auf sexuelle Weise empfunden und geäußert wird.

Bis zu einem gewissen Maß hängt eine sexuelle Äußerung des Liebesbedürfnisses davon ab, ob äußere Umstände dies begünstigen oder nicht. Zum Teil hängt dies von Kulturunterschieden in bezug auf Vitalität und sexuelles Temperament ab; und schließlich auch davon, ob das Geschlechtsleben des Betreffenden befriedigend ist; denn wenn dies nicht so ist, wird er eher auf sexuelle Weise reagieren als diejenigen, deren Geschlechtsleben befriedigend ist.

Obwohl alle diese Faktoren auf der Hand liegen und die Reaktionen des Betreffenden definitiv beeinflussen, sind sie doch kein genügender Grund für fundamentale individuelle Unterschiede. Diese Reaktionen sind bei jeder beliebigen Anzahl von Menschen, die ein neurotisches Liebesbedürfnis haben, in jedem einzelnen Fall verschieden. So finden wir Menschen, deren Kontakt mit anderen sofort, fast zwangsmäßig, eine mehr oder minder intensive sexuelle Färbung annimmt, wohingegen bei anderen die sexuelle Erregbarkeit oder sexuelle Betätigung innerhalb der Spannweite eines normalen Gefühls und Verhaltens bleibt.

In die erstere Guppe gehören Männer und Frauen, die von einer sexuellen Beziehung in die andere gleiten. Intimere Kenntnis ihrer Beziehungen zeigt, daß sie sich unsicher und schutzlos fühlen und daß sie ziemlich verloren sind, sobald sie ohne eine nähere Beziehung sind oder keine unmittelbare Gelegenheit dazu haben, eine solche aufzunehmen. In die gleiche Gruppe, wenn auch gehemmter als diese, gehören Männer und Frauen, die tatsächlich nur wenige Beziehungen haben, die jedoch eine erotische Atmosphäre zwischen sich und anderen erzeugen, ob sie sich nun besonders zu ihnen hingezogen fühlen oder nicht. Und schließlich gehört hierher noch eine dritte Gruppe von Menschen, die sexuell noch größere Hemmungen haben, die jedoch sexuell leicht erregbar sind und zwangsmäßig in allen Männern oder Frauen einen möglichen Geschlechtspartner sehen. In dieser letzteren Gruppe kann zwangsmäßiges Masturbieren die Stelle sexueller Beziehungen einnehmen — doch muß es nicht notwendigerweise so sein.

Es gibt in bezug auf das Maß der erlangten körperlichen Befriedigung große Unterschiede innerhalb dieser Gruppe. Was die Gruppe, abgesehen von der zwangsmäßigen Natur ihrer sexuellen Bedürfnisse, miteinander gemein hat, ist ein definitiver Mangel an Unterscheidungsvermögen in der Wahl der Partner. Sie haben die gleichen Merkmale, die wir bereits anläßlich unserer allgemeinen Betrachtung der Menschen mit einem neurotischen Liebesbedürfnis besprochen haben. Dazu kommt noch die erstaunliche Diskrepanz zwischen — wirklicher oder eingebildeter — Bereitschaft zu sexuellen Beziehungen und der tiefen Gestörtheit der emotionellen Beziehungen zu anderen, eine Gestörtheit, die noch tiefer ist als die eines Durchschnittsmenschen, der von der Grundangst verfolgt wird. Nicht nur können diese Menschen nicht an Liebe glauben, sie werden auch tatsächlich aufs tiefste verstört — oder im Fall von Männern impotent —, sobald ihnen Liebe entgegengebracht wird. Sie können sich dieser ihrer Abwehrhaltung bewußt sein oder dazu neigen, die Schuld auf den Partner zu schieben. Im letzteren Fall sind sie davon überzeugt, daß sie niemals eine wirklich liebenswerte Frau, respektive einen Mann, getroffen haben.

Sexuelle Beziehungen bedeuten für sie nicht nur die Lösung ausschließlich sexueller Spannungen, sondern sie sind auch der einzige Weg zur Erlangung eines menschlichen Kontaktes. Wenn ein Mensch zu der Überzeugung gekommen ist, daß es für ihn so gut wie ausgeschlossen ist, geliebt zu werden, dann kann ein körperlicher Kontakt als Ersatz für eine emotionelle Beziehung dienen. In diesem Fall ist die Sexualität die hauptsächliche, wenn nicht sogar einzige Brücke zu einem Kontakt mit anderen und gewinnt daher ungewöhnliche Wichtigkeit.

Bei manchen Menschen äußert sich der Mangel an Unterscheidungsvermögen im Hinblick auf das Geschlecht eines eventuellen Partners; sie werden aktive Beziehungen mit beiden Geschlechtern suchen oder passiv sexuellem Verlangen nachgeben, ganz gleich ob dieses Verlangen ihnen von einem Angehörigen des entgegengesetzten oder des gleichen Geschlechts entgegengebracht wird.

Der erste Typ interessiert uns hier nicht, da für ihn, obwohl auch er die Sexualität zum Zweck eines menschlichen, auf andere Weise schwer zu erlangenden Kontaktes gebraucht, das hauptsächliche Motiv nicht so sehr aus einem Liebesbedürfnis als aus einem Eroberungsdrang oder genauer gesagt, einem Bedürfnis, sich andere unterwürfig zu machen, stammt. Dieses Bedürfnis kann so gebieterisch sein, daß der Geschlechtsunterschied relativ unwichtig wird: Wichtig ist, daß andere sowohl in sexueller Hinsicht als auch ganz allgemein unterworfen werden. Aber diejenigen, die zu der zweiten Gruppe gehören und dazu neigen, auf Annäherungsversuche seitens beider Geschlechter einzugehen, werden von einem unstillbaren Liebesbedürfnis getrieben, besonders aber von der Furcht, eines anderen Menschen verlustig zu gehen, entweder durch das Abschlagen einer sexuellen Forderung oder dadurch, daß sie es wagen, sich gegen ein an sie gestelltes berechtigtes oder unberechtigtes Verlangen zu wehren. Sie möchten den anderen deshalb nicht verlieren, weil der Kontakt mit ihm so bitter nötig ist.

Das Phänomen der wahllosen Beziehungen zu beiden Geschlechtern auf der Basis vorhandener Bisexualität zu erklären, ist meiner Meinung nach eine Fehldeutung. Es sind in diesen Fällen keine Anzeichen einer echten Neigung zu dem eigenen Geschlecht vorhanden. Die scheinbar homosexuellen Züge verschwinden, sobald eine gesunde Selbstbehauptung den Platz der Angst eingenommen hat, genauso wie auch die Wahllosigkeit in bezug auf das entgegengesetzte Geschlecht verschwindet.

Was über die bisexuellen Haltungen gesagt wurde, kann auch ein gewisses Licht auf die Problematik der Homosexualität werfen: Tatsächlich gibt es viele Zwischenstadien zwischen dem beschriebenen »bisexuellen« und einem definitiv homosexuellen Typ. In der Geschichte des letzteren gibt es ganz bestimmte Faktoren, die daran schuld sind, daß er einen Menschen des entgegengesetzten Geschlechts als sexuellen Partner ablehnt. Doch ist das Problem der Homosexualität viel zu kompliziert, um ein Verständnis von nur einem Gesichtspunkt aus zu gestatten. Es genüge hier zu sagen, daß ich bisher noch keinen Homosexuellen gesehen habe, in dem nicht auch die in der bisexuellen Gruppe erwähnten Faktoren vorhanden gewesen wären.

Während der letzten Jahre wurde von mehreren psychoanalytischen Schriftstellern darauf hingewiesen, daß das sexuelle Begehren sich verstärken kann, weil sexuelle Erregung und Befriedigung einen Ausweg aus der Angst und aufgestauter seelischer Spannung bieten. Diese rein mechanische Erklärung kann gültig sein. Doch glaube ich, daß auch seelische Vorgänge existieren, die von der Angst zu verstärken sexuellen Bedürfnissen führen, und daß es möglich ist, diese Vorgänge zu erkennen. Dieser Glaube gründet sich auf psychoanalytische Beobachtungen und auf das Studium der Lebensgeschichten solcher Patienten hinsichtlich ihrer Charakterzüge außerhalb des sexuellen Gebietes. Patienten dieses Typs können sich zu Beginn der Analyse leidenschaftlich in den Analytiker verlieben und stürmisch nach Gegenliebe verlangen. Oder sie versuchen während der Analyse absichtlich ein distanziertes Benehmen aufrechtzuerhalten, indem sie ihr Bedürfnis nach sexueller Nähe auf einen außerhalb stehenden Menschen übertragen, der durch die Tatsache, daß er dem Analytiker ähnelt oder daß die beiden in Träumen als ein und dieselbe Person identifiziert werden, zu einem Stellvertreter des Analytikers gemacht wird. Schließlich kann das Bedürfnis dieser Menschen, einen sexuellen Kontakt mit dem Analytiker herzustellen, ausschließlich in Träumen oder in sexueller Erregung während der Sitzungen auftauchen. Die Patienten sind oft aufs äußerste über diese unmißverständlichen Anzeichen eines sexuellen Begehrens erstaunt, weil sie sich weder zu dem Analytiker hingezogen fühlen, noch irgendwie besonders von ihm angetan sind. Tatsächlich spielt die geschlechtliche Anziehungskraft des Analytikers keine irgendwie belangreiche Rolle, noch ist das sexuelle Temperament derartiger Patienten heftiger oder unzähmbarer oder ihre Angst größer oder geringer als die anderer Patienten. Doch ist ein tiefer Unglaube an irgendeine Form von echter Liebe charakteristisch für sie. Sie sind fest davon überzeugt, daß der Analytiker, wenn überhaupt, sich nur aus anderweitigen Gründen für sie interessiert, das heißt, daß er sie heimlich verachtet und daß er ihnen wahrscheinlich mehr schaden als nützen wird.

Infolge der neurotischen Überempfindlichkeit kommen Reaktionen von Trotz, Ärger und Mißtrauen in jeder Psychoanalyse vor; aber in diesen Patienten mit ihren besonders starken sexuellen Bedürfnissen werden diese Reaktionen zu einer dauernden und unbeugsamen Haltung. Sie erwecken den Anschein, als stünde eine unsichtbare, aber undurchdringliche Mauer zwischen dem Analytiker und dem Patienten. Sobald sie einem eigenen schwierigen Problem gegenübergestellt werden, ist ihr erster Impuls, alles aufzugeben und die Psychoanalyse abzubrechen. Das Bild, das sie in der Analyse bieten, ist eine genaue Wiederholung dessen, was sie ihr ganzes Leben lang getan haben. Der einzige Unterschied liegt darin, daß sie vor der Analyse imstande waren, der Erkenntnis zu entfliehen, wie dünn und schwierig ihre persönlichen Beziehungen in Wirklichkeit waren; die Tatsache, daß sie sich leicht auf geschlechtliche Beziehungen einließen, trug noch dazu bei, die Situation zu verwirren und sie zu dem Glauben zu veranlassen, ihre Bereitwilligkeit zur Herstellung sexueller Kontakte sei ein Zeichen für allgemein gute menschliche Beziehungen.

Die erwähnten Haltungen treten so regelmäßig zusammen auf, daß ich, sobald ein Patient zu Beginn der Analyse anfängt, sexuelle Wünsche zu äußern oder Phantasien und Träume zu haben, die sich auf den Analytiker beziehen, darauf vorbereitet bin, ganz besonders tiefe Störungen in den menschlichen Beziehungen vorzufinden. Es stimmt mit all diesen Beobachtungen überein, daß das Geschlecht des Analytikers relativ unwichtig ist; Patienten, die nacheinander erst mit einem männlichen und dann mit einem weiblichen Analytiker gearbeitet haben, können genau die gleiche Reaktionskurve gegenüber beiden haben. Es kann daher in solchen Fällen ein schwerer Fehler sein, homosexuelle Wünsche, die sich in Träumen oder sonstwie äußern, wörtlich zu nehmen.

So läßt sich ganz allgemein sagen, daß genausowenig, wie nicht alles »Gold ist, was glänzt«, auch nicht alles »sexuell ist, was so aussieht«. Ein großer Teil dessen, was wie Sexualität aussieht, hat wenig damit zu tun, sondern ist Ausdruck eines Wunsches nach Beruhigung. Wenn man dies nicht mit in Betracht zieht, muß man notwendigerweise die Rolle der Sinnlichkeit überschätzen.

Der einzelne, dessen sexuelle Bedürfnisse durch den ihm unbewußten Druck der Angst verstärkt worden sind, neigt naiverweise dazu, die Intensität seiner sexuellen Bedürfnisse seinem angeborenen Temperament zuzuschreiben oder der Tatsache, daß er frei von konventionellen Tabus sei. Indem er dies tut, begeht er denselben Irrtum, wie diejenigen, die ihr Schlafbedürfnis überschätzen und sich einbilden, ihre Verfassung verlange zehn oder noch mehr Stunden Schlaf, während in Wirklichkeit ihr verstärktes Schlafbedürfnis durch eine Reihe der verschiedensten Emotionen veranlaßt worden sein kann; der Schlaf kann ihnen als Mittel dienen, sich von allen Konflikten zurückzuziehen. Das gleiche gilt für zwangsmäßiges Essen und Trinken. Essen, Trinken, Schlaf und Sexualität sind alles vitale Bedürfnisse; ihre Intensität ändert sich nicht nur je nach der Konstitution des einzelnen, sondern auch unter dem Einfluß vieler anderer Bedingungen wie Klimawechsel, Abwesenheit oder Vorhandensein anderer Befriedigungen, Abwesenheit oder Vorhandensein äußerer Anregungen, dem Maß anstrengender Arbeit oder dem körperlichen Zustand des einzelnen. Doch können diese sämtlichen Faktoren auch noch durch unbewußte Faktoren verstärkt werden.

Die Verbindung zwischen Sexualität und Liebesbedürfnis wirft auch ein Licht auf das Problem der sexuellen Abstinenz. Wie gut sexuelle Abstinenz ertragen werden kann, hängt von den jeweiligen Kulturgebieten und dem einzelnen ab. In dem einzelnen kann dies von verschiedenen seelischen und körperlichen Faktoren abhängen. Doch ist es leicht zu begreifen, daß ein Mensch, der Sexualität als ein Mittel zur Beschwichtigung seiner Angst benötigt, ganz besonders wenig geeignet ist, Abstinenz, wenn auch nur für kurze Zeit, zu ertragen.

Diese Betrachtungen führen zu bestimmten Überlegungen über die Rolle, die die Sexualität in unserer Kultur spielt. Wir sind bereit, einen gewissen Stolz und Befriedigung über unsere liberale Haltung gegen die Sexualität zu empfinden. Sicherlich hat sich hier eine günstige Veränderung seit der viktorianischen Zeit vollzogen. Wir haben größere Freiheit in unseren sexuellen Beziehungen und eine größere Möglichkeit der Befriedigung. Letzteres stimmt besonders für Frauen; Gefühlskälte wird nicht länger als ein normaler weiblicher Zustand angesehen, sondern wird ganz allgemein für einen Mangel gehalten. Doch ist diese Verbesserung trotz dieser Änderung nicht so weitreichend, als wir annehmen möchten, weil ein großer Teil der sexuellen Betätigung heutzutage, statt aus einem echten Geschlechtstrieb zu stammen, mehr ein Ausweg für seelische Spannungen ist und daher anstelle eines echten sinnlichen Genusses oder Glücks eher für ein Beruhigungsmittel gehalten werden muß.

Die kulturelle Situation spiegelt sich auch in psychoanalytischen Begriffen. Es ist eine der großen Leistungen Freuds, daß er so viel dazu beigetragen hat, der Sexualität die ihr zukommende Wichtigkeit zu verleihen. Doch werden im einzelnen viele Phänomene für sexuell gehalten, die in Wirklichkeit ein Ausdruck komplizierter neurotischer Zustände sind, in der Hauptsache Ausdrücke des neurotischen Liebesbedürfnisses. Zum Beispiel werden sexuelle Wünsche in bezug auf den Analytiker gewöhnlich als Wiederholung sexueller Fixierungen an Vater oder Mutter gedeutet, wo sie doch oft keineswegs echte sexuelle Wünsche sind, sondern ein Bedürfnis nach einem beruhigenden Kontakt, um dadurch die Angst zu beschwichtigen. Sicherlich berichtet der Patient oft genug Assoziationen oder Träume (die etwa den Wunsch ausdrücken, an der Mutterbrust zu liegen oder in ihren Leib zurückzukehren), die eine Vater- oder Mutter-»Übertragung« andeuten. Doch dürfen wir nicht vergessen, daß eine solche scheinbare Übertragung lediglich die Form sein kann, in der ein vorhandener Wunsch nach Liebe oder Schutz ausgedrückt wird.

Auch wenn ein Wunsch in bezug auf den Analytiker als direkte Wiederholung ähnlicher Wünsche in bezug auf Vater oder Mutter angesehen würde, wäre dies noch kein Beweis dafür, daß die infantile Bindung an die Eltern selber eine echte sexuelle Bindung war. Es gibt genügend Beweise dafür, daß in Neurosen von Erwachsenen alle die charakterlichen Merkmale von Liebe und Eifersucht, die Freud als typisches Anzeichen eines Ödipuskomplexes beschrieben hat, auch in der Kindheit existiert haben können, doch kommt es viel weniger häufig vor, als Freud dies annimmt. Wie ich bereits erwähnte, glaube ich, daß der Ödipuskomplex, statt ein ursprünglicher Prozeß zu sein, das Resultat mehrerer Prozesse ist, die ihrer Art nach verschieden sind. Er kann eine ziemlich unkomplizierte Reaktion des Kindes sein, die durch sexuell gefärbte Zärtlichkeiten der Eltern veranlaßt wurde oder dadurch, daß das Kind einem Geschlechtsakt beiwohnte oder daß eines der Eltern das Kind zum Ziel blinder Anbetung machte. Doch kann es auf der anderen Seite auch das Resultat eines bei weitem komplizierteren Prozesses sein. Wie schon gesagt, wurde gewöhnlich innerhalb einer einen fruchtbaren Boden für die Entwicklung des Ödipuskomplexes bietenden Familiensituation große Furcht und Feindseligkeit in dem Kind erzeugt, deren Unterdrückung eine Entwicklung von Angst zur Folge hat. Es scheint mir wahrscheinlich, daß in solchen Fällen der Ödipuskomplex dadurch entstand, daß das Kind sich aus Beruhigungsgründen heftig an eines der Eltern anklammerte. Tatsächlich weist ein voll entwickelter Ödipuskomplex, wie Freud ihn beschrieben hat, alle die Züge auf, die für das neurotische Liebesbedürfnis charakteristisch sind, wie übermäßige Ansprüche auf bedingungslose Liebe, Eifersucht, Habgier oder Haß aus Gründen der Ablehnung. In solchen Fällen ist dann der Ödipuskomplex nicht der Ursprung einer Neurose, sondern er ist selber eine neurotische Form.

Die Sucht nach Macht, Anerkennung und Besitz

Das Verlangen nach Liebe ist ein in unserer Kultur häufig benützter Weg, sich Beruhigung gegen Angst zu verschaffen. Die Sucht nach Macht, Anerkennung und Besitz ist ein anderer Weg.

Ich sollte wahrscheinlich erklären, weshalb ich Macht, Ansehen und Besitz als Aspekte eines einzigen Problems ansehe. Es ist für einen Menschen im einzelnen sicherlich ein großer Unterschied, ob die vorherrschende Tendenz dem einen oder dem anderen dieser Ziele gilt. Es hängt sowohl von den äußeren Umständen als von den Unterschieden der individuellen Begabung und Seelenstruktur ab, welches dieser Ziele in dem Bemühen des Neurotikers um Beruhigung die Vorhand hat. Wenn ich sie als eine Einheit behandle, so kommt das daher, daß alle etwas Gemeinsames enthalten, das sie von dem Liebesbedürfnis unterscheidet. Sich Liebe zu verschaffen, bedeutet, die Beruhigung durch einen intensivierten Kontakt mit anderen zu gewinnen, wohingegen das Streben nach Macht, Ansehen und Besitz bedeutet, die Beruhigung durch ein Lockern des Kontaktes mit anderen und durch eine Befestigung der eigenen Position zu gewinnen.

Der Wunsch zu herrschen, Ansehen zu erlangen, reich zu sein, ist sicherlich an sich kein neurotischer Zug, genausowenig wie der Wunsch nach Liebe an sich neurotisch ist. Um die Merkmale der neurotischen Bestrebungen in dieser Hinsicht verstehen zu können, sollte man sie mit normalen Bestrebungen vergleichen. Das Machtgefühl kann zum Beispiel bei einem normalen Menschen aus der Realisierung seiner eigenen überlegenen Kraft kommen, ob es sich dabei um körperliche Kraft oder Geschicklichkeit, um geistige Fähigkeiten, um Reife oder Weisheit handelt, oder sein Streben nach Macht kann im Dienst einer bestimmten Sache stehen: sei es die Familie, eine politische oder berufliche Gruppe, das Heimatland oder eine religiöse oder wissenschaftliche Idee. Jedoch stammt das neurotische Machtstreben aus Angst, Haß und dem Gefühl von Minderwertigkeit. Um es mit einem Schlagwort zu bezeichnen: Das normale Streben nach Macht ist aus der Kraft, das neurotische jedoch aus der Schwäche geboren.

Es ist dabei auch ein kultureller Faktor im Spiel. Individuelle Macht, Ansehen und Besitz sind nicht in jeder Kultur wichtig. Zum Beispiel wird bei den Pueblo-Indianern das Streben nach Ansehen ganz von selbst entmutigt; es gibt nur einen geringen Unterschied in bezug auf persönlichen Besitz, und daher hat auch ein Streben danach keine besondere Bedeutung. In dieser Kultur hätte es gar keinen Sinn, in irgendeiner Form Macht als ein Beruhigungsmittel zu erstreben. Daß die Neurotiker sich innerhalb unseres Kulturkreises einen solchen Weg wählen, stammt aus der Tatsache, daß in unserer sozialen Struktur Macht, Ansehen und Besitz ein Gefühl größerer Sicherheit gewähren können.

Auf der Suche nach den Bedingungen, die einem Streben nach einem derartigen Ziel zugrunde liegen, wird es klar, daß ein solches Streben sich gewöhnlich nur dann entwickelt, wenn es sich herausgestellt hat, daß es nicht möglich war, Beruhigung für die Grundangst durch Liebe zu finden. Ich werde hier ein Beispiel dafür anführen, wie ein solches Streben die Form von Ehrgeiz annehmen kann, nachdem das Liebesbedürfnis vereitelt wurde.

Ein Mädchen fühlte sich stark zu ihrem vier Jahre älteren Bruder hingezogen. Ihre gegenseitigen Zärtlichkeiten hatten mehr oder weniger einen sexuellen Charakter, doch als das Mädchen acht Jahre alt wurde, stieß der Bruder sie plötzlich zurück, indem er darauf hinwies, daß sie nun beide für derartige Dinge zu alt seien. Bald nach diesem Erlebnis entwickelte das Mädchen in der Schule einen plötzlichen rasenden Ehrgeiz. Bestimmt war seine Ursache die Enttäuschung ihres Liebesbedürfnisses, und diese war um so schmerzlicher, als das Kind nicht viele Menschen hatte, an die es sich hängen konnte. Der Vater war seinen Kindern gegenüber gleichgültig, und die Mutter hatte eine deutliche Vorliebe für den Bruder. Sie fühlte sich jedoch nicht nur enttäuscht, sondern war auch in ihrem Stolz außerordentlich getroffen. Sie konnte nicht wissen, daß die Veränderung in der brüderlichen Haltung einfach durch die herannahende Pubertät erzeugt worden war. Daher fühlte sie sich beschämt und gedemütigt, um so mehr noch, als ihr Selbstvertrauen ohnehin auf unsicheren Füßen stand. Die Mutter hatte sie von vornherein nicht haben wollen, und sie wurde allmählich dahin gebracht, sich für völlig unbedeutend zu halten, zumal jedermann nur die Mutter, die eine schöne Frau war, bewunderte; außerdem wurde der Bruder von der Mutter nicht nur vorgezogen, er genoß auch ihr besonderes Vertrauen. Die Ehe der Eltern war unglücklich, und die Mutter besprach all ihren Kummer mit dem Bruder. So fühlte sich das Mädchen völlig übergangen. Sie machte noch einmal einen Versuch, sich die so sehr benötigte Liebe zu verschaffen: Sie verliebte sich in einen Jungen, den sie kurz nach dem unglückseligen Erlebnis mit dem Bruder auf einer Reise traf, fühlte sich dadurch beschwingt und fing an, sich gloriose Phantasien über diesen Jungen zu machen. Als sie ihn dann aber aus dem Auge verlor, reagierte sie auf diese neuerliche Enttäuschung mit einer Depression.

Wie dies häufig in derartigen Situationen vorkommt, schoben die Eltern und der Hausarzt ihren Zustand auf die Tatsache, daß sie in einer zu hohen Schulklasse war. Sie nahmen sie aus der Schule und sandten sie im Sommer zur Erholung in ein Kinderheim und steckten sie danach in eine ein Jahr niedrigere Klasse. Zu dieser Zeit, im Alter von neun Jahren, entwickelte sie einen Ehrgeiz, der einen ziemlich verzweifelten Charakter hatte. Sie konnte es nicht ertragen, nicht die Erste in ihrer Klasse zu sein. Gleichzeitig verschlechterten sich ihre bisher durchaus freundlichen Beziehungen zu anderen Mädchen zusehends.

Dieses Beispiel zeigt deutlich die typischen Faktoren, die zusammen den neurotischen Ehrgeiz erzeugen: Das Kind fühlte sich von vornherein unsicher, weil es das Gefühl hatte, man wolle es nicht; es erhob sich ein erheblicher Widerstand, der nicht geäußert werden konnte, da die Mutter, die in der Familie der herrschende Teil war, blinde Bewunderung verlangte; der unterdrückte Haß schuf ein beträchtliches Maß von Angst; ihr Selbstbewußtsein hatte niemals die Möglichkeit, sich zu entfalten, sie war bei mehreren Gelegenheiten gedemütigt worden, und durch die Erfahrung mit dem Bruder fühlte sie sich bloßgestellt; Versuche, sich Liebe zum Zweck der Beruhigung zu verschaffen, schlugen fehl.

Neurotische Bestrebungen nach Macht, Ansehen und Besitz dienen nicht nur als Schutz gegen die Angst, sondern auch als ein Kanal, durch den unterdrückte Feindseligkeit sich ableiten läßt. Ich werde zunächst erörtern, wie jede einzelne dieser Bestrebungen einen speziellen Schutz gegen die Angst bietet, und danach die besondern Wege betrachten, in denen sie dazu dienen können, den Betreffenden von seiner Feindseligkeit zu befreien.

Das Streben nach der Macht dient in erster Linie dazu, gegen die Hilflosigkeit zu schützen, die, wie wir sahen, eines der Grundelemente der Angst ist. Der Neurotiker hat eine derartige Aversion gegen jedes kleinste Anzeichen von Hilflosigkeit oder Schwäche in sich selbst, daß er Situationen vermeiden will, die für einen normalen Menschen etwas durchaus Gewöhnliches sind, wie etwa sich einen Weg zeigen zu lassen, einen Rat oder Hilfe anzunehmen, in irgendeiner Form von Menschen oder Umständen abhängig zu werden, anderen irgendwie nachzugeben oder ihnen zuzustimmen. Dieser Protest gegen Hilflosigkeit tritt nicht plötzlich in seiner ganzen Intensität auf, sondern wird allmählich stärker; je mehr der Neurotiker sich durch seine Hemmungen wirklich verhindert fühlt, desto weniger kann er sich tatsächlich durchsetzen. Je schwächer er in Wirklichkeit wird, desto ängstlicher muß er alles vermeiden, was auch nur entfernt den Eindruck von Schwäche machen könnte.

Weiterhin dient das neurotische Machtstreben als Schutz gegen die Gefahr, sich für unbedeutend zu halten oder so angesehen zu werden. Der Neurotiker entwickelt ein starres und völlig irrationales Ideal von Kraft, das ihn dazu veranlaßt zu glauben, er müsse imstande sein, jede noch so schwierige Situation auf der Stelle zu beherrschen. Dieses Ideal ist mit Stolz verbunden, und als Folge davon betrachtet der Neurotiker die Schwäche nicht nur als eine Gefahr, sondern auch als eine Schande. Er klassifiziert die Menschen in »starke« und »schwache«, bewundert die ersteren und verachtet die letzteren. Er geht auch in dem, was er als Schwäche betrachtet, ins Extrem. Er vermeidet mehr oder weniger alle Menschen, die mit ihm übereinstimmen oder auf seine Wünsche eingehen, die Hemmungen haben oder ihre Gefühle nicht so stark beherrschen, daß sie zu allem ein gleichgültiges Gesicht machen können. Er verachtet diese gleichen Eigenschaften auch in sich selbst. Er fühlt sich gedemütigt, wenn er die Existenz von Angst oder Hemmungen in sich erkennen muß, und daher verachtet er sich auch dafür, daß er eine Neurose hat, und bemüht sich, diese Tatsache geheimzuhalten.

Er verachtet sich auch deswegen, weil er nicht allein damit fertig werden kann.

Die besondere Form, die ein solches Machtstreben annimmt, hängt davon ab, welche Schwäche der Betreffende am meisten fürchtet und verachtet. Ich werde hier einige Äußerungsformen dieses Strebens nennen, die besonders häufig vorkommen.

Zunächst einmal wird der Neurotiker danach begehren, sowohl andere als auch sich selbst zu beherrschen. Er möchte nicht, daß sich irgend etwas ereignet, das er nicht veranlaßt oder gebilligt hätte. Diese Herrschsucht kann in gemäßigter Form auftreten, wobei der Betreffende seinem Partner bewußt völlige Freiheit gewährt, doch darauf besteht, alles, was der andere tut, zu wissen, und irritiert darüber ist, wenn ihm etwas vorenthalten bleibt. Die Herrschsucht kann in einem solchen Maß unterdrückt werden, daß nicht nur der Betreffende selber, sondern auch seine ganze Umgebung von seiner restlosen Großzügigkeit in bezug auf die dem Partner gewährte Freiheit überzeugt ist. Wenn ein Mensch seine Herrschsucht so völlig unterdrückt, kann er jedoch jedesmal eine Depression oder schwere Kopfschmerzen oder Magenverstimmungen bekommen, sobald der Partner eine Verabredung mit anderen Freunden hat oder unerwartet spät nach Hause kommt. Da er die Ursache seiner Störungen nicht kennt, wird er sie auf das Wetter, auf einen Diätfehler oder ähnliche unwesentliche Dinge schieben. Viel von dem, was wie Neugier aussieht, wird von dem heimlichen Wunsch bestimmt, Herr der Situation zu sein.

Menschen dieses Typs haben auch die Tendenz, immer recht behalten zu wollen, auch wenn es sich um ganz unwesentliche Kleinigkeiten handelt. Sie müssen alles besser wissen als andere, eine Haltung, die manchmal peinlich durchsichtig ist. Menschen, die in anderen Dingen völlig ernst zu nehmen und verläßlich sind, sind, wenn sie vor eine Frage gestellt werden, die sie nicht beantworten können, imstande, zu behaupten, sie wüßten die Antwort, oder sie denken sich irgend etwas aus, auch wenn Unwissenheit in diesem besonderen Fall ihnen gar nichts schaden würde. Manchmal wird besonderer Wert darauf gelegt, immer vorher zu wissen, was sich ereignen wird, und jede Möglichkeit vorwegzunehmen und zu prophezeien. Diese Haltung kann mit einer Abneigung gegen jede Situation, die unberechenbare Faktoren in sich schließt, zusammengehen. Man sollte nichts riskieren. Der Wert, der auf die Selbstbeherrschung gelegt wird, zeigt sich in der Aversion, sich von seinen Gefühlen überwältigen zu lassen. Die Anziehungskraft, die ein Mann für eine neurotische Frau haben kann, kann sich plötzlich in Verachtung verwandeln, wenn dieser Mann sich in sie verliebt. Patienten dieser Art finden es schwer, sich in freien Assoziationen gehenzulassen, weil das bedeuten würde, die Kontrolle über sich zu verlieren und sich in ein unbekanntes Gebiet tragen zu lassen.

Eine andere für das Machtbedürfnis des Neurotikers charakteristische Haltung ist der Wunsch, seinen Willen durchzusetzen. Es kann eine ständige Quelle akuten Ärgers für ihn sein, wenn andere nicht genau das tun, was er von ihnen erwartet, und zu genau der Zeit, in der er es erwartet. Eine ungeduldige Haltung ist eng mit dieser Seite des Machttriebs verbunden. Jede Verzögerung, jedes aufgezwungene Warten, sogar wenn es sich nur um ein Verkehrslicht handelt, wird zu einer Quelle des Ärgers. Sehr viel öfter als man annimmt, weiß der Neurotiker noch nicht einmal etwas von dem Vorhandensein seiner herrschsüchtigen Haltung, oder doch wenigstens nichts von ihrem Ausmaß. Es liegt entschieden in seinem Interesse, diese Haltung nicht zu erkennen und nicht zu ändern, weil sie wichtige Schutzfunktionen für ihn hat, noch sollten andere sie erkennen, denn wenn sie es täten, bestünde die Gefahr, ihre Liebe zu verlieren.

Diese Ahnungslosigkeit hat wichtige Folgen für Liebesbeziehungen. Wenn ein Geliebter oder Ehepartner nicht genau allen Erwartungen entspricht, wenn er zu spät kommt, nicht telefoniert oder wegreist, dann glaubt eine neurotische Frau, er liebe sie nicht. Statt zu erkennen, daß dieses Gefühl eine schlichte Reaktion von Ärger über ungenügendes Eingehen auf ihre Wünsche ist, die noch dazu meist völlig unklar sind, deutet sie die Situation als einen Beweis dafür, daß man sie nicht möge. Dieser Trugschluß kommt tatsächlich in unserer Kultur sehr häufig vor und trägt erheblich zu dem Gefühl des Unbeliebtseins bei, das oft ein so ausschlaggebender Faktor in Neurosen ist. Gewöhnlich wird diese Haltung von den Eltern übernommen. Eine dominierende Mutter, die sich über den Ungehorsam ihres Kindes ärgert, wird glauben und behaupten, daß das Kind sie nicht liebe. Auf dieser Grundlage entsteht oft ein seltsamer Widerspruch, der eine Liebesbeziehung erheblich beeinträchtigen kann. Neurotische Mädchen können einen »schwachen« Mann nicht lieben, weil sie voller Verachtung gegen jede Schwäche sind; doch können sie auch mit einem »starken« Mann nicht auskommen, da sie stets von dem Partner erwarten, daß er der nachgiebige Teil sei. Wonach sie heimlich Ausschau halten, ist der Held, der starke Übermensch, der gleichzeitig so schwach ist, daß er sich ohne Zögern allen ihren Wünschen beugen wird.

Eine andere Haltung des Machttriebs besteht darin, niemals nachzugeben. Mit einer Meinung übereinzustimmen oder einen Rat anzunehmen, auch wenn beide für richtig gehalten werden, wird als Schwäche empfunden, und schon der bloße Gedanke, man könnte es tun, führt zu Auflehnung. Menschen, für die diese Haltung wichtig ist, neigen dazu, sie so zu übertreiben, daß sie aus schierer Furcht vor dem Nachgeben zwangsmäßig eine entgegengesetzte Stellung einnehmen. Der am weitesten verbreitete Ausdruck dieser Haltung ist das heimliche Bestehen des Neurotikers auf dem Wunsch, daß die Welt sich ihm anpassen sollte, statt sich selbst der Welt anzupassen. Eine der fundamentalen Schwierigkeiten in der psychoanalytischen Therapie stammt aus dieser Quelle. Die ultima ratio für die Analyse eines Patienten ist nicht, Erkenntnisse und Einsichten zu gewinnen, sondern die Fähigkeit, diese Einsichten dazu zu gebrauchen, seine Haltungen zu ändern. Statt zu erkennen, daß eine Änderung zu seinem eigenen Besten sei, graut es dem Neurotiker dieses Typs vor der Aussicht auf Änderung, weil dies letzten Endes ein Nachgeben für ihn bedeuten würde. Die Unfähigkeit nachzugeben hat auch für Liebesbeziehungen erschwerende Folgen. Was auch sonst Liebe bedeuten mag, sie bedeutet stets ein Sich-Ergeben und sowohl dem Geliebten als den eigenen Gefühlen nachzugeben. Je weniger ein Mensch, Mann oder Frau, imstande ist nachzugeben, desto unbefriedigender wird seine Liebesbeziehung sein. Der gleiche Faktor kann sich auch in Gefühlskälte bemerkbar machen, insofern als ein Orgasmus gerade jene Fähigkeit des völligen Loslassens voraussetzt.

Der Einfluß, den, wie wir sahen, das Machtstreben auf die Liebesbeziehungen hat, gestattet uns, die Kompliziertheit des neurotischen Liebesbedürfnisses umfassender zu verstehen. Viele an dem Streben nach Liebe beteiligten Haltungen können nicht ganz verstanden werden, wenn man ihren Anteil an dem Streben nach Macht nicht beachtet.

Die Machtsucht ist, wie wir sahen, ein Schutz gegen die Hilflosigkeit und das Gefühl der Unbedeutendheit. Diese letztere Funktion teilt sie mit der Sucht nach Ansehen.

Der Neurotiker, der unter diese Gruppe fällt, entwickelt ein zwingendes Bedürfnis danach, andere zu beeindrucken, von ihnen bewundert und verehrt zu werden. In seinen Phantasien wird er andere mit seiner Schönheit und Klugheit oder mit irgendeiner hervorragenden Leistung beeindrucken; er wird mit seinem Geld auf verschwenderische und auffallende Weise umgehen; er muß imstande sein, über die neuesten Bücher und Theaterstücke zu sprechen, und muß berühmte Leute kennen. Er kann keinen Freund, Ehepartner oder Angestellten haben, der ihn nicht vollauf bewundert. Sein ganzes Selbstbewußtsein beruht auf der Bewunderung durch andere und schmilzt in nichts, wenn ihm diese Bewunderung versagt bleibt. Aus Gründen seiner übermäßigen Empfindlichkeit und weil er dauernd Demütigungen vermutet, ist sein Leben eine stete Qual. Oft ist er sich gar nicht darüber klar, daß er sich gedemütigt fühlt, weil die Erkenntnis dafür zu schmerzhaft wäre; aber ob er es bewußt empfindet oder nicht, er reagiert auf jedes derartige Gefühl mit einer Wut, die ebenso groß ist wie der Schmerz, den er fühlt. Diese seine Haltung führt infolgedessen ständig zu neuer Feindseligkeit und zu neuer Angst.

Zum Zweck einer bloßen Beschreibung könnte man einen solchen Menschen narzißtisch nennen. Wenn man ihn jedoch von seiner Dynamik her betrachtet, dann ist dieser Ausdruck irreführend, weil ein solcher Mensch, auch wenn er dauernd damit beschäftigt ist, seine Person größer zu machen, als sie eigentlich ist, dies doch nicht in erster Linie aus Eigenliebe tut, sondern um sich gegen das Gefühl des Belanglosseins und der Demütigung zu schützen, oder, um es positiv auszudrücken, um seine darniederliegende Selbstachtung wieder aufzurichten.

Je distanzierter seine Beziehungen zu anderen sind, desto mehr kann sein Prestigebedürfnis nach innen übertragen werden; es erscheint dann als ein Bedürfnis, vor sich selber unfehlbar und wundervoll dazustehen. Jede Unzulänglichkeit, ob sie nun klar als solche erkannt oder nur unklar empfunden wird, wird für eine Demütigung gehalten.

Man kann in unserer Kultur Schutz gegen Hilflosigkeit und gegen Gefühle von Unwichtigkeit oder Demütigung auch dadurch finden, daß man nach Besitz strebt, insofern als Reichtum Macht und Ansehen verleiht. Die irrationale Sucht nach Besitz ist in unserem Kulturkreis etwas so Weitverbreitetes, daß man nur durch einen Vergleich mit anderen Kulturen erkennen kann, daß es sich dabei nicht um einen allgemein menschlichen Trieb handelt, weder in Form einer Erwerbssucht noch in der Form einer Sublimierung biologisch begründeter Triebe. Sogar in unserer Kultur verschwindet ein zwangsmäßiger Trieb nach Besitz, sobald die Angst, die ihn veranlaßt hat, geringer wird oder verschwindet.

Die spezielle Furcht, gegen die der Besitz schützen soll, ist eine Furcht vor Verarmung, vor Entbehrung und vor Abhängigkeit von anderen. Die Furcht vor Verarmung kann wie eine Peitsche einen Menschen dazu treiben, unentwegt zu arbeiten und sich keine Gelegenheit des Geldverdienens entgehen zu lassen. Der defensive Charakter dieses Triebs zeigt sich in der Unfähigkeit, das verdiente Geld für einen intensiveren Lebensgenuß zu benutzen. Die Sucht nach Besitz braucht nicht nur auf Geld und materielle Dinge gerichtet zu sein, sondern sie kann auch in einer besitzergreifenden Haltung in bezug auf andere Menschen auftreten und als Schutz gegen Liebesverlust dienen. Da das Phänomen solch einer besitzergreifenden Haltung wohlbekannt ist, besonders in der Form, in der sie sich in einer Ehe äußert, wo das Gesetz eine legale Grundlage für derartige Ansprüche bietet, und da außerdem ihre Merkmale denen der bereits erwähnten Machtsucht sehr ähnlich sind, will ich hier keine besonderen Beispiele dafür anführen.

Die drei Bestrebungen, die ich hier beschrieben habe, dienen wie gesagt nicht nur als Beruhigung gegen Angst, sondern auch als ein Mittel, die Feindseligkeit loszuwerden. Je nachdem, welcher der drei Triebe dominiert, erscheint die Feindseligkeit entweder in der Form einer Tendenz, andere zu beherrschen oder sie zu demütigen oder sie zu schmälern.

Die herrschsüchtige Qualität des neurotischen Machttriebs muß nicht notwendigerweise als offene Feindseligkeit gegen andere in Erscheinung treten. Sie kann in gesellschaftlich anerkannte oder humane Formen gekleidet werden und dann zum Beispiel in der Haltung eines Ratgebers oder in einer Vorliebe dafür, anderer Leute Angelegenheiten in die Hand zu nehmen, auftreten oder aber auch dadurch, daß der Betreffende die Initiative und Führung an sich reißt. Doch wenn in solchen Haltungen Feindseligkeit verborgen ist, so werden die Betroffenen — Kinder, Ehepartner oder Angestellte — sie spüren und darauf entweder mit Unterwürfigkeit oder mit Opposition reagieren. Der Neurotiker selber ist jedoch gewöhnlich der seiner Haltung innewohnenden Feindseligkeit nicht gewahr. Sogar wenn er darüber wütend wird, daß die Dinge nicht so gehen, wie er sie haben will, erhält er sich seinen Glauben, daß er im Grunde eine sanfte Seele sei, die nur verärgert darüber ist, daß Menschen so töricht sein können, sich ihm zu widersetzen. Was jedoch eigentlich geschieht, ist, daß die Feindseligkeit des Neurotikers in zivilisierte Formen gekleidet wird und nur dann zum Ausbruch kommt, wenn es ihm nicht gelingt, seinen Willen durchzusetzen. Die Anlässe für seine Gereiztheit können derart sein, daß andere Menschen sie nicht als Opposition empfinden würden, wie etwa eine bloße Meinungsverschiedenheit oder das Nichtbefolgen eines Ratschlages. Doch kann durch derartige Belanglosigkeit ganz beträchtliche Wut entfacht werden. Man könnte die dominierende Haltung als ein Sicherheitsventil ansehen, durch das ein gewisses Maß von Feindseligkeit auf unschädliche Weise entlassen werden kann. Da diese Haltung an sich ein verminderter Ausdruck von Feindseligkeit ist, dient sie als ein Mittel, rein destruktive Triebe im Zaum zu halten.

Die durch die Opposition veranlaßte Wut kann unterdrückt werden, und wie wir sahen, kann die unterdrückte Feindseligkeit erneute Angst zur Folge haben. Dies kann sich in Form einer Depression oder in Erschöpfung äußern. Da die Gelegenheiten, durch die diese Reaktionen veranlaßt werden, so belanglos sind, daß man sie kaum bemerkt, und da der Neurotiker sich seiner eigenen Reaktion gar nicht bewußt ist, scheinen derartige Depressionen oder Angstzustände nicht durch äußere Anlässe angeregt zu werden. Nur eine sehr genaue Beobachtung kann allmählich den Zusammenhang zwischen den Anlässen und den nachfolgenden Reaktionen aufdecken.

Eine weitere Eigentümlichkeit, die aus dem zwanghaften Dominierenwollen stammt, ist die Unfähigkeit des Betreffenden, sich auf eine Beziehung einzulassen, in der jeder gleiche Rechte hat. Er muß entweder die Führung übernehmen, oder er fühlt sich völlig verloren, abhängig und hilflos. Er ist so selbstherrlich, daß alles, was ihm nicht völlig die Vorherrschaft gibt, als Unterjochung empfunden wird. Wenn sein Ärger unterdrückt wird, kann die Unterdrückung ein deprimiertes, entmutigtes und erschöpftes Gefühl nach sich ziehen. Was als Hilflosigkeit empfunden wird, kann jedoch nur ein Umweg sein, um sich die Herrschaft zu sichern oder um damit seiner Feindseligkeit Ausdruck zu verleihen, daß er nicht imstande sein soll, die Führung zu heben. Um ein Beispiel anzuführen: Eine Frau ging mit ihrem Mann in einer fremden Stadt spazieren. Bis zu einer bestimmten Stelle hatte sie den Stadtplan vorher studiert, und daher übernahm sie die Führung. Als sie jedoch zu Plätzen und Straßen kamen, die sie auf der Karte nicht angesehen hatte, weswegen sie sich unsicher fühlte, übergab sie die Führung völlig ihrem Mann. Und obwohl sie bisher heiter und lebhaft gewesen war, fühlte sie sich plötzlich von Müdigkeit übermannt und konnte kaum einen Fuß vor den anderen setzen.

Wir alle kennen Beziehungen zwischen Ehepartnern, Geschwistern oder Freunden, in denen der Neurotiker sich wie ein Sklavenhalter benimmt, indem er seine Hilflosigkeit wie eine Peitsche dazu benutzt, dem anderen seinen Willen aufzuzwingen und nimmer endende Aufmerksamkeit und Hilfsbereitschaft zu verlangen. Es ist typisch für diese Situation, daß der Neurotiker niemals einen Genuß von den Anstrengungen, die für ihn gemacht werden, hat, sondern daß er immer nur mit neuen Klagen und neuen Ansprüchen darauf reagiert oder, was noch schlimmer ist, mit Anklagen darüber, daß er vernachlässigt und mißbraucht werde.

Das gleiche Verhalten läßt sich im Verlauf einer Analyse beobachten. Patienten dieser Art können verzweifelt um Hilfe bitten, jedoch werden sie es nicht nur unterlassen, einer Anregung Folge zu leisten, sondern sie werden auch ihren Unwillen darüber äußern, daß man ihnen nicht helfe. Wenn sie schließlich doch Hilfe finden, indem sie zu einem Verständnis einer ihrer Eigentümlichkeiten gelangen, verfallen sie sofort wieder in ihren früheren Zustand, und sie werden, als ob nichts geschehen sei, die gewonnene Einsicht, die das Ergebnis schwerer Arbeit seitens des Analytikers war, einfach aus ihrem Gedächtnis wischen. Danach zwingt der Patient den Analytiker dazu, neue Anstrengungen zu machen, die wiederum zum Mißlingen verurteilt sind.

Der Patient kann aus einer solchen Situation eine zwiefache Befriedigung gewinnen; indem er sich hilflos erweist, erlangt er einen gewissen Triumph darüber, daß er den Analytiker dazu zwingen konnte, sich für ihn abzumühen. Gleichzeitig geht diese Strategie darauf aus, hilflose Gefühle in dem Analytiker hervorzurufen, und so findet er — da seine eigene Verstrickung ihn daran hindert, auf eine konstruktive Weise zu dominieren — die Möglichkeit zu einer destruktiven Art der Beherrschung. Es erübrigt sich, hinzuzufügen, daß die so erlangte Befriedigung ebenso völlig unbewußt ist wie die Technik, die zu ihrer Gewinnung angewandt wird. Alles, was der Patient selber empfindet, ist, daß er ein großes Bedürfnis nach Hilfe hat, ohne daß sie ihm geboten wird. Daher hält er sich in seinen eigenen Augen nicht nur für völlig berechtigt, sich so zu verhalten, wie er es tut, er glaubt auch volles Recht dazu zu haben, ärgerlich über den Analytiker zu sein. Doch bleibt ihm nichts anderes übrig, als gleichzeitig die Tatsache zu vermerken, daß er ein heimtückisches Spiel spielt, und folglich hat er Angst vor Entdeckung und Vergeltung. Daher hält er es aus Verteidigungsgründen für notwendig, seine Stellung zu verstärken, und er tut dies, indem er die Situation umdreht. Es ist nicht etwa er, der heimlich destruktiv und aggressiv ist, sondern der Analytiker, der ihn vernachlässigt, betrügt und mißbraucht. Jedoch kann er diesen Standpunkt nur dann mit Überzeugung vertreten und aufrechterhalten, wenn er sich wirklich als Opfer fühlt. Ein Mensch in dieser Lage hat nicht nur kein Interesse daran, zu erkennen, daß er nicht mißhandelt wird, sondern er hat ganz im Gegenteil ein ausgesprochenes Interesse daran, seinen Irrtum aufrechtzuerhalten. Die Beharrlichkeit, mit der er darauf besteht, sich als Opfer zu empfinden, legt den Eindruck nahe, daß er mißhandelt werden möchte. In Wirklichkeit möchte er das ebensowenig, wie irgendeiner von uns es will, aber sein Glaube an das Mißhandeltsein hat eine zu wichtige Funktion angenommen, als daß er ihn so leicht aufgeben könnte.

In der dominierenden Haltung kann solch große Feindseligkeit enthalten sein, daß sie neue Angst erzeugt. Diese kann zu Hemmungen führen, die sich in der Unfähigkeit, Befehle zu geben, sich zu entscheiden oder eine bestimmte Meinung auszudrücken, äußern können, was zu dem Ergebnis führt, daß der Neurotiker oft unangebracht nachgiebig erscheint. Dies wiederum veranlaßt ihn, seine Hemmungen fälschlicherweise für angeborene Sanftmut zu halten.

In Menschen, in denen das heftige Verlangen nach Ansehen vorherrscht, nimmt die Feindseligkeit gewöhnlich die Form eines Wunsches an, andere zu demütigen. Dieses Verlangen ist besonders stark in denjenigen Menschen, deren eigenes Selbstbewußtsein durch Demütigungen verletzt wurde und die daher rachsüchtig wurden. Gewöhnlich sind sie durch eine Reihe demütigender Kindheitserfahrungen hindurchgegangen, durch Erlebnisse, die entweder mit der sozialen Situation, unter der sie aufwuchsen, zu tun hatten — wie sie entstehen, wenn man einer Minorität angehört oder wenn man selbst arm ist, aber reiche Verwandte hat — oder sich um ihre persönliche Situation drehten, in Form einer nachteiligen Behandlung zugunsten anderer Kinder, oder indem sie verachtet oder von den Eltern als eine Art Spielzeug betrachtet wurden, das man einmal verwöhnen und ein anderes Mal beschämen und ducken kann. Oft werden derartige Erlebnisse ihres schmerzlichen Charakters wegen vergessen, doch tauchen sie wieder auf, wenn die Probleme, um die es sich bei der Demütigung handelt, geklärt werden. Jedoch kann man in den Neurosen Erwachsener niemals die direkten, sondern nur die indirekten Resultate dieser Kindheitssituationen beobachten, und zwar wurden diese Resultate dadurch, daß sie durch einen circulus vitiosus hindurchgehen mußten, noch verstärkt; dieser circulus vitiosus sieht folgendermaßen aus: ein Gefühl von Demütigung; der Wunsch, andere zu demütigen; verstärkte Empfindlichkeit in bezug auf Demütigung aus Furcht vor Vergeltung; ein verstärkter Wunsch danach, andere zu demütigen.

Die Demütigungstendenzen sind tief unterdrückt, gewöhnlich deshalb, weil der Neurotiker, der kraft seiner eigenen Empfindlichkeit weiß, wie sehr eine Demütigung einen Menschen verletzen und rachsüchtig stimmen kann, instinktive Angst vor ähnlichen Reaktionen in anderen hat. Dennoch können einige dieser Tendenzen auftauchen, ohne daß er sich dessen bewußt wird: etwa in Form einer unbeabsichtigten Vernachlässigung anderer, wie etwa, sie warten zu lassen oder andere unbeabsichtigt in peinliche Situationen zu bringen oder sie ihre Abhängigkeit spüren zu lassen. Auch wenn der Neurotiker es überhaupt nicht weiß, daß er andere demütigen möchte oder daß er es getan hat, werden seine Beziehungen zu ihnen von einer unklaren Angst durchsetzt sein, die sich dauernd in antizipierten Abweisungen oder Demütigungen offenbart. Ich werde später auf derartige Befürchtungen zurückkommen, wenn wir über die Furcht vor Mißerfolg sprechen werden. Hemmungen, die das Ergebnis dieser Empfindlichkeit gegen Demütigung sind, äußern sich oft in Form eines Bedürfnisses, alles zu vermeiden, was irgendwie demütigend für andere sein könnte; ein solcher Neurotiker kann zum Beispiel unfähig zu einer Kritik sein oder dazu, ein Angebot abzulehnen oder einen Angestellten zu entlassen, was dazu führt, daß er oft überrücksichtsvoll und überhöflich erscheint.

Und schließlich kann eine Tendenz, zu demütigen, auch hinter einer Tendenz, zu bewundern, liegen. Da das Zufügen einer Demütigung und das Zollen von Bewunderung diametral entgegengesetzte Äußerungen sind, bietet letzteres die beste Gelegenheit, die Tendenzen zu ersterem zu verwischen oder zu verbergen. Dies ist auch der Grund dafür, daß diese beiden Extreme häufig in demselben Menschen gefunden werden können. Es gibt mehrere Weisen, auf die diese beiden Haltungen verteilt sein können, wobei die Gründe für die besondere Art der Verteilung von dem einzelnen abhängen. Sie können getrennt zu verschiedenen Lebensperioden auftreten, wenn eine Periode allgemeiner Menschenverachtung von einer Periode der Heldenverehrung abgelöst wird; es kann Bewunderung für Männer und Verachtung für Frauen existieren oder umgekehrt; oder es kann sich um blinde Bewunderung für einen oder zwei Menschen handeln und eine ebenso blinde Verachtung für den Rest der Welt. Im Verlauf einer Analyse kann man beobachten, daß die beiden Haltungen in Wirklichkeit nebeneinander existieren. Ein Patient kann den Analytiker gleichzeitig blind bewundern und verachten, indem er entweder eines der beiden Gefühle unterdrückt oder zwischen beiden hin und her schwankt.

In dem Streben nach Besitz nimmt die Feindseligkeit gewöhnlich die Form einer Tendenz an, andere zu benachteiligen. Der Wunsch, zu betrügen, zu stehlen, andere auszunutzen und ihre Bemühungen zu vereiteln, ist an sich noch nicht neurotisch. Er kann einer kulturellen Verhaltensweise entsprechen oder durch die gegebene Situation gerechtfertigt sein oder ganz normal als eine Zweckmäßigkeitsangelegenheit betrachtet werden. Doch sind in einem neurotischen Menschen diese Tendenzen außerordentlich stark gefühlsgeladen. Auch wenn die positiven Vorteile, die er dadurch erlangen kann, nur gering und belanglos sind, wird er sich erhoben fühlen und voller Triumph darüber sein, wenn er Erfolg hat; um zum Beispiel irgendeinen Gelegenheitskauf zu machen, kann er imstande sein, viel mehr Zeit und Energie aufzuwenden, als dies durch den ersparten Betrag gerechtfertigt werden kann. Seine Befriedigung über einen Erfolg hat zwei Quellen: ein Gefühl, den anderen überlistet zu haben, und ein Gefühl, andere geschädigt zu haben.

Die Tendenz, andere zu benachteiligen, kann viele Formen annehmen. Der Neurotiker kann über einen Arzt böse werden, wenn dieser ihn nicht unentgeltlich oder doch für weniger, als er zahlen kann, behandelt. Er wird sich über seine Angestellten ärgern, wenn sie nicht zu unentgeltlichen Überstunden bereit sind. In seiner Beziehung zu Freunden und Kindern wird die Ausnutzungstendenz oft dadurch gerechtfertigt, daß er behauptet, jene hätten Verpflichtungen ihm gegenüber. Eltern können das Leben ihrer Kinder tatsächlich dadurch zerstören, daß sie unter dieser Begründung stete Opfer verlangen; und wenn sich auch diese Tendenz nicht in einer völlig destruktiven Form äußert, so wird doch jede Mutter, die in dem Glauben handelt, das Kind sei für ihre Befriedigung da, ihr Kind gefühlsmäßig ausnutzen. Ein Neurotiker dieser Art kann auch die Neigung haben, anderen Menschen Dinge vorzuenthalten, etwa Geld, das er ihnen schuldig ist, oder eine Auskunft, die er geben könnte, oder sexuelle Befriedigung, nach der er eine Hoffnung entfacht hat. Die Gegenwart von Ausbeutungstendenzen kann durch wiederholte Träume, in denen gestohlen wird, angedeutet werden, oder er kann auch ganz bewußt einen Drang zum Stehlen haben, den er unter Kontrolle hält; er kann auch in Wirklichkeit eine Zeitlang kleptoman gewesen sein.

Menschen dieses Typs sind sich im allgemeinen meist nicht darüber klar, daß sie anderen absichtlich etwas vorenthalten. Die Angst, die mit einem diesbezüglichen Wunsch verbunden ist, kann zu einer Hemmung führen, sobald irgend etwas von ihnen erwartet wird, weshalb sie zum Beispiel ein erwartetes Geburtstagsgeschenk vergessen oder impotent werden, wenn eine Frau dazu bereit ist, sich ihnen hinzugeben. Doch führt diese Angst nicht immer zu einer wirklichen Hemmung, sie kann sich auch in Form einer lauernden Furcht äußern, andere auszunutzen oder zu benachteiligen, was ja auch tatsächlich geschieht, obwohl sie bewußt eine derartige Absicht indigniert ableugnen würden. Ein Neurotiker kann diese Furcht auch in bezug auf gewisse Tätigkeiten haben, in denen diese Tendenzen de facto gar nicht vorhanden sind, wobei es ihm aber gleichzeitig nicht bewußt wird, daß er durch andere Handlungen andere Menschen tatsächlich ausnutzt und benachteiligt.

Diese Tendenzen, andere zu schmälern, sind gefühlsmäßig von einer Haltung mißgünstigen Neides begleitet. Wir werden fast alle einen gewissen Neid darüber empfinden, wenn andere Vorteile haben, die wir gern selber hätten. Doch liegt bei einem normalen Menschen der Nachdruck auf der Tatsache, daß er sich wünscht, diese Vorteile selbst zu haben; bei dem Neurotiker liegt er darauf, daß er sie anderen mißgönnt, auch dann, wenn er sie selber gar nicht haben möchte. Mütter dieser Art mißgönnen oft ihren Kindern ihre Heiterkeit und suchen sie zu dämpfen, indem sie sagen: »Die Vögel, die am Morgen singen, die holt die Katz' am Abend.«

Der Neurotiker wird versuchen, die Ungehörigkeit seiner mißgünstigen Haltung unter der Maske berechtigten Neides zu verstecken. Der Vorteil der anderen, ob er in einer Puppe, einem Mädchen, freier Zeit oder einer Stellung besteht, erscheint in einem solch gloriosen und wünschenswerten Licht, daß er seinen Neid für völlig berechtigt hält. Diese Rechtfertigung ist jedoch nur mit Hilfe einer unbeabsichtigten Tatsachenfälschung möglich; eine zu geringe Bewertung des eigenen Besitzes und die Illusion, daß die Vorteile, die die anderen haben, die einzig begehrenswerten seien. Die Selbsttäuschung kann so weit gehen, daß sie in ihm tatsächlich den Glauben erzeugt, er befände sich in einem bedauernswerten Zustand, weil er den einzigen Vorteil, den ein anderer ihm voraus hat, nicht haben kann, wobei er völlig vergißt, daß er in jeder anderen Hinsicht nicht mit diesem anderen tauschen möchte. Der Preis, den er für diese Fälschung zahlen muß, besteht in der Unfähigkeit, die Glücksmöglichkeiten, die er haben könnte, zu genießen und zu würdigen. Jedoch dient diese Unfähigkeit dazu, ihn vor dem heftig gefürchteten Neid anderer zu bewahren. Er hält sich nicht darum von dem Genuß dessen, was er hat, zurück, wie dies viele normale Menschen tun, die sich aus triftigen Gründen vor dem Neid bestimmter Menschen schützen wollen und daher ihre eigentliche Situation nicht richtig darstellen; er tut es vielmehr so gründlich, daß er sich tatsächlich jeglichen Genusses beraubt. Auf diese Weise zerstört er seine eigenen Ziele: Er möchte alles haben, aber infolge seiner destruktiven Triebe und Ängste steht er am Ende mit leeren Händen da.

Es ist klar, daß die Tendenz, Menschen zu benachteiligen und auszunutzen, wie all die anderen feindseligen Tendenzen, die wir besprochen haben, nicht nur aus schlechten persönlichen Beziehungen stammt, sondern auch noch weitere Verschlimmerungen nach sich zieht. Besonders wenn die Tendenz mehr oder weniger unbewußt ist, wie das meistens der Fall ist, macht sie den Betreffenden notwendigerweise anderen gegenüber verlegen, ja sogar schüchtern. Er kann sich gegen Menschen, von denen er nichts erwartet, frei und natürlich benehmen, doch wird er sofort befangen, sobald eine Möglichkeit auftaucht, von einem anderen einen Vorteil zu erlangen. Der Vorteil kann sich um konkrete Dinge handeln, wie eine Auskunft oder eine Empfehlung, oder aber auch um sehr viel weniger konkrete, wie etwa die bloße Möglichkeit eines künftigen Gefallens. Dies ist sowohl in erotischen wie in allen anderen Beziehungen der Fall. Eine neurotische Frau dieses Typs kann häufig offen und natürlich mit Männern umgehen, aus denen sie sich nichts macht, doch verlegen und zurückhaltend dem Mann gegenüber sein, von dem sie möchte, daß er sich für sie interessiert, weil für sie die Tatsache, seine Neigung zu gewinnen, gleichbedeutend damit ist, sich einen Vorteil von ihm zu verschaffen.

Derartige Menschen haben oft die Fähigkeit, ausnehmend gut zu verdienen, womit sie ihre Triebe in profitable Bahnen leiten. Öfter jedoch werden sie Hemmungen in bezug auf das Geldverdienen entwickeln, so daß sie zögern werden, um eine Bezahlung zu bitten, oder daß sie eine große Menge Arbeit ohne entsprechenden Lohn leisten und auf diese Weise großzügiger wirken, als sie es wirklich sind. Sie werden dann wahrscheinlich über ihre unadäquaten Verdienste unzufrieden sein, oft ohne den Grund für ihre Unzufriedenheit zu kennen. Wenn die Hemmungen des Neurotikers so vielseitig werden, daß sie seine ganze Persönlichkeit durchdringen, wird dies eine ganz allgemeine Unfähigkeit, auf den eigenen Beinen zu stehen, zur Folge haben, und andere werden ihn unterstützen müssen. Er wird dann eine Art Schmarotzerexistenz führen und dadurch seine ausbeuterischen Tendenzen befriedigen. Diese Parasitenhaltung muß nicht notwendigerweise in der groben Form einer Überzeugung auftreten, daß »die Welt ihm einen Unterhalt schulde«, aber sie kann subtilere Formen annehmen, wie die Erwartung, daß andere ihm Gefälligkeiten erweisen oder die Initiative ihm gegenüber übernehmen, ihm Ideen für seine Arbeit geben, kurz, daß sie die Verantwortung für sein Leben übernehmen. Das Ergebnis ist eine seltsame Haltung dem Leben im allgemeinen gegenüber: Er hat keine genaue Vorstellung davon, daß es sich um sein eigenes Leben handelt und daß es an ihm liegt, etwas daraus zu machen oder es zu zerstören, sondern er lebt, als ob das, was ihm zustößt, ihn gar nichts anginge, als ob Gut und Böse ohne sein Zutun von außen kämen und als ob er ein Recht hätte, von anderen Gutes zu erwarten und sie für alles Schlechte zu schmähen. Da sich unter diesen Umständen mehr schlimme als gute Dinge ereignen, wird eine wachsende Verbitterung gegen die Welt fast unvermeidlich. Diese Schmarotzerhaltung kann auch in dem neurotischen Liebesbedürfnis gefunden werden, besonders dann, wenn das Liebesbedürfnis sich in Form eines heftigen Verlangens nach materiellen Vorteilen äußert.

Ein anderes häufiges Ergebnis der neurotischen Tendenz, andere zu benachteiligen oder auszubeuten, ist die Angst, von anderen betrogen oder ausgebeutet zu werden. Ein Mensch kann in dauernder Furcht davor leben, daß jemand ihn übervorteilen könnte oder daß man ihm Geld oder Ideen stehle, und er wird auf jeden, dem er begegnet, mit der Furcht reagieren, daß er etwas von ihm haben möchte. Ein anscheinend unverhältnismäßig großes Maß von Ärger bricht aus, sobald er wirklich betrogen wird, wie etwa, wenn ein Taxichauffeur nicht die kürzeste Strecke fährt oder wenn ein Kellner ihm zuviel berechnet. Der seelische Wert, der darin liegt, die eigenen ausbeuterischen Tendenzen auf andere zu übertragen, liegt auf der Hand. Es ist bei weitem angenehmer, berechtigte Entrüstung über andere zu verspüren, als seine eigenen Probleme zu sehen. Außerdem benutzen hysterische Menschen Anklagen oft als ein Einschüchterungsmittel oder dazu, anderen Schuldgefühle aufzuzwingen und sie auf diese Weise dazu zu bringen, sich ausnutzen zu lassen. Sinclair Lewis gab eine glänzende Beschreibung dieser Strategie im Charakter von Mrs. Dodsworth.

Die Ziele und Funktionen der neurotischen Sucht nach Macht, Ansehen und Besitz können in groben Umrissen folgendermaßen schematisiert werden.

Ziele:	Beruhigung gegen:	Feindseligkeit in Form von:
Macht	Hilflosigkeit	Tendenz zu dominieren
Ansehen	Demütigung	Tendenz zu demütigen
Besitz	Entbehrung	Tendenz zu benachteiligen

Es ist das Verdienst Alfred Adlers, die Wichtigkeit dieser Bestrebungen, die Rolle, die sie in neurotischen Manifestationen spielen, und die Masken, unter denen sie auftreten, gesehen und betont zu haben. Adler nimmt jedoch an, daß diese Bestrebungen die vorherrschenden Züge in der menschlichen Natur seien und keine Erklärung ihrer Existenz erfordern[26], daß sie bei Neurotikern in intensivierter Form vorkommen, führt er auf Inferioritätsgefühle und körperliche Unzulänglichkeiten zurück.

Freud sah gleichfalls viele der in diesen Bestrebungen enthaltenen Faktoren, doch glaubt er nicht, daß sie zusammengehören. Das Streben nach Ansehen hält er für einen Ausdruck narzißtischer Tendenzen. Anfänglich sah er das Streben nach Macht und Besitz und die in ihnen enthaltene Feindseligkeit als Abkömmlinge der »analsadistischen Entwicklungsstufe« an. Doch erkannte er später, daß diese Art der Feindseligkeit nicht auf eine sexuelle Grundlage zurückgeführt werden kann, und hielt sie für einen Ausdruck des »Todestriebs«, womit er seiner biologischen Orientierung treu blieb. Weder Adler noch Freud erkannten die Rolle, die die Angst bei der Erzeugung derartiger Triebe spielt, noch sahen sie die Abhängigkeit von kulturellen Erscheinungen in den Formen, in denen sie sich ausdrücken.

Neurotisches Konkurrenzbedürfnis

Die Wege, sich Macht, Ansehen und Besitz zu verschaffen, sind in verschiedenen Kulturen verschieden. Sie können durch Erbschaft oder durch den Besitz bestimmter, von Menschen des gleichen Kulturkreises anerkannter Eigenschaften des einzelnen erlangt werden,

[26] Die gleiche einseitige Bewertung des Wunsches nach Macht kann man in Nietzsches »Der Wille zur Macht« finden.

wie etwa Mut, Geschicklichkeit, die Fähigkeit, Kranke zu heilen, oder durch Kontakt mit übernatürlichen Kräften, ja sogar durch Geistesgestörtheit und dergleichen. Sie können auch durch außergewöhnliche oder erfolgreiche Leistungen, die durch entsprechende Eigenschaften oder durch günstige Umstände möglich waren, errungen werden. In unserer Kultur spielt ein vererbter Stand oder vererbter Reichtum sicherlich eine gewisse Rolle. Wenn jedoch Macht, Ansehen und Besitz durch die eigenen Anstrengungen des einzelnen errungen werden müssen, so wird er dazu gezwungen, mit anderen in Wettbewerb zu treten. Von seinem ökonomischen Zentrum aus wirkt der Wettbewerb auch auf alle anderen Betätigungen und durchdringt die Liebe, soziale Beziehungen und das Spiel. Daher ist der Wettbewerb ein Problem für jeden einzelnen, der unserer Kultur angehört, und es ist keineswegs überraschend, ihn auch stets und unfehlbar im Mittelpunkt neurotischer Konflikte zu finden.

Das neurotische Konkurrenzbedürfnis unterscheidet sich in unserer Kultur in dreifacher Hinsicht von dem normalen. Erstens vergleicht sich der Neurotiker stets mit anderen, auch in Situationen, in denen es keineswegs angebracht ist. Wenn auch der Drang, andere zu überflügeln, bei jeder Art von Wettbewerb wesentlich ist, so mißt sich der Neurotiker jedoch auch mit Personen, die als Konkurrenz überhaupt nicht in Betracht kommen und gar kein gemeinsames Ziel mit ihm haben. Die Frage, wer intelligenter, anziehender, populärer ist, richtet sich unterschiedslos gegen jeden. Sein Gefühl dem Leben gegenüber kann mit dem eines Jockeys in einem Rennen verglichen werden, für den nur eines wichtig ist: den anderen voraus zu sein. Diese Haltung führt notwendigerweise zu dem Verlust oder der Verminderung des wahren Interesses an einer Sache. Für ihn kommt es nicht auf den Inhalt dessen, was er tut, an, sondern nur auf die Frage, wieviel Erfolg, Wirkung und Ansehen damit gewonnen werden kann. Der Neurotiker kann über diesen Drang, sich stets mit anderen messen zu müssen, Bescheid wissen, oder aber er kann ihm unbewußt und ganz mechanisch folgen. Selten weiß er ganz genau, welche Rolle er spielt.

Der zweite Unterschied von einem normalen Wettbewerb ist der, daß der Neurotiker den Ehrgeiz hat, nicht nur mehr zu leisten oder größeren Erfolg zu haben als andere, sondern auch einzigartig und ungewöhnlich zu sein. Wenn er auch im Komparativ denken mag, so liegt doch sein Ziel im Superlativ. Er kann sich ganz klar darüber sein, daß er von unbarmherzigem Ehrgeiz getrieben wird. Häufiger jedoch unterdrückt er entweder seinen Ehrgeiz völlig oder offenbart ihn nur zum Teil. In diesem letzteren Fall kann er zum Beispiel glauben, daß ihm am Erfolg nichts läge, sondern nur an der Sache, für die er arbeitet; oder er glaubt, er habe kein Verlangen danach, im Scheinwerferlicht zu stehen, ihm genüge es, der Drahtzieher hinter der Bühne zu sein; oder aber er gibt zu, daß er zu einer bestimmten Periode seines Lebens ehrgeizig gewesen ist — daß er als Knabe Phantasien hatte, er sei Christus oder ein zweiter Napoleon, oder er rette die Welt vor dem Krieg oder, falls es sich um ein Mädchen handelt, daß sie den Prinzen von Wales heiraten wollte —, er wird jedoch gleichzeitig erklären, daß sein Ehrgeiz seither völlig verschwunden sei. Ja er kann sich sogar darüber beklagen, daß er zu ehrgeizlos geworden sei und daß es wünschenswert wäre, wenn er einen Teil seines alten Ehrgeizes wieder hätte. Falls er seinen Ehrgeiz völlig unterdrückt hat, wird er wahrscheinlich davon überzeugt sein, daß Ehrgeiz ihm seit jeher fremd gewesen sei. Erst wenn mit Hilfe des Analytikers einige Schutzhüllen gelockert worden sind, wird er sich daran erinnern, daß er grandiose Phantasien gehabt hat oder den flüchtigen Gedanken, daß er bei weitem der Beste auf seinem Gebiet sei oder außerordentlich klug oder gut aussehend oder daß er sich bei seinem Erstaunen darüber ertappt habe, wie überhaupt eine Frau sich in einen anderen Mann verlieben könne, solange er existiere, und daß er sogar noch nachträglich dergleichen übel vermerke.

Ein solcher Ehrgeiz wird sich manchmal auf ein ganz bestimmtes Ziel konzentrieren: auf Intelligenz oder auf Anziehungskraft, auf irgendwelche besonderen Leistungen oder auf Moral. Manchmal jedoch ist der Ehrgeiz auf kein bestimmtes Ziel gerichtet, sondern breitet sich über alle Betätigungen des Betreffenden aus. Er muß auf jedem Gebiet, mit dem er in Berührung kommt, der Beste sein. Er kann gleichzeitig ein großer Erfinder und ein hervorragender Arzt und ein unvergleichlich großer Musiker sein wollen. Eine Frau möchte nicht nur die Erste auf ihrem besonderen Berufsgebiet, sondern auch eine vollkommene Hausfrau sein und gleichzeitig die bestangezogene Frau. Junge Menschen dieses Typs können es schwer finden, irgendeinen Beruf zu wählen und ihm nachzugehen, weil die Wahl des einen den Verzicht auf einen anderen bedeutet oder doch wenigstens einen Verzicht auf einen Teil ihrer Lieblingsinteressen und -betätigungen. Für die meisten Menschen wäre es tatsächlich schwer, gleichzeitig ein Meister auf dem Gebiet der Architektur, der Chirurgie und der Musik zu sein. Auch können solche heranwachsenden jungen Menschen ihre Arbeit mit viel zu übertriebenen und phantastischen Erwartungen beginnen: Sie wollen malen wie Rembrandt, Stücke schreiben wie Shakespeare oder imstande sein, ein genaues Blutbild zu machen, sobald sie zum erstenmal ein Laboratorium betreten. Da ihr übertriebener Ehrgeiz sie dazu treibt, zuviel zu erwarten, so bleiben sie in ihren

Leistungen zurück und sind dann leicht entmutigt und enttäuscht und schnell dazu bereit, ihre Bemühungen aufzugeben und etwas Neues zu beginnen. Viele begabte Menschen zersplittern ihre Energie auf diese Weise ihr ganzes Leben lang. Sie haben tatsächlich große Möglichkeiten, etwas auf verschiedenen Gebieten zu erreichen, aber dadurch, daß sie an so vielem interessiert und schließlich auch in allem ehrgeizig sind, sind sie unfähig, irgendein Ziel beharrlich zu verfolgen, am Ende erreichen sie gar nichts und lassen ihre schönen Gaben zugrunde gehen.

Mag der Ehrgeiz bewußt oder unbewußt sein, es herrscht doch stets eine große Empfindlichkeit in bezug auf eine Enttäuschung. Sogar ein Erfolg kann als Enttäuschung empfunden werden, wenn er nicht ganz den hochgespannten Erwartungen entsprach. Zum Beispiel kann auch Erfolg mit einem wissenschaftlichen Artikel oder Buch zu einer Enttäuschung führen, weil der Verfasser nicht gleich Berge versetzt, sondern nur fachlich begrenztes Interesse gefunden hat. Ein Mensch dieses Typs wird, nachdem er ein schwieriges Examen bestanden hat, seinen Erfolg nicht gelten lassen, weil er darauf hinweist, daß auch andere das Examen bestanden haben. Diese beharrliche Tendenz, von allem enttäuscht zu sein, ist einer der Gründe dafür, daß Menschen dieses Typs einen Erfolg nicht genießen können. Andere Gründe werde ich später besprechen. Selbstverständlich sind sie auch ungewöhnlich empfindlich gegen jede Kritik. Manch einer hat niemals mehr als ein erstes Buch oder ein erstes Bild produziert, weil er auch durch eine noch so milde Kritik zu tief entmutigt wurde. Viele latente Neurosen werden erst durch die Kritik eines Vorgesetzten oder durch einen Mißerfolg manifest, wenn auch die Kritik oder der Mißerfolg an sich ganz harmlos gewesen sein können oder doch keinesfalls dem Maß des inneren Aufruhrs, den sie veranlaßten, entsprachen.

Der dritte Unterschied gegenüber normalem Wettbewerb ist die immanente Feindseligkeit in dem Ehrgeiz des Neurotikers, seine Haltung: »Außer mir darf keiner schön, fähig oder erfolgreich sein.« Feindseligkeit steckt in jedem intensiven Wettbewerb, da der Sieg eines Konkurrenten die Niederlage des anderen voraussetzt. Tatsächlich gibt es in einer individualistischen Kultur ein solches Maß vernichtender Konkurrenz, daß man Bedenken trägt, diese Haltung, wenn sie isoliert auftritt, ein neurotisches Merkmal zu nennen. Sie ist fast eine kulturelle Verhaltensweise. Jedoch sind bei dem Neurotiker die destruktiven Seiten stärker als die konstruktiven: Es ist wichtiger für ihn, andere besiegt zu sehen, als selber Erfolg zu haben. Genauer gesagt: Der neurotisch-ehrgeizige Mensch benimmt sich so, als sei es ihm wichtiger, andere zu besiegen, als selber Erfolg zu haben. In Wirklichkeit ist sein eigener Erfolg von größter Wichtigkeit für ihn; da er jedoch, wie wir noch sehen werden, große Hemmungen in bezug auf Erfolg hat, ist der einzige Weg, der ihm offen bleibt, derjenige, überlegen zu sein oder sich doch wenigstens so zu fühlen: das heißt, die anderen niederzureißen, sie auf sein eigenes Niveau herab oder besser noch unter dasselbe zu bringen.

In den Konkurrenzbestrebungen unserer Kultur erweist es sich oft als nützlich, zu versuchen, den Konkurrenten zu schädigen, um die eigene Position oder den eigenen Ruhm zu verstärken oder einen eventuellen Rivalen zu unterdrücken. Jedoch ist der Neurotiker von einem blinden, wahllosen und unwiderstehlichen Drang besessen, andere herabzusetzen. Er kann dies auch tun, wenn er weiß, daß die anderen ihm keinen wirklichen Schaden antun können, oder auch wenn ihre Niederlage entschieden gegen seine eigenen Interessen geht. Sein Gefühl kann als die ausgesprochene Überzeugung beschrieben werden: »Nur einer kann Erfolg haben«, was anders ausgedrückt heißt: »Außer mir darf niemand Erfolg haben.« Hinter seinen destruktiven Trieben kann eine ungeheuer starke emotionelle Intensität stecken. Zum Beispiel wurde ein Mann, der ein Theaterstück schrieb, von einer blinden Wut befallen, als er hörte, daß einer seiner Freunde auch an einem Stück arbeitete.

Dieser Impuls, die Bemühungen anderer zu vernichten oder zu vereiteln, kann in vielen Beziehungen beobachtet werden. Ein übermäßig ehrgeiziges Kind kann sich von dem Wunsch getrieben fühlen, alle in seinem Interesse gemachten Bemühungen seiner Eltern zu vereiteln. Wenn die Eltern Nachdruck auf gutes Betragen und gesellschaftlichen Erfolg legen, wird es ein gesellschaftlich skandalöses Benehmen zur Schau stellen. Wenn sie ihre Bemühungen auf seine geistige Entwicklung konzentrieren, wird es solche Hemmungen gegen das Lernen haben, daß es schwachsinnig erscheinen kann. Ich erinnere mich an zwei junge Patientinnen, die man mir brachte, weil man fürchtete, sie seien schwachsinnig; doch stellte sich später heraus, daß sie sehr fähig und intelligent waren. Die Tatsache, daß sie von dem Wunsch getrieben waren, ihren Eltern eine Niederlage beizubringen, kam durch ihren Versuch, sich dem Analytiker gegenüber genauso zu verhalten, zutage. Eines der Mädchen tat für eine lange Zeit so, als verstünde sie mich nicht, so daß mein Urteil über ihre Intelligenz sehr ins Schwanken geriet, bis ich erkannte, daß sie dasselbe Spielchen mit mir trieb, das sie mit ihren Eltern und Lehrern gespielt hatte. Beide Kinder hatten einen lebhaften Ehrgeiz, doch war dieser Ehrgeiz zu Beginn der Behandlung völlig von destruktiven Trieben unterdrückt.

Die gleiche Haltung kann sich beim Unterricht oder in einer Behandlung zeigen. Es liegt im Interesse des Betreffenden, sowohl von einem Unterricht als von einer Behandlung zu profitieren. Doch für einen Neurotiker dieses Typs oder, genauer gesagt, für diejenige Seite in ihm, die mit anderen zu konkurrieren sucht, ist es wichtiger, die Bemühungen des betreffenden Lehrers oder Arztes zunichte zu machen oder einen möglichen Erfolg zu durchkreuzen. Und wenn er dieses Ziel dadurch erreichen kann, daß er an seiner eigenen Person einen Fehlschlag der Bemühungen demonstrieren kann, ist er bereit, den Preis dafür in Form seines Krank- oder Unwissendbleibens zu bezahlen; damit hat er den Beweis geliefert, daß die anderen nichts können. Selbstverständlich vollzieht sich dieser Vorgang im Unbewußten. In seinem Bewußtsein wird ein derartiger Mensch fest von der tatsächlichen Unfähigkeit des betreffenden Lehrers oder Arztes überzeugt sein oder davon, daß er für ihn persönlich nicht die richtige Wahl sei.

Daher wird ein derartiger Patient große Angst davor haben, daß der Analytiker ihm gegenüber erfolgreich sein könnte. Er wird alles nur Mögliche tun, um die Bemühungen des Analytikers zu vereiteln, auch wenn er dadurch ganz offensichtlich sein eigenes Interesse aufs schwerste schädigt. Er wird den Analytiker nicht nur irreführen oder ihm wichtige Informationen vorenthalten; auch sein Befinden wird sich nicht ändern oder sich gar auf dramatisch betonte Weise verschlechtern, solange dies nur irgend möglich ist. Er wird dem Analytiker nicht erzählen, daß es ihm besser geht, oder aber, wenn er es tut, so wird dies nur auf zögernde und anklagende Weise geschehen, oder er wird die Besserung oder eine gewonnene Erkenntnis auf äußere Faktoren schieben, auf einen Temperaturwechsel oder auf die Wirkung von Aspirin oder auf etwas, was er gelesen hat. Er wird einen Hinweis des Analytikers nicht befolgen und damit versuchen zu beweisen, daß dieser definitiv unrecht habe. Oder er wird plötzlich eine ursprünglich heftig zurückgewiesene Anregung des Analytikers als seine eigene Erkenntnis vorbringen. Dies letztere Verhalten kann oft in ganz gewöhnlichen Alltagsangelegenheiten beobachtet werden; es enthält die Triebkräfte eines unbewußten Plagiierens, und viele Prioritätskämpfe haben eine derartige psychologische Grundlage. Ein solcher Mensch kann den Gedanken nicht ertragen, daß außer ihm noch ein anderer eine neue Idee haben könne. Er wird jede Anregung, die nicht von ihm selber stammt, mit Nachdruck schlechtmachen. Zum Beispiel wird er ein Kino nicht gut finden oder sich weigern, ein empfohlenes Buch zu lesen, wenn die Empfehlung von einem Menschen kommt, mit dem er zur Zeit konkurriert.

Wenn im Verlauf der Analyse alle diese Reaktionen mehr an die Oberfläche kommen, kann der Neurotiker nach einer zutreffenden Interpretation einen ganz offenen Wutanfall bekommen: Er wird von dem Trieb übermannt, einen Gegenstand im Ordinationsraum zu zerschmettern oder dem Analytiker beleidigende Bemerkungen an den Kopf zu werfen. Oder er wird im selben Augenblick, in dem einige Probleme aufgeklärt wurden, darauf hinweisen, daß noch viele Probleme ungelöst seien. Auch wenn sein Zustand sich erheblich gebessert hat und er diese Tatsache mit seinem Verstand anerkennt, wehrt er sich gegen jedes Dankbarkeitsgefühl. In dem Phänomen der Undankbarkeit sind noch andere Faktoren enthalten, wie etwa die Furcht, sich auf Verbindlichkeiten einzulassen, jedoch ist ein besonders häufiges Element die Demütigung, die der Neurotiker darüber empfindet, daß er jemandem ein Verdienst an einer Sache zusprechen soll.

Mit dem Trieb, sich andere unterwürfig zu machen, ist große Angst verbunden, weil der Neurotiker automatisch annimmt, daß andere nach einer Niederlage genauso verletzt und rachsüchtig seien wie er selbst. Deshalb hat er Angst davor, andere zu verletzen, und hält seine Unterwerfungstendenzen dadurch vor dem Bewußtwerden zurück, daß er glaubt und darauf besteht, sie seien tatsächlich berechtigt.

Wenn der Neurotiker eine stark herabsetzende Haltung hat, ist es schwer für ihn, sich irgendeine positive Meinung zu bilden oder eine positive Stellung einzunehmen oder eine konstruktive Entscheidung zu treffen. Eine positive Meinung über einen Menschen oder eine Sache kann bei der geringsten negativen Bemerkung, die irgend jemand macht, zerstört werden, da es nicht viel bedarf, seine herabsetzenden Impulse wachzurufen.

Alle die destruktiven Triebe, die in der neurotischen Sucht nach Macht, Ansehen und Besitz enthalten sind, äußern sich im Konkurrenzkampf. Auch ein normaler Mensch wird wahrscheinlich in dem in unserer Kultur allgemein üblichen Wettkampf derartige Tendenzen haben, für einen neurotischen Menschen sind sie jedoch auch dann wichtig, wenn sie ihm Schaden oder Leiden verursachen. Die Fähigkeit, andere zu demütigen, auszunutzen oder zu betrügen, wird für ihn zu einem Triumph seiner Überlegenheit oder, falls seine Bemühungen mißlingen, zu einer Niederlage. Ein großer Teil der Wut, die der Neurotiker äußert, wenn er unfähig ist, andere zu übervorteilen, wird durch ein solches Gefühl einer Niederlage veranlaßt.

Wenn innerhalb einer Gesellschaft der Geist individuellen Wettbewerbs vorherrscht, so muß dies die Beziehung zwischen den Geschlechtern nachteilig beeinflussen, wenn nicht die Lebensgebiete zwischen Männern und Frauen strikt getrennt sind. Das neurotische Konkurrenzbedürfnis richtet jedoch seines destruktiven Charakters wegen noch größere Verheerungen an als ein normales.

Die Tendenzen des Neurotikers, den Partner zu besiegen, ihn zu unterdrücken und zu demütigen, spielen in Liebesbeziehungen eine ungeheuer große Rolle. Sexuelle Beziehungen werden zu einem Mittel, den Partner entweder zu unterwerfen und herabzusetzen oder von ihm unterworfen oder herabgesetzt zuwerden, eine Funktion, die ihrer Natur sicherlich völlig fremd ist. Oft entwickelt sich eine Situation, die von Freud eine Spaltung im männlichen Liebesleben genannt wurde; ein Mann kann sich sexuell nur von einer Frau, die unter seinem Niveau steht, angezogen fühlen und mit Frauen, die er liebt und bewundert, ganz ohne Verlangen und impotent sein. Für einen solchen Menschen ist der Geschlechtsverkehr untrennbar mit Demütigungstendenzen verbunden, weshalb er sexuelle Wünsche in bezug auf einen Menschen, den er liebt oder lieben könnte, sofort unterdrückt. Diese Haltung läßt sich oft auf seine Mutter zurückführen, von der er sich gedemütigt fühlte und die er seinerseits demütigen wollte, was er jedoch aus Furcht hinter übertriebener Ergebenheit verbarg — eine Situation, die man oft als eine Fixierung bezeichnet. Im späteren Leben findet er dann die Lösung, Frauen in zwei Gruppen aufzuteilen: Die zurückgebliebene Feindseligkeit gegen Frauen, die er liebt, äußert sich darin, daß er ihre Erwartungen faktisch vereitelt.

Wenn ein Mann dieser Art sich auf eine Beziehung mit einer Frau einläßt, die ihm gesellschaftlich oder menschlich gleich oder überlegen ist, schämt er sich heimlich oft über sie, statt stolz auf sie zu sein. Er kann außerordentlich verblüfft über eine solche Reaktion sein, weil er bewußt der Ansicht ist, daß es nichts an dem Wert einer Frau ändert, wenn sie eine sexuelle Beziehung hat. Was er nicht weiß, ist, daß sein Impuls, eine Frau durch den Geschlechtsverkehr herabzusetzen, so stark ist, daß diese Frau gefühlsmäßig für ihn verächtlich wurde. Daher ist es eine logische Reaktion, wenn er sich über sie schämt. Auch eine Frau kann eine völlig irrationale Scham über ihren Liebhaber empfinden, die sich darin äußert, daß sie nicht mit ihm gesehen werden möchte oder daß sie sich gegen seine guten Eigenschaften verschließt und ihn auf diese Weise weniger würdigt, als er es verdiente. In der Analyse stellt sich heraus, daß sie die gleiche unbewußte Tendenz hat, ihren Partner zu erniedrigen. Meist hat sie diese Tendenzen auch Frauen gegenüber, doch sind sie aus individuellen Gründen ausgesprochener in ihren Beziehungen zu Männern. Die individuellen Gründe hierfür können ganz verschieden sein: Groll gegen einen vorgezogenen Bruder, Verachtung für einen schwachen Vater, die Überzeugung, nicht anziehend zu sein, und daher das Antizipieren einer Ablehnung seitens der Männer. Auch kann die Angst vor Frauen zu groß sein, um eine Äußerung demütigender Tendenzen zu gestatten.

Frauen sowohl als Männer können sich völlig über ihre Intentionen, das andere Geschlecht zu unterdrücken und zu demütigen, klar sein. Ein Mädchen kann eine Liebesbeziehung mit einem Mann mit der offen zugegebenen Begründung beginnen, sich den Mann unterwürfig machen zu wollen. Oder sie kann Männer absichtlich anziehen und sie, sobald sie mit Liebe darauf reagieren, fallenlassen. Doch gewöhnlich ist der Wunsch, zu demütigen, nicht bewußt. In solchen Fällen kann er sich durch viele indirekte Wege offenbaren. Er kann sich zum Beispiel durch zwangsmäßiges Kichern über die Annäherungsversuche des Mannes äußern. Oder er kann sich in Form von Gefühlskälte zeigen, wodurch dem Mann bewiesen wird, daß er nicht imstande ist, sie zu befriedigen, was ihn erfolgreich demütigt, besonders dann, wenn er selbst eine neurotische Angst davor hat, von Frauen gedemütigt zu werden. Im viktorianischen Zeitalter war es eine kulturell vorgeschriebene Verhaltensweise für eine Frau, sexuelle Beziehungen als Demütigung zu empfinden, eine Empfindung, die sich verringerte, wenn die Beziehung legal und gebührend frigide war. Dieser kulturelle Einfluß wurde innerhalb der letzten vierzig Jahre schwächer, doch ist er noch immer stark genug, die Tatsache zu erklären, daß Frauen viel häufiger als Männer das Gefühl haben, daß sexuelle Beziehungen ihrer Würde schadeten. Auch diese Empfindung kann Gefühlskälte oder völlige Abstinenz von Männern zur Folge haben. Die betreffende Frau kann in dieser Haltung durch masochistische Phantasien oder Perversionen eine sekundäre Befriedigung finden, doch wird sie dann, aus Gründen einer antizipierten Demütigung, große Feindseligkeit gegen Männer entwickeln.

Ein Mann, der sich in seiner Männlichkeit unsicher fühlt, kommt leicht auf den Verdacht, daß er von der betreffenden Frau lediglich aus einem Bedürfnis nach sexueller Befriedigung akzeptiert werde, auch wenn genügend Beweise dafür existieren, daß sie ihm ehrlich zugetan ist; infolgedessen wird er, aus dem Gefühl, mißbraucht zu werden, einen Groll gegen sie entwickeln. Oder ein Mann kann den Mangel an einer entsprechenden Reaktion seitens der Frau als unerträgliche Demütigung empfinden und daher überbesorgt um ihre Befriedigung sein. In seinen eigenen Augen erscheint ihm diese große Besorgnis als Rücksichtnahme. Jedoch kann er in anderer Hinsicht rüde und rücksichtslos sein und auf diese Weise offenbaren, daß er sich durch die Sorge um die Befriedigung der Frau nur gegen das Gefühl der Demütigung zu schützen sucht.

Es gibt hauptsächlich zwei Wege, durch die das Bestreben, andere herabzusetzen und zu besiegen, verdeckt werden kann: nämlich es entweder unter einer bewundernden Haltung zu verbergen oder es durch Skeptizismus auf eine intellektuelle Grundlage zu stellen.

Skeptizismus kann natürlich auch ein echter Ausdruck für eine intellektuelle Meinungsverschiedenheit sein. Nur wenn solch echte Zweifel definitiv ausgeschaltet werden können, ist man berechtigt, nach verborgenen Motiven zu suchen. Diese können so offenkundig sein, daß schon allein eine Frage nach der Stichhaltigkeit des betreffenden Zweifels einen Angstanfall erzeugen kann. Einer meiner Patienten suchte mich in jeder analytischen Sitzung rüde herabzusetzen, ohne allerdings zu wissen, daß er es tat. Als ich ihn etwas später fragte, ob er an seine Zweifel bezüglich meiner Zuständigkeit in einer bestimmten Angelegenheit wirklich glaubte, reagierte er darauf mit einem Zustand von schwerer Angst.

Der Prozeß wird noch viel komplizierter, wenn der Trieb zum Herabsetzen und Unterwerfen durch eine bewundernde Haltung überdeckt wird. Männer, die insgeheim Frauen gern verletzen und verschmähen möchten, können sie in ihrer bewußten Vorstellung auf ein hohes Piedestal stellen. Frauen, die unbewußt immer versuchen, Männer zu unterwerfen und zu demütigen, können zur Heldenverehrung neigen. In der Heldenverehrung des Neurotikers, wie in der eines normalen Menschen, kann ein echtes Gefühl für Wert und Größe stecken, jedoch liegt das besondere Merkmal der neurotischen Haltung in der Tatsache, daß sie ein Kompromiß zwischen zwei Tendenzen ist: einer Tendenz, Erfolg ungeachtet seines Wertes blind anzubeten wegen der eigenen in diese Richtung gehenden Wünsche; und eine Tendenz, seine destruktiven Wünsche in bezug auf einen erfolgreichen Menschen zu verbergen.

Bestimmte typische Ehekonflikte können auf dieser Grundlage verstanden werden. In unserem Kulturgebiet werden diese Konflikte öfter Frauen betreffen, weil es für Männer mehr äußere Anregungen zu Erfolg gibt und die Möglichkeiten, ihn zu erreichen, größer sind. Angenommen, eine Frau, die zu dem Typ der Heldenverehrerinnen gehört, heiratet einen Mann, weil sein bereits erreichter oder möglicher Erfolg sie reizt. Da in unserem Kulturgebiet eine Ehefrau bis zu einem gewissen Grad an dem Erfolg ihres Gatten teilhat, kann ihr dies, solange der Erfolg vorhält, eine gewisse Befriedigung geben. Doch befindet sie sich in einem Konflikt: Sie liebt ihren Mann seines Erfolges wegen, haßt ihn aber gleichzeitig aus demselben Grund; sie möchte seinen Erfolg zugrunde richten, ist daran aber gleichzeitig verhindert, weil sie ja quasi als Stellvertreterin des Mannes an ihm beteiligt ist und ihn genießen möchte. Eine solche Frau kann ihren Wunsch, den Erfolg ihres Mannes zu zerstören, dadurch verraten, daß sie durch Extravaganzen seine finanzielle Sicherheit gefährdet, seinen Gleichmut durch aufreibende Streitereien erschüttert und sein Selbstvertrauen durch eine hinterhältig herabsetzende Haltung unterminiert. Oder ihre destruktiven Wünsche enthüllen sich dadurch, daß sie ihn unermüdlich von Erfolg zu Erfolg treibt, ohne Rücksicht auf sein Wohlbefinden. Ihr Unwille wird wahrscheinlich bei dem geringsten Anzeichen eines Versagens stärker zum Vorschein kommen, und obwohl sie, solange er Erfolg hatte, sich in jeder Hinsicht als liebende Gattin benahm, wird sie sich nun, statt ihm zu helfen und ihn zu ermutigen, gegen ihren Mann wenden; denn ihre Rachsucht, die, solange sie an seinem Erfolg beteiligt war, verborgen blieb, offenbart sich bei den ersten Anzeichen einer Niederlage. All diese destruktiven Bestrebungen können sich unter dem Deckmantel von Liebe und Bewunderung vollziehen.

Ein anderes wohlbekanntes Beispiel kann hier erwähnt werden, das zeigt, wie Liebe dazu benutzt wird, die aus dem Ehrgeiz stammenden Zerstörungstriebe zu kompensieren. Eine Frau, die vor ihrer Ehe auf ihren eigenen Füßen stand und fähig und erfolgreich war, gibt nach ihrer Heirat ihre Arbeit nicht nur auf, sondern entwickelt eine Tendenz zur Abhängigkeit und scheint ihren Ehrgeiz völlig vergessen zu haben — all dies wird gern als »wahrhaft weiblich« bezeichnet. Der Ehemann ist gewöhnlich enttäuscht, da er einen guten Kameraden zu finden hoffte und statt dessen eine Frau bekam, die nicht mit ihm zusammen arbeitet, sondern sich ihm unterstellt. Eine Frau, die sich in dieser Weise verändert, hat ein neurotisches Mißtrauen gegen ihr eigenes Wirkungsvermögen. Sie fühlt unklar, daß es sicherer ist, ihre ehrgeizigen Ziele — oder auch nur ihre Sicherheit — durch Heirat mit einem erfolgreichen Mann oder einem, in dem sie doch wenigstens die Fähigkeit zu Erfolg vermutet, zu erreichen. Bis dahin kann die Situation ganz ungetrübt bleiben und sich befriedigend auswirken. Jedoch erhebt die neurotische Frau insgeheim Einspruch dagegen, ihren Ehrgeiz aufzugeben; sie entwickelt feindliche Gefühle gegen ihren Mann und sie verfällt — entsprechend dem neurotischen Prinzip des »alles oder nichts« — einem Gefühl der Nichtigkeit und wird schließlich zu einer völligen Null.

Wie ich schon im vorhergehenden sagte, kann der Grund dafür, daß eine derartige Reaktion häufiger bei Frauen als bei Männern vorkommt, in unserer kulturellen Situation gefunden werden, die den Erfolg zu einer Angelegenheit der männlichen Welt macht. Daß jedoch diese Art der Reaktion kein von Natur ausschließlich weiblicher Zug ist, wird durch die Tatsache bewiesen, daß Männer genauso reagieren, wenn die Situation umgekehrt ist, das heißt, wenn zufällig die Frau die stärkere, intelligentere oder erfolgreichere ist. Infolge unseres kulturbedingten Glaubens an die Überlegenheit des Mannes in allen Dingen außer Liebe wird eine derartige Haltung seitens eines Mannes weniger häufig durch

Bewunderung verdeckt; sie äußert sich gewöhnlich ganz offen in einer direkten Schädigung der Interessen und der Arbeit der betreffenden Frau.

Der Geist des Wettbewerbs beeinflußt nicht nur die Beziehungen zwischen Männern und Frauen, er beeinflußt auch die Wahl des Partners. Was wir in dieser Hinsicht in Neurosen sehen, ist lediglich ein übertriebenes Bild dessen, was oft in einer Kultur, die den Wettbewerb begünstigt, für normal gilt. Normalerweise wird die Wahl eines Partners oft durch das Streben nach Ansehen und Besitz bestimmt, das heißt durch Motive, die jenseits der erotischen Sphäre liegen. Eine diesbezügliche Entscheidung kann bei einem neurotischen Menschen obenan stehen, einerseits weil sein Streben nach Macht, Ansehen und Unterstützung viel zwangsmäßiger und unbeugsamer ist als das des Durchschnittsmenschen, andererseits weil seine persönlichen Beziehungen zu anderen, einschließlich derer zu dem anderen Geschlecht, sich zu sehr verschlechtert haben, als daß er zu einer entsprechenden Wahl fähig wäre.

Destruktives Konkurrenzbedürfnis kann auf zweierlei Weise homosexuelle Tendenzen begünstigen; erstens verursacht es einen Trieb in dem einen Geschlecht, sich von dem anderen völlig zurückzuziehen, um den sexuellen Wettbewerb mit seinesgleichen zu vermeiden; und zweitens verlangt die dadurch erzeugte Angst nach Beruhigung, und das Bedürfnis nach beruhigender Liebe ist, wie schon vorher erwähnt, oft der Grund dafür, sich an einen Partner des gleichen Geschlechts zu hängen. Dieser Zusammenhang zwischen destruktivem Rivalentum, Angst und homosexuellen Trieben kann oft in dem analytischen Prozeß beobachtet werden, wenn Patient und Analytiker demselben Geschlecht angehören. Ein solcher Patient kann durch eine Periode hindurchgehen, in der er mit seinen eigenen Leistungen prahlt und den Analytiker herabsetzt. Am Anfang tut er dies auf solch verborgene Weise, daß er sich dessen gar nicht bewußt wird. Dann erkennt er seine Haltung, doch ist sie noch völlig von seinen Gefühlen getrennt, und er merkt nicht, welch mächtiger Trieb sie verursacht. Wenn er dann allmählich das Maß seiner Feindseligkeit gegen den Analytiker zu fühlen beginnt und sich gleichzeitig immer unsicherer fühlt — was sich in Angstträumen, in Herzklopfen und Ruhelosigkeit äußern kann —, hat er plötzlich einen Traum, worin der Analytiker ihn umarmt, und er wird sich über Phantasien und Wünsche nach einem nahen Kontakt mit dem Analytiker klar, womit er sein Bedürfnis nach der Beschwichtigung seiner Angst offenbart. Diese Folge von Reaktionen kann sich mehrere Male wiederholen, ehe der Patient sich allmählich imstande fühlt, das Problem seines Konkurrenzbedürfnisses so zu sehen, wie es ist.

Kurz ausgedrückt, können Bewunderung oder Liebe folgendermaßen als Kompensation für Zerstörungstriebe dienen: dadurch, daß die Zerstörungstriebe vor dem Bewußtwerden bewahrt bleiben; durch das völlige Ausschalten des Konkurrenzbedürfnisses, indem man einen unüberwindlichen Abstand zwischen sich selbst und den Konkurrenten herstellt; dadurch, daß man sich den Genuß an einem Erfolg oder einem Anteil daran durch einen anderen verschafft, indem man den Konkurrenten für sich gewinnt und dadurch dessen Rachsucht abwehrt.

Obwohl diese Bemerkungen über den Einfluß des neurotischen Konkurrenzbedürfnisses auf sexuelle Beziehungen noch lange nicht erschöpft sind, genügen sie dennoch, zu zeigen, wie es zu einer Verschlechterung der Beziehungen zwischen den Geschlechtern führt. Dies ist um so bedenklicher, als dieses gleiche Konkurrenzbedürfnis, das in unserer Kultur die Möglichkeit guter Beziehungen zwischen den Geschlechtern unterminiert, auch eine Quelle von Angst ist und daher gute Beziehungen nur um so wünschenswerter macht.

Zurückweichen vor einem Wettbewerb

Seines destruktiven Charakters wegen verursacht das Konkurrenzbedürfnis in neurotischen Menschen eine ungeheure Angst und führt schließlich zu einem Zurückweichen vor einem Wettbewerb. Es fragt sich nun, woher diese Angst kommt.

Es ist ohne weiteres verständlich, daß eine der Quellen der Angst aus der Furcht davor stammt, das rücksichtslose Verfolgen des Ehrgeizes würde irgendwie vergolten werden. Ein Mensch, der über alle anderen hinweggeht, sie, sobald sie Erfolg haben oder sich darum bemühen, demütigt und zu Boden wirft, muß von der Furcht verfolgt sein, daß die anderen sich genauso intensiv darum bemühen, ihn zu vernichten. Doch wenn auch eine derartige Vergeltungsfurcht in jedem Menschen, der seinen Erfolg auf Kosten anderer erringt, lebendig ist, ist sie doch schwerlich der volle Grund für die gesteigerte Angst des Neurotikers und seine daraus resultierende Hemmung in bezug auf einen Wettbewerb.

Erfahrung zeigt, daß Vergeltungsfurcht allein nicht unbedingt zu Hemmungen zu führen braucht. Sie kann ganz im Gegenteil ein kaltblütiges Berechnen des eingebildeten oder wirklichen Neides, des Rivalisierens oder der Bösartigkeit der anderen zur Folge haben oder aber den Versuch veranlassen, die eigene Macht zu erweitern, um vor jeglicher Niederlage geschützt zu sein. Ein bestimmter Typ des erfolgreichen Menschen hat nur das eine Ziel im Auge, Macht und Reichtum zu erringen. Wenn man aber die Struktur einer solchen Persönlichkeit mit der eines ausgesprochen neurotischen Menschen vergleicht, so findet man einen auffallenden Unterschied. Der rücksichtslose Erfolgsjäger hat kein Interesse an der Liebe anderer Menschen. Weder will er, noch erwartet er irgend etwas von anderen, sei es Hilfe oder eine Äußerung von Großmut. Er weiß, daß er das, was er haben will, aus eigener Kraft und Anstrengung erreichen kann. Er wird selbstverständlich Menschen brauchen, doch liegt ihm an ihrer guten Meinung nur insofern, als diese für seine Ziele nützlich ist. Liebe um der Liebe willen bedeutet ihm gar nichts. Sein Verlangen und seine Abwehr liegen auf einer eindeutig klaren Linie, die zu Macht, Ansehen und Besitz führt. Auch ein Mensch, den innere Konflikte dazu veranlassen, sich so zu verhalten, wird nicht die üblichen neurotischen Charakterzüge entwickeln, wenn ihn innerlich nichts von seinen Bestrebungen abhält. Furcht wird lediglich seine Anstrengungen, noch erfolgreicher und unüberwindlicher zu werden, verdoppeln.

Der neurotische Mensch verfolgt jedoch zwei miteinander unvereinbare Tendenzen: ein aggressives Bemühen um unumschränkte und ausschließliche Herrschaft und gleichzeitig ein übermäßiges Verlangen danach, von allen geliebt zu werden. Diese Situation: zwischen Ehrgeiz und Liebe gefangen zu sein, ist einer der zentralen Konflikte in Neurosen. Der Hauptgrund dafür, daß der Neurotiker vor seinem eigenen Ehrgeiz und seinen Ansprüchen Angst hat, weshalb er sie noch nicht einmal sehen will und weshalb er sie im Zaum hält oder sie völlig vermeidet, ist, daß er sich davor fürchtet, Liebe zu verlieren. Mit anderen Worten, der Grund dafür, daß der Neurotiker sein Konkurrenzbedürfnis zurückhält, liegt nicht darin, daß sein »Über-Ich« besonders zwingende Anforderungen stellt, die seine zu große Aggressivität verhindern, sondern daß er in einem Dilemma zwischen zwei gleich gebieterischen Bedürfnissen gefangen ist: zwischen seinem Ehrgeiz und seinem Liebesbedürfnis.

Das Dilemma ist de facto nicht zu lösen. Man kann nicht über Menschen hinweggehen und gleichzeitig von ihnen geliebt werden. Jedoch ist der Druck, den der Neurotiker verspürt, so groß, daß er trotzdem den Versuch macht, eine Lösung zu finden. Gewöhnlich versucht er dies auf zwei Weisen: durch eine Rechtfertigung seiner Herrschsucht und des Verdrusses, den er über deren Nichterfüllung empfindet; und dadurch, daß er seinen Ehrgeiz bändigt. Wir können uns über seine Bemühungen, seine aggressiven Ansprüche zu rechtfertigen, kurz fassen, weil sie dieselben Merkmale zeigen, die wir bereits im Zusammenhang mit den Wegen, sich Liebe zu verschaffen, und deren Rechtfertigung besprochen haben. Dort wie hier ist die Rechtfertigung als Strategie wichtig; es wird versucht, die Forderungen unbestreitbar zu machen, so daß sie dem Geliebtwerden nicht im Wege stehen können. Wenn der Neurotiker andere herabsetzt, um sie im Verlauf des Wettkampfes zu demütigen und zu Boden zu werfen, so wird er fest davon überzeugt sein, daß er völlig objektiv war. Wenn er andere ausbeuten will, so wird er daran glauben und versuchen, sie davon zu überzeugen, daß er ihre Hilfe bitter benötigt.

Dieses Rechtfertigungsbedürfnis ist mehr als alles andere daran schuld, daß ein Element subtiler unterirdischer Unaufrichtigkeit von einem Menschen Besitz ergreift, auch wenn er im Grund ehrlich ist. Es ist auch die Ursache für die unermüdliche Selbstgerechtigkeit, die ein solch häufiger Charakterzug neurotischer Menschen ist und manchmal ganz durchsichtig, manchmal hinter einer nachgiebigen, ja sogar selbstbeschuldigenden Haltung verborgen ist. Diese selbstgerechte Haltung wird oft mit einer »narzißtischen« Haltung verwechselt. Tatsächlich hat sie mit irgendeiner Art von Eigenliebe nicht das geringste zu tun; sie enthält noch nicht einmal ein Element von Selbstzufriedenheit oder Einbildung, weil gegen allen Anschein niemals die Überzeugung besteht, daß man im Recht sei, sondern immer nur ein dauerndes verzweifeltes Bedürfnis danach, gerechtfertigt zu erscheinen. Es handelt sich mit anderen Worten um eine Verteidigungshaltung, die notwendig wurde aus dem dringenden Bedürfnis heraus, gewisse letzten Endes von der Angst erzeugte Probleme zu lösen.

Die Beobachtung dieses Rechtfertigungsbedürfnisses war vermutlich einer der Faktoren, die Freud dazu anregten, den Begriff der besonders schwerwiegenden Forderungen des »Über-Ich« zu formulieren, denen sich der Neurotiker als Reaktion auf seine Zerstörungstriebe unterwirft. Es gibt noch eine andere Seite des Rechtfertigungsbedürfnisses zugunsten einer derartigen Interpretation. Ganz abgesehen davon, daß die Rechtfertigung ein unersetzliches strategisches Mittel ist, um mit anderen fertig zu werden, dient sie vielen Neurotikern auch noch zur Befriedigung der Notwendigkeit, vor sich selbst ohne Schuld und Sühne dazustehen. Ich werde auf diese Frage zurückkommen, wenn ich die Rolle der Schuldgefühle in Neurosen besprechen werde.

Die unmittelbare Folge der mit dem neurotischen Konkurrenzbedürfnis verbundenen Angst ist die Furcht vor Mißerfolg und die Furcht vor Erfolg. Die Furcht vor Mißerfolg ist zum Teil ein Ausdruck der Furcht vor Demütigung. Jeder Mißerfolg wird zu einer Katastrophe. Zum Beispiel fühlte sich ein Mädchen, das die erwartete Antwort auf eine ihm in der Schule gestellte Frage nicht wußte, darüber nicht nur außerordentlich beschämt, sie war auch davon überzeugt, daß alle anderen Mädchen in ihrer Klasse sie von nun an verachten und sich gegen sie wenden würden. Diese Reaktion hat um so größeres Gewicht, als es häufig vorkommt, daß Ereignisse als mißlungen angesehen werden, die in Wirklichkeit nicht das geringste Anzeichen eines Mißerfolges haben, oder zum mindesten ganz belanglos sind — wie etwa, in der Schule nicht die beste Note zu bekommen oder ein Examen nur zum Teil zu bestehen oder eine nicht zu hundert Prozent gelungene Gesellschaft zu geben oder in einer Konversation nicht besonders glänzend abgeschnitten zu haben —,kurz alles, was nicht den eigenen übermäßigen Erwartungen entspricht. Irgendeine Zurückweisung, auf die der Neurotiker, wie wir gesehen haben, mit intensiver Feindseligkeit reagiert, wird ebenfalls als Mißerfolg und daher als Demütigung empfunden.

Diese Furcht kann dadurch noch außerordentlich verstärkt werden, daß der Neurotiker vermutet, andere könnten sich über seinen Mißerfolg freuen, da sie seinen unbarmherzigen Ehrgeiz kennen. Wovor er noch größere Angst hat als vor dem Mißerfolg selber, ist ein Mißerfolg, nachdem er es irgendwie hat durchblicken lassen, daß er konkurriert und daß er tatsächlich ernsthaft nach Erfolg strebte und sich angestrengt hat, ihn zu erreichen. Er hat das Gefühl, daß ein bloßer Mißerfolg verziehen werden könne, ja, daß er sogar statt Feindseligkeit eher eine gewisse Sympathie erregen könne, daß er jedoch, sobald er sein Interesse an einem Erfolg gezeigt hatte, von einer Horde ihn verfolgender Feinde umgeben sei, die nur darauf warten, ihn bei dem geringsten Zeichen von Schwäche oder Mißerfolg zu zermalmen.

Die sich daraus ergebenden Haltungen sind je nach dem Inhalt der Furcht verschieden. Wenn der Nachdruck auf Furcht vor einem Mißerfolg als solchem liegt, so wird er seine Bemühungen verdoppeln oder sogar völlig verzweifelte Versuche machen, ihn zu vermeiden. Akute Angstzustände können anläßlich entscheidender Kraft- oder Geschicklichkeitsproben — ein Examen oder öffentliches Auftreten — ausbrechen. Wenn jedoch der Nachdruck auf der Furcht liegt, daß andere seinen Ehrgeiz durchschauen könnten, so ist das sich ergebende Bild genau umgekehrt. Die empfundene Angst wird ihm den Anschein der Interesselosigkeit verleihen und ihn dazu bringen, keinerlei Anstrengungen zu machen. Der Gegensatz in diesen beiden Bildern ist bemerkenswert, weil er zeigt, wie zwei Typen der Furcht, die schließlich gleichen Ursprungs sind, zwei so verschiedene Arten von Merkmalen hervorrufen können. Ein Mensch, der dem ersten Bild entspricht, wird für seine Examen fanatisch arbeiten, wohingegen einer, der der zweiten Gruppe angehört, sehr wenig arbeiten und sich vielleicht auffallend in den gesellschaftlichen Betrieb stürzen oder seinen Liebhabereien nachgehen wird, um der Welt sein mangelndes Interesse an der Aufgabe zu beweisen.

Gewöhnlich weiß der Neurotiker gar nichts von seiner Angst, sondern kennt nur ihre Folgen. Er kann zum Beispiel unfähig sein, sich auf seine Arbeit zu konzentrieren. Oder er kann hypochondrische Befürchtungen hegen, wie etwa Furcht vor Herzbeschwerden von körperlicher Anstrengung, oder von einem nervösen Zusammenbruch von geistiger Überarbeitung. Oder er kann von einer Anstrengung völlig erschöpft werden — falls Angst mit einer Tätigkeit verbunden ist, wird sie vermutlich immer erschöpfend sein — und seine Erschöpfung als Beweis dafür benützen, daß Anstrengungen seiner Gesundheit schädlich seien und daher vermieden werden müßten.

In seinem Vermeiden jeglicher Anstrengungen kann der Neurotiker sich in alle Arten ablenkender Tätigkeiten verlieren, angefangen mit einem Patience-Spiel bis zum Veranstalten von Gesellschaften, oder er kann den Eindruck von Faulheit oder Gleichgültigkeit erwecken. Eine neurotische Frau kann sich schlecht anziehen, weil sie es vorzieht, den Eindruck zu erwecken, daß ihr nichts daran liegt, gut angezogen zu sein, statt den Versuch zu machen, es zu tun, weil sie das Gefühl hat, der Versuch würde sie nur lächerlich machen. Ein ungewöhnlich hübsches Mädchen, das von seiner Häßlichkeit überzeugt war, wagte es nicht, seine Nase öffentlich zu pudern, weil es erwartete, die Menschen könnten denken: »Wie lächerlich, daß ein solch häßliches Entlein versucht, anziehend auszusehen!«

So wird der Neurotiker es im allgemeinen für sicherer halten, die Dinge, die er tun möchte, nicht zu tun. Seine Maxime ist: Bleib in der Ecke stehen, sei bescheiden und vor allem benimm dich nicht auffällig! Wie Veblen dies betont hat, spielt das Auffallen — auffallend viel freie Zeit oder ein aufallender Verbrauch — eine wichtige Rolle im Wettbewerb. Folglich muß das Zurückweichen vor dem Wettbewerb auf das Gegenteil Wert legen, nämlich auf ein Vermeiden auffälligen Verhaltens. Das bedeutet, an konventionellen Maßstäben festzuhalten, sich davor zu hüten, zum Mittelpunkt der Aufmerksamkeit zu werden und sich von anderen in keiner Weise zu unterscheiden.

Wenn dieser zurückhaltende Zug ein vorwiegendes Merkmal ist, wird er den Betreffenden dazu veranlassen, niemals etwas zu riskieren. Es erübrigt sich, darauf hinzuweisen, daß eine solche Haltung ein Leben viel ärmer macht und viele Möglichkeiten abschneidet. Denn wenn die Umstände nicht ungewöhnlich günstig sind, so setzt das Erringen von Glück oder einer Leistung stets Wagnis und Mühsal voraus.

Bisher sprachen wir über die Furcht vor einem möglichen Mißerfolg. Doch ist dies bloß eine Manifestation der mit dem neurotischen Konkurrenzbedürfnis verbundenen Angst. Die Angst kann auch zur Furcht vor dem Erfolg werden. In vielen Neurotikern ist die Angst vor der Feindseligkeit anderer so ungeheuer, daß sie sich vor dem Erfolg auch fürchten, wenn sie seiner sicher sind.

Diese Furcht vor dem Erfolg kommt aus der Furcht vor dem mißgünstigen Neid anderer und dem daraus sich ergebenden Verlust ihrer Liebe. Manchmal ist die Furcht ganz bewußt. Eine meiner Patientinnen, eine begabte Schriftstellerin, gab das Schreiben völlig auf, weil ihre Mutter anfing zu schreiben und Erfolg damit hatte. Als sie nach langer Pause zögernd und angsterfüllt wieder damit anfing, hatte sie nicht etwa Angst davor, schlecht zu schreiben, sondern davor, es zu gut zu tun. Diese Frau war lange Zeit nicht imstande, irgend etwas zu tun, hauptsächlich aus der übermäßigen Furcht heraus, daß andere ihr alles mißgönnten; statt dessen verwandte sie ihre sämtliche Energie darauf, Menschen dazu zu bringen, sie gernzuhaben. Diese Furcht kann auch lediglich als vage Beunruhigung auftreten, daß man im Fall eines Erfolges seine Freunde verlieren würde.

In dieser wie in so vielen anderen Befürchtungen ist sich der Neurotiker viel weniger seiner Furcht als lediglich der daraus resultierenden Hemmungen bewußt. Wenn zum Beispiel ein derartiger Mensch Tennis spielt, kann er kurz vor seinem Sieg die Empfindung haben, daß ihn etwas zurückhält, was das Gewinnen unmöglich macht; oder er kann eine Verabredung, die für seine Zukunft von entscheidender Wichtigkeit sein kann, vergessen. Wenn er etwas Wichtiges zu einer Diskussion oder Unterhaltung beizutragen hat, kann er so leise sprechen oder sich so knapp ausdrücken, daß er keinerlei Eindruck damit macht. Oder er überläßt anderen die Anerkennung für eine von ihm geleistete Arbeit. Er kann die Beobachtung machen, daß er mit einigen Menschen vernünftig reden kann, während er sich anderen gegenüber dumm benimmt; daß er mit einigen ein Instrument vollkommen beherrschen kann, wohingegen er in Gegenwart anderer wie ein Anfänger spielt. Wenn er auch über einen solch schwankenden Zustand verwundert ist, kann er doch nichts daran ändern. Erst wenn er einen Einblick in seine Tendenz, vor allem zurückzuweichen, erlangt hat, wird er entdecken, daß er sich in der Unterhaltung mit einem weniger intelligenten Menschen, als er selbst es ist, zwangsmäßig dümmer machen muß; oder daß er, wenn er mit einem schlechten Musiker musiziert, schlechter spielen muß als jener, da er von der Furcht gepackt wird, er würde den anderen, falls er sich auszeichnete, verletzen und demütigen.

Wenn er schließlich einen Erfolg hat, ist er nicht nur nicht imstande, ihn zu genießen, sondern kann ihn noch nicht einmal als sein eigenes Erlebnis empfinden. Oder er wird ihn verkleinern, indem er ihn günstigen Umständen oder einer belanglosen Anregung oder von außen kommender Hilfe zuschreibt. Jedoch wird er sich wahrscheinlich nach einem Erfolg immer deprimiert fühlen, teils aus seiner Furcht, teils aber auch aus einer nicht anerkannten Enttäuschung darüber, daß der tatsächliche Erfolg stets hinter den heimlichen übermäßigen Erwartungen zurückbleibt.

So besteht die Konfliktsituation des neurotischen Menschen aus dem ungestümen und zwangsmäßigen Verlangen danach, der Erste im Rennen zu sein, und aus dem gleichzeitigen ebenso starken Zwang, sich zurückzuhalten, sobald er einen guten Anfang oder einen Fortschritt gemacht hat. Wenn er eine Sache einmal erfolgreich erledigt hat, fühlt er sich verpflichtet, sie das nächste Mal schlecht zu machen. Einer guten Unterrichtsstunde wird bestimmt eine schlechte folgen, Fortschritt in der Behandlung hat einen Rückfall zur Folge, ein guter Eindruck auf Menschen wird durch einen schlechten wettgemacht. Diese Reihenfolge wird sich wiederholen und gibt ihm das Gefühl, daß er einen hoffnungslosen Kampf gegen überwältigende Hindernisse aufgenommen habe. Er ist wie Penelope, die jede Nacht wieder auftrennen mußte, was sie während des Tages gewoben hatte.

Auf diese Weise können auf jedem Schritt seines Weges Hemmungen einsetzen: Der Neurotiker kann seine ehrgeizigen Wünsche so völlig unterdrücken, daß er es noch nicht einmal versucht, eine Arbeit zu beginnen; er kann versuchen, etwas zu tun, aber unfähig sein, sich darauf zu konzentrieren oder es durchzuhalten; er ist imstande, ausgezeichnet zu arbeiten, schreckt jedoch vor jedem Anzeichen eines Erfolges zurück; und schließlich kann er einen hervorragenden Erfolg erlangen und nicht imstande sein, ihn zu würdigen oder auch nur zu empfinden.

Der wichtigste von allen Wegen, sich des Wettbewerbs zu enthalten, ist vielleicht derjenige, durch den der Neurotiker in seiner Einbildung einen solchen Abstand zwischen sich und seinem wirklichen oder mutmaßlichen Konkurrenten herstellt, daß jede Form des Wettbewerbs absurd erscheint und damit aus dem Bewußtsein gestrichen wird. Dieser Abstand kann entweder dadurch erreicht werden, daß der andere außer Reichweite auf ein hohes Piedestal gestellt wird oder indem er selbst sich so tief unter alle anderen stellt, daß jeder Gedanke oder jeder Versuch eines Wettbewerbs unmöglich und lächerlich erscheint. Dieser letztere Vorgang ist das, was ich den »Verkleinerungsprozeß« nennen möchte.

Das Verkleinern der eigenen Person kann eine bewußte Strategie sein, die lediglich aus Zweckmäßigkeitsgründen angewandt wird. Wenn ein Schüler eines großen Malers ein gutes Bild gemalt hat, aber Grund hat, die mißgünstige Haltung seines Meisters zu befürchten, so kann er sein Werk absichtlich klein machen, um den Neid seines Meisters zu dämpfen. Der Neurotiker hat jedoch nur eine vage Vorstellung von seiner Tendenz, sich selbst zu unterschätzen. Wenn er eine gute Arbeit verrichtet hat, wird er ernstlich glauben, daß andere sie besser gemacht haben würden oder daß sein Erfolg nur einem Zufall zu danken sei und daß er es wahrscheinlich nicht noch einmal so gut würde machen können. Oder er kann irgendeinen kleinen Mangel aufgreifen, wie etwa, daß er zu langsam gearbeitet habe, und ihn dazu benutzen, seine Gesamtleistung zu entwerten. Ein Wissenschaftler kann glauben, er wisse über Fragen innerhalb seines eigenen Gebietes nicht Bescheid, so daß seine Freunde ihn erst daran erinnern müssen, daß er ja selber über diese Fragen schon geschrieben habe. Wenn man ihm eine dumme oder nicht zu beantwortende Frage stellt, ist er geneigt, darauf mit einem Gefühl seiner eigenen Dummheit zu reagieren; wenn er ein Buch liest, mit dem er nicht ganz einverstanden ist, wird er, statt es kritisch durchzudenken, imstande sein, daraus zu schließen, daß er zu dumm sei, es zu verstehen. Er kann vielleicht an dem Glauben festhalten, er habe es fertiggebracht, sich eine kritische und objektive Haltung gegen sich selbst zu bewahren.

Doch wird ein solcher Mensch seine Minderwertigkeitsgefühle nicht nur ernst nehmen; er wird auch auf ihrer Gültigkeit bestehen. Trotz seiner Klagen über sie und trotz der Leiden, die sie ihm verursachen, ist er weit davon entfernt, einen Beweis ihrer Ungültigkeit zu akzeptieren. Wenn man ihn für einen äußerst kompetenten Arbeiter hält, wird er darauf bestehen, daß man ihn überschätze oder daß es ihm gelungen sei, andere zu bluffen. Das im Vorhergehenden erwähnte Mädchen, das nach der demütigenden Erfahrung mit ihrem Bruder solch übermäßigen Ehrgeiz in der Schule entwickelte, war stets die Erste in ihrer Klasse und wurde allgemein für eine glänzende Schülerin gehalten; sie war jedoch innerlich noch immer fest davon überzeugt, daß sie dumm sei. Wenn auch ein Blick in den Spiegel oder die ihr von Männern gezollte Aufmerksamkeit eine Frau von ihrer Anziehungskraft überzeugen sollten, kann sie deshalb doch noch immer felsenfest davon überzeugt sein, daß sie nicht attraktiv sei. Ein Mensch kann noch im Alter von vierzig Jahren davon überzeugt sein, er sei zu jung dafür, eine Meinung zu vertreten oder die Führung zu übernehmen, und nach vierzig Jahren kann er dazu übergehen, sich als zu alt zu empfinden. Ein wohlbekannter Gelehrter war stets über die Ehrerbietung, die ihm dargebracht wurde, erstaunt und hielt an dem Gefühl fest, ein belangloser Durchschnittsmensch zu sein. Komplimente werden als leere Schmeichelei oder als aus hintergründigen Motiven entstammend verworfen und können unter Umständen Ärger erregen.

Beobachtungen dieser Art, die man ständig machen kann, zeigen, daß Minderwertigkeitsgefühle (die vielleicht das am weitesten verbreitete Übel unserer Zeit sind) eine wichtige Funktion haben und daß sie aus diesem Grund aufrechterhalten und verteidigt werden. Ihr Wert besteht darin, daß, indem man sich durch Selbsterniedrigung anderen Menschen unterstellt und seinen Ehrgeiz bändigt, die mit dem Wettbewerb verbundene Angst beschwichtigt wird[27].

Es sollte nicht übersehen werden, daß Minderwertigkeitsgefühle die Position eines Menschen tatsächlich schwächen können, weil die Selbstverkleinerung zu einer Schwächung des Selbstvertrauens führt. Ein gewisses Maß von Selbstvertrauen ist eine Vorbedingung für jede Leistung, ob sie nun darin besteht, ein Rezept für eine Salatsauce zu verändern, Waren zu verkaufen, eine Meinung zu verteidigen oder einen guten Eindruck auf einen wichtigen Verwandten zu machen.

Ein Mensch mit starken Selbstverkleinerungstendenzen kann Träume haben, in denen seine Mitbewerber sich auszeichnen oder worin er selbst in eine nachteilige Situation gerät. Da kein Zweifel darüber besteht, daß er sich in seinem Unterbewußtsein nach einem Triumph über seine Mitbewerber sehnt, können derartige Träume wie ein Widerspruch zu der Freudschen Behauptung aussehen, daß Träume eine Wunscherfüllung repräsentieren. Doch muß Freuds Ansicht nicht zu eng verstanden werden. Wenn zu große Angst mit der direkten Wunscherfüllung verbunden ist, wird das Mildern der Angst wichtiger sein als die direkte Wunscherfüllung. Wenn daher ein Mensch, der vor seinem Ehrgeiz Angst hat, träumt, er würde besiegt, so sind seine Träume nicht der Ausdruck eines Wunsches nach Mißerfolg, sondern eines Vorziehens des Mißerfolgs als des kleineren Übels. Eine meiner Patientinnen sollte zu einer Zeit, wo sie sich in der Analyse verzweifelt darum bemühte, mir eine Schlappe beizubringen, eine Vorlesung geben. Sie träumte, daß ich eine erfolgreiche Vorlesung gab und daß sie unter den Zuhörern saß und mich demütig bewunderte. Und ein

[27] D. H. Lawrence gab eine überzeugende Beschreibung dieser Reaktion in »Der Regenbogen«: »Dieses befremdliche Gefühl von bedrohlicher Grausamkeit und Häßlichkeit, das stets bereit war, sich ihrer zu bemächtigen, das Empfinden der mißgünstigen Macht des Mobs, der auf sie lauerte, *auf sie, die die Ausnahme war* (Hervorhebung von mir), bildete einen der tiefsten Einflüsse ihres Lebens. Wo sie sich auch befand, in der Schule, unter Freunden, auf der Straße, in einem Zug, schrak sie instinktiv in sich zusammen, machte sich kleiner und gab vor, geringer zu sein als sie war, aus Furcht davor, daß ihr unentdecktes Selbst gesehen, überfallen und durch den grausamen Zorn des gemeinen Durchschnittsselbst angegriffen werden könnte.«

ehrgeiziger Lehrer träumte, daß sein Schüler der Lehrer sei und daß er seine Aufgaben nicht konnte.

Das Maß, in dem die Selbstverkleinerung als eine Verhinderung des Ehrgeizes dient, zeigt sich auch darin, daß die verkleinerten Fähigkeiten gewöhnlich diejenigen sind, worin der Betreffende sich am leidenschaftlichsten auszuzeichnen wünscht. Wenn sein Ehrgeiz intellektueller Natur ist, ist die Intelligenz sein Werkzeug und wird daher klein gemacht; wenn sein Ehrgeiz erotischen Charakter hat, werden Erscheinung und Charme seine Mittel und daher verkleinert. Dieser Zusammenhang ist so allgemein üblich, daß man von dem Brennpunkt der Selbstverkleinerungstendenz schließen kann, wo der große Ehrgeiz eines Menschen liegt.

Bis hierher hatten die Minderwertigkeitsgefühle nichts mit tatsächlicher Minderwertigkeit zu tun, sondern wurden nur als Folge einer Tendenz, den offenen Wettbewerb zu vermeiden, besprochen. Sollten sie dann gar nichts mit existierenden Mängeln und mit einer Realisierung tatsächlicher Fehler zu tun haben? In Wirklichkeit sind diese das Ergebnis wirklicher und eingebildeter Unzulänglichkeiten: Minderwertigkeitsgefühle sind eine Kombination von angstbedingten Verkleinerungstendenzen und einem Gewahrsein vorhandener Mängel. Wie ich mehrmals betont habe, können wir uns letzten Endes nicht selber zum Narren halten, auch wenn es uns gelingt, gewisse Impulse aus unserem Bewußtsein auszuschalten. Und daher wird auch ein Neurotiker mit den erwähnten Eigenschaften von innen heraus wissen, daß er antisoziale Tendenzen hat, die er verbergen muß, daß seine Haltungen alles andere als echt sind, daß der Anschein, den er sich gibt, sehr verschieden ist von dem, was unterirdisch in ihm vorgeht. Daß er alle diese Widersprüche innerlich vermerkt, ist ein wichtiger Grund für seine Minderwertigkeitsgefühle, auch wenn er die Quelle der Diskrepanzen niemals klar erkennt, da sie aus unterdrückten Trieben stammen. Und weil er ihre Quelle nicht erkennt, gibt er sich selber Gründe dafür an, die jedoch nur selten die eigentlichen Gründe für seine Minderwertigkeitsgefühle sind, sondern lediglich eine Rationalisierung.

Es gibt noch einen anderen Grund dafür, daß er seine Minderwertigkeitsgefühle als direkten Ausdruck eines vorhandenen Mankos empfindet. Er hat aufgrund seines Ehrgeizes phantastische Vorstellungen von seinem eigenen Wert und seiner Wichtigkeit. Und er kann nicht umhin, seine tatsächlichen Leistungen mit seinen Vorstellungen von sich als einem Genie oder einem vollendeten Geschöpf zu vergleichen, und bei diesem Vergleich erscheinen seine wirklichen Taten oder Möglichkeiten geringfügiger.

Das Gesamtergebnis dieser Vermeidungstendenzen ist, daß der

Neurotiker tatsächlich Fehlschläge erleidet oder zum mindesten nicht soviel Erfolg hat, als er in Anbetracht seiner Möglichkeiten und Gaben haben sollte. Andere, die mit ihm zusammen angefangen haben, überflügeln ihn, machen bessere Karriere und haben größeren Erfolg. Dieses Zurückbleiben bezieht sich nicht nur auf äußeren Erfolg. Je älter er wird, desto mehr spürt er das Mißverhältnis zwischen Möglichkeit und Leistung. Er empfindet es aufs schmerzlichste, daß er seine Gaben, worin sie auch bestehen mögen, vergeudet, daß er an der Entwicklung seiner Persönlichkeit verhindert ist, daß er im Verlauf der Jahre nicht reifer geworden ist[28]. Er reagiert auf die Erkenntnis dieser Diskrepanz mit einer vagen Unzufriedenheit, die keineswegs masochistisch, sondern real und angemessen ist.

Eine Diskrepanz zwischen Möglichkeit und Leistung kann, wie ich schon erwähnte, an äußeren Umständen liegen. Doch sind an der Diskrepanz, die sich in einem neurotischen Menschen entwickelt und die ein nie fehlendes Charakteristikum von Neurosen ist, seine inneren Konflikte schuld. Seine tatsächlichen Mißerfolge und die infolgedessen gesteigerte Diskrepanz zwischen Möglichkeit und Leistung verleihen unvermeidlicherweise seinen bereits vorhandenen Minderwertigkeitsgefühlen noch größeren Nachdruck. Somit glaubt er nicht nur, er sei minderwertig, sondern er ist es tatsächlich, verglichen mit dem, was er sein könnte. Der Druck dieser Entwicklung ist um so größer, als sie den Minderwertigkeitsgefühlen eine reale Basis verleiht.

Inzwischen wird die bereits erwähnte andere Diskrepanz — die zwischen hochgespanntem Ehrgeiz und der relativ dürftigen Wirklichkeit — so unerträglich, daß sie nach einem Heilmittel verlangt. Ein derartiges Heilmittel zu liefern, bietet die Phantasie sich an. Immer mehr ersetzt der Neurotiker erreichbare Ziele durch grandiose Ideen. Der Wert, den sie für ihn haben, liegt auf der Hand: Sie überdecken seine unerträglichen Nichtigkeitsgefühle; sie gestatten ihm, sich für wichtig zu halten, ohne auf einen Wettbewerb einzugehen und so das Risiko eines Mißerfolges oder eines Erfolges zu vermeiden; sie gestatten ihm auch, die Fiktion einer Großartigkeit aufrechtzuerhalten, die weit über jedes erreichbare Ziel hinausgeht. Es ist der in eine Sackgasse führende Wert der grandiosen Phantasien, der sie so gefährlich macht, da die Sackgasse im Vergleich mit einem geraden Weg ausgesprochene Vorteile für einen Neurotiker hat.

[28] Das Problem von Menschen, die um die vierzig herum in ihrer Entwicklung steckenbleiben, wurde von C. G. Jung sehr klar dargestellt. Doch erkannte er die Bedingungen, die zu dieser Situation führten, nicht und fand daher keine befriedigende Lösung für sie.

Diese neurotischen Großartigkeitsideen sollten sowohl von denen eines normalen Menschen als von denen eines Psychopathen unterschieden werden. Auch ein normaler Mensch wird sich manchmal wunderbar vorkommen, seinen Handlungen übermäßige Wichtigkeit zuschreiben oder sich in Phantasien über alles, was er tun könnte, ergehen. Doch bleiben diese Phantasien und Ideen dekorative Arabesken, und er nimmt sie nicht zu ernst. Der Psychopath ist mit seinen Großartigkeitsideen am anderen Ende dieser Linie. Er ist davon überzeugt, ein Genie zu sein, der Kaiser von Japan, Napoleon, Christus, und er wird jeden Beweis einer Wirklichkeit, die darauf hinausläuft, seine Überzeugungen zu widerlegen, verschmähen; er wird völlig unfähig sein, irgendeinen Hinweis darauf zu verstehen, daß er wirklich nur ein armer Hauswart oder ein Patient in einer Anstalt oder der Gegenstand von Hohn und Spott ist. Wenn er einer solchen Diskrepanz überhaupt gewahr wird, wird er sich zugunsten seiner grandiosen Ideen entscheiden und glauben, die anderen wüßten es nicht besser oder sie behandelten ihn absichtlich so respektlos, um ihn zu verletzen.

Der Neurotiker befindet sich irgendwo zwischen diesen Extremen. Wenn er sich seiner übertriebenen Selbsteinschätzung überhaupt klar wird, so reagiert er ziemlich genau so, wie dies ein gesunder Mensch tun würde. Wenn er in seinen Träumen als verkleidete Fürstlichkeit erscheint, dann kann er dies komisch finden. Doch haben seine grandiosen Phantasien, auch wenn er sie bewußt als unwirklich verwirft, emotionellen Wirklichkeitswert für ihn, der dem des Psychopathen gleicht. In beiden Fällen sind die Gründe die gleichen: Sie haben eine wichtige Funktion. Wenn sie auch dünn und gebrechlich sind, so sind sie doch ein Pfeiler, an den sich sein Selbstbewußtsein lehnen kann, und aus diesem Grunde muß er an ihnen festhalten.

Die Gefahr, die in dieser Funktion liegt, offenbart sich in Situationen, in denen das Selbstbewußtsein einen Stoß bekam. Dann schwankt der Pfeiler und er fällt und kann sich von seinem Fall nicht erholen. Ein Beispiel hierfür: Ein Mädchen, das gute Gründe dafür hatte, anzunehmen, daß sie geliebt werde, stellte fest, daß der betreffende Mann zögerte, sie zu heiraten. Er setzte ihr auseinander, er sei zu jung und zu unerfahren, um zu heiraten, und hielte es für klüger, auch andere Mädchen kennenzulernen, ehe er auf eine definitive Bindung einginge. Sie konnte sich von diesem Schlag nicht erholen, wurde deprimiert, fing an, sich in ihrer Arbeit nicht mehr sicher zu fühlen, und entwickelte eine ungeheure Furcht vor Fehlschlägen, was den Wunsch, sich von allem, sowohl von Menschen als von ihrer Arbeit zurückzuziehen, zur Folge hatte. Die Furcht überwältigte sie derart, daß auch ermutigende Ereignisse, wie der spätere Entschluß des Mannes, sie zu heiraten, und das Angebot einer besseren Stellung, das mit einer äußerst schmeichelhaften Würdigung ihrer Leistungen verbunden war, sie nicht zu beruhigen vermochten.

Der Neurotiker muß im Gegensatz zu dem Psychopathen mit peinlicher Genauigkeit alle die tausend kleinen Ereignisse des wirklichen Lebens vermerken, die nicht zu seiner bewußten Illusion passen. Folglich schwankt er in seiner Selbstbewertung zwischen dem Gefühl seiner Bedeutung und seiner Wertlosigkeit hin und her. Er kann jeden Augenblick von einem Extrem in das andere fallen. Er kann völlig von seinem hervorragenden Wert überzeugt sein und sich gleichzeitig darüber wundern, daß ihn irgend jemand ernst nimmt. Oder er kann sich elend und niedergeschlagen fühlen und gleichzeitig wütend darüber sein, daß irgend jemand denken könnte, er brauche Hilfe. Seine Empfindlichkeit kann mit der eines Menschen verglichen werden, der am ganzen Körper wund ist und bei der geringsten Berührung zusammenzuckt. Er fühlt sich leicht verletzt, verachtet, vernachlässigt und übergangen und reagiert mit entsprechend rachsüchtigem Groll.

Auch hier sehen wir wieder einen circulus vitiosus am Werk. Während die grandiosen Ideen einen ausgesprochen beruhigenden Wert haben und ihn gewissermaßen, wenn auch nur auf eine eingebildete Weise, unterstützen, verstärken sie nicht nur die Tendenz des Ausweichens, sondern dank der Empfindlichkeit vergrößern sie die Wut noch und erzeugen dadurch größere Angst. Dieses ist natürlich das Bild einer schweren Neurose, doch kann man dies auch in geringerem Maß in weniger ernsten Fällen beobachten, wo die betreffende Person selber es noch nicht einmal erkannt zu haben braucht. Doch kann sich auf der anderen Seite auch eine Art umgekehrter circulus vitiosus entwickeln, sobald der Neurotiker imstande ist, konstruktive Arbeit zu leisten. Auf diese Weise wächst sein Selbstvertrauen, und daher sind seine grandiosen Ideen nicht mehr so nötig.

Der Mangel an Erfolg — die Tatsache, daß er in jeder Hinsicht hinter anderen zurückbleibt, ob es sich um Karriere oder Ehe, um Sicherheit oder Glück handelt — macht den Neurotiker neidisch auf andere und verstärkt somit seine Haltung mißgünstigen Neides, die sich auch schon aus anderen Gründen entwickelt hat. Mehrere Faktoren können ihn dazu veranlassen, diese mißgünstige Haltung zu unterdrücken, wie etwa sein im Grunde nobler Charakter oder die tiefe Überzeugung, daß er kein Recht dazu habe, etwas für sich selbst zu verlangen, oder daß er ganz einfach nicht weiß, wie unglücklich er ist. Doch je mehr diese Haltung unterdrückt wird, desto eher wird sie auf andere übertragen, was zu dem Ergebnis einer beinahe paranoiden Furcht davor führt, daß andere ihm nichts gönnten. Seine Angst kann dann so groß sein, daß er sich ausgesprochen ungemütlich fühlt, wenn er etwas Gutes erlebte, wie eine neue Stellung, eine schmeichelhafte Anerkennung, eine vorteilhafte Errungenschaft oder eine glückliche Liebesbeziehung. Daher kann sie seine Tendenzen, sich von Besitz oder Erfolg zurückzuhalten, außerordentlich verstärken.

Wenn man alle Einzelheiten beiseite läßt, können die Hauptlinien des circulus vitiosus, der sich aus dem neurotischen Streben nach Macht, Ansehen und Besitz entwickelt, in groben Umrissen etwa folgendermaßen skizziert werden: Angst, Feindseligkeit, verminderte Selbstachtung; Streben nach Macht und dergleichen; verstärkte Feindseligkeit und Angst; die Tendenz, einem Wettbewerb auszuweichen (begleitet von Selbstverkleinerungstendenzen); Mißerfolge und Diskrepanz zwischen Möglichkeit und Leistung; verstärkte Überlegenheitsgefühle (mit mißgünstigem Neid); verstärkte grandiose Ideen (mit Furcht vor Neid); verstärkte Empfindlichkeit mit erneuten Vermeidungstendenzen); verstärkte Feindseligkeit und Angst, die den circulus vitiosus wieder von vorn anfangen lassen.

Um jedoch die Rolle des Neides in Neurosen völlig verstehen zu können, müssen wir ihn von einem umfassenderen Gesichtspunkt aus betrachten. Mag der Neurotiker es bewußt empfinden oder nicht, so ist er doch nicht nur ein sehr unglücklicher Mensch, er sieht auch keine Möglichkeit, seinem Elend entfliehen zu können. Was der außenstehende Beobachter als circulus vitiosus erkennt, der sich aus den Bemühungen um Beruhigung entwickelt, empfindet der Neurotiker als ein hoffnungsloses Gefangensein in einem Netz. Wie einer meiner Patienten es beschrieb: Er fühlte sich wie ein Gefangener in einem Keller mit vielen Türen, und welche er auch öffnete, sie führten alle nur in neue Dunkelheit. Und er weiß die ganze Zeit, daß andere draußen in der Sonne wandeln. Ich glaube nicht, daß man eine schwere Neurose verstehen kann, ohne die lähmende Hoffnungslosigkeit zu verspüren, die darin enthalten ist. Manche Neurotiker äußern ihre Erbitterung in sehr deutlicher Form, aber in anderen kann sie tief unter Resignation oder einem zur Schau gestellten Optimismus verborgen sein. Es kann dann schwierig sein, hinter all den seltsamen Eitelkeiten, Ansprüchen und Feindseligkeiten einen leidenden Menschen zu sehen, der sich für immer von allem, was das Leben lebenswert macht, ausgeschlossen hält und der weiß, daß, selbst wenn er bekäme, was er haben möchte, er es doch nicht genießen könnte. Wenn man das Vorhandensein von soviel Hoffnungslosigkeit erkennt, sollte ein Verständnis für anscheinend so übertriebene Aggressivität oder sogar Gemeinheit, die sich aus einer besonderen Situation allein nicht erklären lassen, nicht allzu schwer sein. Ein Mensch, der so von jeder Glücksmöglichkeit ausgeschlossen ist, müßte ein wahrer Engel sein, wenn er keinen Haß gegen die Welt empfände, der er nicht angehören kann.

Wenn wir auf das Problem des Neides zurückkommen, so ist diese sich allmählich entwickelnde Hoffnungslosigkeit die Grundlage, auf der steter Neid erzeugt wird. Es handelt sich nicht so sehr um einen Neid auf etwas Besonderes, sondern um das, was Nietzsche als *Lebensneid* beschrieben hat, ein ganz allgemeiner Neid auf jeden, der sich sicherer, ausgeglichener, glücklicher und gradsinniger fühlt und mehr Selbstvertrauen hat.

Wenn sich ein solches Gefühl von Hoffnungslosigkeit in einem Menschen entwickelt hat, ganz gleichgültig, ob es ihm klar oder nur unklar bewußt ist, so wird er versuchen, sich darüber Rechenschaft zu geben. Er kann es nicht —wie der analytische Beobachter dies tut — als das Ergebnis eines unerbittlichen Prozesses ansehen. Statt dessen sucht er die Ursache entweder in anderen oder in sich selber. Oft wird er beide Quellen tadeln, wobei gewöhnlich entweder die eine oder die andere im Vordergrund ist. Wenn er den Vorwurf auf andere schiebt, führt das zu einer anklagenden Haltung, die sich entweder auf das Schicksal im allgemeinen oder auf die Umstände oder auf bestimmte Menschen richtet: auf Eltern, Lehrer, Gatten, Arzt. Neurotische Ansprüche an andere müssen, wie wir dies häufig erwähnt haben, hautsächlich in diesem Licht gesehen werden. Es scheint, als habe der Neurotiker etwa folgendes gedacht: »Da ihr alle für mein Leiden verantwortlich seid, ist es eure Pflicht, mir zu helfen, und ich habe das Recht, es von euch zu erwarten.« Sofern er die Quelle des Übels in sich selber sucht, hat er das Gefühl, er habe sein Elend verdient.

Wenn ich von der Tendenz des Neurotikers spreche, die Schuld auf andere zu schieben, so könnte das zu einem Mißverständnis führen. Es kann so klingen, als ob die Anklagen ungerechtfertigt seien. Tatsächlich hat er gute Gründe dafür, vorwurfsvolle Gefühle zu hegen, weil ihm in Wirklichkeit, besonders während seiner Kindheit, übel mitgespielt wurde. Doch sind in seinen Anklagen auch neurotische Elemente enthalten: Sie nehmen oft den Platz einer konstruktiven Bemühung um ein positives Ziel ein und sind gewöhnlich blind und wahllos. Sie können zum Beispiel gegen Menschen gerichtet sein, die ihm helfen wollen, und gleichzeitig kann er völlig unfähig dazu sein, gegen die Menschen, die ihm wirklich schaden, Vorwürfe zu empfinden oder sie zu äußern.

Schuldgefühle scheinen in dem offenkundigen Neurosenbild eine außerordentlich große Rolle zu spielen. In manchen Neurosen äußern sie sich offen und in starkem Maß; in anderen sind sie etwas mehr verborgen, doch läßt sich ihre Gegenwart aus Benehmen, Haltungen und der Art des Denkens und Reagierens vermuten. Ich will zuerst in einer summarischen Beschreibung die verschiedenen Äußerungen, die auf das Vorhandensein von Schuldgefühlen hinweisen, besprechen.

Wie im vorhergehenden Kapitel erwähnt, neigt ein Neurotiker oft dazu, seine Leiden mit dem Gefühl, daß er es nicht besser verdient habe, zu begründen. Dieses Gefühl kann mit Gedanken oder Handlungen verbunden sein, die gesellschaftlich unter einem Tabu stehen, wie Masturbieren, Inzestwünschen oder einem Todeswunsch in bezug auf einen Verwandten. Ein solcher Mensch neigt gewöhnlich dazu, sich bei der geringsten Gelegenheit schuldig zu fühlen. Wenn ihn jemand sehen will, ist seine erste Reaktion darauf, einen Vorwurf für etwas, was er getan hat, zu erwarten. Wenn ihn Freunde eine Weile nicht besuchen oder ihm nicht schreiben, fragt er sich, ob er sie am Ende beleidigt habe. Wenn irgend etwas falsch ist, nimmt er an, es sei seine Schuld. Auch wenn die anderen ganz offenkundig im Unrecht sind und ihn ausgesprochen schlecht behandelt haben, bringt er es noch fertig, sich selbst anzuklagen. Wenn irgendwelche Interessen kollidieren oder Streitfragen sich erheben, ist er blind bereit anzunehmen, daß die anderen im Recht seien.

Es besteht nur ein geringer Unterschied zwischen diesen latenten Schuldgefühlen, die nur auf die Gelegenheit warten, hochzukommen, und dem, was als unbewußte Schuldgefühle bezeichnet wird, die sich in depressiven Zuständen äußern. Letztere nehmen die Form von Selbstvorwürfen an, die oft phantastisch oder doch stark übertrieben sind. Und außerdem weisen die nie endenden Bemühungen des Neurotikers, in seinen eigenen und den Augen der anderen gerechtfertigt dazustehen, besonders dann, wenn man den ungeheuren strategischen Wert derartiger Bemühungen nicht klar erkennen kann, auf das Vorhandensein freischwebender Schuldgefühle hin, die noch nicht wirksam geworden sind.

Die nie endende Furcht des Neurotikers, durchschaut und mißbilligt zu werden, wird durch die Existenz unklarer und allgemeiner Schuldgefühle angedeutet. In seinen Gesprächen mit dem Analytiker kann er sich benehmen, als handle es sich um eine Beziehung zwischen Verbrecher und Richter, womit er sich eine aktive Mitarbeit an seiner Analyse sehr erschwert. Jede Erklärung, die man ihm gibt, wird er als einen Vorwurf auffassen. Wenn ihm der Analytiker zum Beispiel sagt, daß hinter einer bestimmten Abwehrhaltung große Angst lauert, wird er antworten: »Ich wußte, daß ich feige war.« Wenn ihm der Analytiker erklärt, daß er sich aus Furcht vor einer Abweisung nicht an Menschen heranwage, wird er sich einen Vorwurf daraus machen, daß er es sich — wie er das interpretiert — so leicht gemacht habe. Das zwangsmäßige Streben nach Vollkommenheit entwickelt sich zu einem großen Teil aus diesem Bedürfnis, jede Mißbilligung zu vermeiden.

Schließlich kann ein neurotischer Mensch ausgesprochene Erleichterung darüber empfinden, ja sogar einige seiner neurotischen Symptome verlieren, wenn irgendein Mißgeschick ihn trifft, er etwa sein Vermögen verliert oder einen Unfall erleidet. Die Beobachtung einer solchen Reaktion und auch die Tatsache, daß er manchmal widrige Umstände, wenn auch unbeabsichtigt, geradezu zu arrangieren oder zu provozieren scheint, führt zu der Annahme, daß der Neurotiker derart heftig Schuldgefühle hat, daß er, um sich von ihnen zu befreien, ein Bedürfnis nach Strafe entwickelt.

So gibt es offenbar nicht nur viele Beweise für das Vorhandensein ganz besonders starker Schuldgefühle bei einem Neurotiker, sondern auch für die Macht, die sie auf seine Persönlichkeit ausüben. Doch muß man sich trotz dieser scheinbaren Beweise fragen, ob die bewußten Schuldgefühle wirklich echt sind und ob nicht symptomatische Haltungen, die auf Schuldgefühle hinzuweisen scheinen, noch eine andere Interpretation zulassen. Es gibt mehrere Faktoren, die einen derartigen Zweifel aufkommen lassen.

Schuldgefühle wie Minderwertigkeitsgefühle werden keineswegs als unangenehm empfunden; der Neurotiker ist weit davon entfernt, sie loswerden zu wollen. Tatsächlich besteht er auf seiner Schuld und widersetzt sich aufs energischste jedem Versuch, ihn zu entlasten. Diese Haltung allein schon genügte, um zu erkennen, daß hinter seinem beharrlichen Bestehen auf seinem Schuldgefühl, genau wie hinter seinen Minderwertigkeitsgefühlen, eine Tendenz steckt, die eine wichtige Funktion hat.

Auch darf man einen anderen Faktor nicht übersehen. Es ist peinlich, ehrliches Bedauern oder Scham über etwas zu empfinden, und noch peinlicher, dieses Gefühl einem anderen gegenüber auszudrücken. In der Tat wird sich ein Neurotiker sogar noch mehr als jeder andere Mensch davor hüten, weil er eine solche Furcht vor Mißbilligung hat. Jedoch äußert er das, was wir Schuldgefühle nennen, sehr bereitwillig.

Weiterhin werden die Selbstbezichtigungen, die so häufig als Hinweise auf unterirdische neurotische Schuldgefühle interpretiert werden, durch ausgesprochen irrationale Elemente charakterisiert.

Der Neurotiker wird vermutlich nicht nur hinsichtlich seiner besonderen Selbstvorwürfe, sondern auch in bezug auf ein allgemeines vages Gefühl, daß er Freundlichkeit, Lob und Erfolg nicht verdiene, bis zu jedem vernunftwidrigen Extrem gehen, von groben Übertreibungen bis zur reinen Phantasie.

Ein anderer Faktor, der die Vermutung nahelegt, daß Selbstbezichtigung nicht unbedingt ein Ausdruck echter Schuldgefühle zu sein brauchen, ist die Tatsache, daß der Neurotiker in seinem Unbewußten keineswegs von seiner Wertlosigkeit überzeugt ist. Auch wenn er in Schuldgefühlen zu schwelgen scheint, kann er höchst ärgerlich darüber werden, wenn andere eine Tendenz zeigen, seine Bezichtigungen ernst zu nehmen.

Diese letztere Beobachtung führt zu einem letzten Faktor, auf den Freud anläßlich einer Betrachtung über Selbstvorwürfe in der Melancholie[29] hinwies: nämlich auf den Widerspruch zwischen den zur Schau gestellten Schuldgefühlen und dem Mangel an Demut, die sie begleiten sollte. Gleichzeitig mit der Betonung seiner Unwürdigkeit wird der Neurotiker große Ansprüche auf Rücksicht und Bewunderung erheben und durchaus nicht bereit sein, die geringste Kritik zu dulden. Dieser Widerspruch kann so eklatant sein, wie der folgende Fall einer Frau zeigt, die sich in vager Form an jedem in den Zeitungen stehenden Verbrechen schuldig fühlte und sich sogar für jeden Tod in ihrer Familie Vorwürfe machte; jedoch wurde sie von einem derart wilden Wutanfall überwältigt, daß sie in Ohnmacht fiel, als ihre Schwester ihr einen milden Vorwurf darüber machte, daß sie zu große Rücksicht verlange. Indes ist dieser Widerspruch nicht immer so auffallend; er ist viel öfter vorhanden, als er zum Vorschein kommt. Der Neurotiker kann seine selbstbezichtigende Haltung mit einer gesunden Selbstkritik verwechseln. Seine Empfindlichkeit gegen Kritik kann durch den Glauben verschleiert werden, daß er jede Kritik, wenn sie nur in freundlicher oder konstruktiver Form vorgebracht werde, gut vertragen könne; doch ist dieser Glaube nur ein Schild und wird durch die Tatsachen widerlegt. Auch auf ganz offensichtlich freundliche Ratschläge kann mit Ärger reagiert werden, da jeder Rat implicite eine Kritik daran ist, daß man nicht absolut vollkommen ist.

Wenn die Schuldgefühle daher sorgfältig untersucht und auf ihre Echtheit geprüft werden, wird es klar, daß vieles, was einem Schuldgefühl gleicht, entweder ein Ausdruck von Angst oder eine Verteidigung dagegen ist. Zum Teil stimmt dies auch für einen normalen Menschen. Man hält es in unserer Kultur für edler, Gott statt

[29] Sigmund Freud: »Trauer und Melancholie« in den gesammelten Werken Bd. 4, Seite 152—170, Psychoanalytischer Verlag. — Karl Abraham: »Versuch einer Entwicklungsgeschichte der Libido«, Psychoanalytischer Verlag.

Menschen zu fürchten oder, auf nicht religiöse Weise ausgedrückt, sich einer Sache aus Gewissensgründen und nicht aus Angst vor dem Ertapptwerden zu enthalten. Manch ein Ehemann, der vorgibt, seines Gewissens wegen treu zu sein, hat in Wirklichkeit nur Angst vor seiner Frau. Aus Gründen der vielen Beängstigungen in einer Neurose ist der Neurotiker öfter dazu bereit, als dies ein normaler Mensch ist, seine Angst mit Schuldgefühlen zu überdecken. Ungleich einem normalen Menschen fürchtet er nicht nur die möglichen Folgen, sondern sieht Folgen voraus, die in einem krassen Mißverhältnis zur Wirklichkeit stehen. Die Natur dieser vorweggenommenen Befürchtungen hängt von der betreffenden Situation ab. Er kann das übertriebene Gefühl einer über ihm hängenden Strafe oder Vergeltung haben oder sich vor dem Verlassenwerden fürchten; doch können seine Befürchtungen auch völlig vage sein. Doch wie sie auch sein mögen, sie stammen alle aus dem gleichen Mittelpunkt, der ganz allgemein als Furcht vor Mißbilligung bezeichnet werden kann oder, wenn diese Furcht vor Mißbilligung zu einer Überzeugung wurde, als Furcht vor dem Durchschautwerden.

Die Furcht vor Mißbilligung ist in Neurosen etwas ganz Allgemeines. Fast jeder Neurotiker, auch wenn er auf der Oberfläche völlig selbstsicher und gleichgültig gegen die Meinungen anderer erscheint, hat übermäßige Angst oder ist überempfindlich dagegen, mißbilligt, kritisiert, angeklagt oder durchschaut zu werden. Wie ich bereits erwähnte, wird diese Furcht vor Mißbilligung gewöhnlich als ein Hinweis auf zugrundeliegende Schuldgefühle verstanden. Es wird in anderen Worten als das Resultat solcher Gefühle angesehen. Doch macht eine kritische Beobachtung diesen Schluß fraglich. Ein Patient wird es in der Analyse oft äußerst schwer finden, über bestimmte Erlebnisse oder Gedanken zu sprechen — zum Beispiel über alle diejenigen, die sich mit Todeswünschen, Masturbieren oder Inzestwünschen beschäftigen —, weil er sich so schuldig darüber fühlt, oder besser, weil er glaubt, er fühle sich schuldig. Wenn er soviel Vertrauen gewonnen hat, daß er darüber reden kann und erkennt, daß er nicht auf Mißbilligung stößt, verschwinden die »Schuldgefühle«. Er fühlt sich schuldig, weil er infolge seiner Angstgefühle stärker als andere von der öffentlichen Meinung abhängt und sie daher in aller Naivität für sein eigenes Urteil hält. Jedoch bleibt seine allgemeine Empfindlichkeit gegen Mißbilligung im Grunde unverändert, auch wenn die speziellen Schuldgefühle verschwinden, wenn er es erst einmal vermocht hat, über die Erlebnisse zu reden, die ihn dazu veranlaßten. Diese Beobachtung legt die Vermutung nahe, daß Schuldgefühle nicht die Ursache, sondern das Resultat von Furcht vor Mißbilligung sind.

Da die Furcht vor Mißbilligung so wichtig für die Entwicklung und das Verständnis der Schuldgefühle ist, will ich hier eine Betrachtung über einige der darin enthaltenen Faktoren einschalten.

Die unverhältnismäßig große Furcht vor Mißbilligung kann sich entweder blind auf alle Menschen beziehen oder nur auf Freunde — obwohl der Neurotiker gewöhnlich nicht fähig ist, klar zwischen Freunden und Feinden zu unterscheiden. Anfänglich betrifft sie nur die Außenwelt und bezieht sich mehr oder weniger nur auf die Mißbilligung anderer, doch kann sie sich auch nach innen wenden. Je häufiger dies geschieht, desto unwichtiger wird die von außen kommende Mißbilligung im Vergleich zu derjenigen, die der Betreffende sich selbst gegenüber empfindet.

Die Furcht vor Mißbilligung kann sich auf verschiedene Weise äußern. Manchmel zeigt sie sich in der dauernden Angst, Menschen zu verstimmen; zum Beispiel kann der Neurotiker sich nicht trauen, eine Einladung abzulehnen, mit einer Meinung nicht übereinzustimmen, irgendeinen Wunsch zu äußern, es zu unterlassen, sich nach dem allgemeinen Verhalten zu richten oder in irgendeiner Form aufzufallen. Er kann in ständiger Angst davor leben, daß Menschen ihn durchschauen könnten; auch wenn er das Gefühl hat, er sei wohlgelitten, möchte er sich lieber zurückziehen, um damit zu vermeiden, daß man ihn durchschaue und fallenlasse. Die Furcht kann auch in einer ganz ungewöhnlichen Zurückhaltung in bezug auf seine privaten Angelegenheiten zum Ausdruck kommen oder in einem übertriebenen Ärger über harmlose Fragen in bezug auf seine Person, weil er die Empfindung hat, derartige Fragen seien ein Versuch, in seinen Angelegenheiten herumzuspionieren.

Die Furcht vor Mißbilligung ist einer der wichtigsten Faktoren, die den analytischen Prozeß für den Analytiker schwierig und für den Patienten schmerzlich machen. Wie sehr sich auch jede einzelne Analyse von allen anderen unterscheidet, so haben sie doch alle eine Sache miteinander gemein, daß nämlich der Patient, während er nach der Hilfe des Analytikers verlangt und hofft, zu einer Verständigung mit ihm zu kommen, ihn gleichzeitig als einen äußerst gefährlichen Eindringling bekämpfen muß. Es ist diese Furcht, die den Patienten dazu veranlaßt, sich so zu benehmen, als sei er ein Verbrecher vor seinem Richter, und genau wie ein Verbrecher faßt er heimlich den grimmigen Entschluß, alles abzuleugnen und den Analytiker irrezuführen.

Diese Haltung kann sich in Träumen etwa in der Form äußern, daß der Betreffende zum Geständnis geschleppt wird und mit Verzweiflung darauf reagiert. Einer meiner Patienten hatte zu einem Zeitpunkt, wo wir nahe an die Entdeckung einiger seiner unterdrückten Tendenzen herankamen, einen diesbezüglichen bedeutsamen Tagtraum. Er bildete sich ein, einen Jungen zu sehen, der die Gewohnheit hatte, sich ab und zu auf eine Trauminsel zu flüchten. Auf dieser Insel gehörte der Junge zu einer Gemeinde, die unter einem Gesetz stand, das jede Enthüllung in bezug auf die Existenz der Insel verbot und die Todesstrafe über jeden eventuellen Eindringling verhängte. Ein Mensch, den der Junge liebte und der in irgendeiner Verkleidung den Analytiker repräsentierte, fand durch Zufall seinen Weg auf die Insel. Dem Gesetz entsprechend, sollte er getötet werden. Jedoch konnte ihn der Junge dadurch retten, daß er sich verpflichtete, selber nie wieder auf die Insel zurückzukehren. Dies war ein künstlerischer Ausdruck des Konfliktes, der vom Anfang bis zum Ende der Analyse stets in irgendeiner Form vorhanden war, ein Konflikt zwischen Liebe für den Analytiker und Haß auf ihn, weil er in verborgene Gedanken und Gefühle dringen wollte, ein Konflikt zwischen dem Impuls des Patienten, für die Verteidigung seiner Geheimnisse zu kämpfen, und der Notwendigkeit, sie aufzugeben.

Man könnte fragen, warum der Neurotiker, wenn die Furcht vor Mißbilligung nicht durch Schuldgefühle erzeugt wird, so besorgt davor ist, entdeckt und mißbilligt zu werden.

Der Hauptgrund für die Furcht vor Mißbilligung ist die große Diskrepanz zwischen der äußeren Fassade[30], die der Neurotiker sowohl der Welt als sich selbst präsentiert, und all den unterdrückten Tendenzen, die hinter dieser Fassade verborgen werden. Auch wenn er mehr, als ihm bewußt ist, daran leidet, daß er mit sich selbst nicht einig ist und daß er so viele Fiktionen aufrechterhalten muß, so muß er diese Fiktionen dennoch mit aller Energie verteidigen, da sie das Bollwerk sind, das ihn vor seiner lauernden Angst schützt. Wenn wir erkennen, daß die Dinge, die er verbergen muß, die Basis seiner Furcht vor Mißbilligung sind, können wir besser verstehen, weshalb das Verschwinden gewisser »Schuldgefühle« ihn unmöglich von seiner Furcht befreien kann. Es gibt noch andere Dinge, die geändert werden müssen. Schlicht gesagt, ist die ganze Unaufrichtigkeit seiner Persönlichkeit, oder besser: des neurotischen Teils seiner Persönlichkeit, an der Furcht vor Mißbilligung schuld und was er fürchtet, ist gerade die Entdeckung dieser Unaufrichtigkeit.

Was nun den besonderen Inhalt seiner Geheimnisse anlangt, möchte er in erster Linie alles das, was gewöhnlich unter dem Ausdruck Aggression zusammengefaßt wird, verbergen. Dieser Ausdruck umschließt nicht nur seine rückwirkende Feindseligkeit — den Ärger, die Rachsucht, den Neid, das Demütigungsbedürfnis und dergleichen —, sondern auch alle seine heimlichen Ansprüche an andere. Da ich diese bereits ausführlich besprochen habe, genügt

[30] Die Fassade entspricht dem, was C. G. Jung »Persona« nennt.

es, hier kurz zu sagen, daß er nicht auf seinen eigenen Füßen stehen und sich nicht selber anstrengen möchte, um das zu erreichen, was er haben will; statt dessen besteht er innerlich darauf, sein Leben durch andere zu fristen, entweder durch Dominieren und Ausbeuten oder durch Formen der Zuneigung, wie »Liebe« oder Unterwürfigkeit. Sobald seine feindseligen Reaktionen oder seine Ansprüche berührt werden, entwickelt sich Angst, nicht etwa weil er sich schuldig fühlt, sondern weil er sieht, daß seine Aussichten auf die Unterstützung, die er benötigt, gefährdet sind.

Außerdem möchte er verbergen, wie schwach und unsicher und hilflos er sich fühlt, wie wenig er sich durchsetzen kann und wieviel Angst er hat. Aus diesem Grund errichtet er eine Fassade von scheinbarer Festigkeit. Je mehr indessen seine Bemühungen um Sicherheit sich auf das Dominierenwollen konzentrieren und je mehr infolgedessen auch sein Stolz sich mit der Vorstellung von Festigkeit verbindet, desto abgründiger verachtet er sich selbst. Er empfindet nicht nur, daß Schwäche etwas Gefährliches ist, sondern er betrachtet sie auch sowohl in sich selber als in anderen als etwas Verächtliches, und er bezeichnet jede Unzulänglichkeit als Schwäche, ob sie sich nun darauf bezieht, daß man nicht der Herr im eigenen Haus ist oder daß man Hindernisse in sich selbst nicht überwinden kann, daß man Hilfe annehmen muß oder sogar auch darauf, daß man von Angst befallen ist. Da er auf diese Weise vor allem jede »Schwäche« in sich selbst verachtet und da er nicht aufhören kann zu glauben, die anderen müßten ihn gleichfalls verachten, wenn sie seine Schwäche ausfindig machten, strengt er sich verzweifelt an, sie zu verbergen, steht aber unter der dauernden Furcht, daß man früher oder später dahinterkäme. Deswegen die ständige Angst.

Somit sind also Schuldgefühle und die sie begleitenden Selbstbezichtigungen nicht nur das Resultat — statt der Ursache — der Furcht vor Mißbilligung, sondern auch ein Verteidigungsmittel gegen diese Furcht. Sie erfüllen den doppelten Zweck, sowohl Beruhigung zu verschaffen als auch den eigentlichen Kern der Sache zu verwischen. Dieses letztere erreichen sie dadurch, daß man sie ihnen nicht glaubt.

Ich werde hier zwei Beispiele anführen, die an Stelle vieler anderer als Illustration dienen können. Eines Tages klagte sich ein Patient aufs heftigste an, daß er undankbar sei und nur eine Last für den Analytiker und daß er die Tatsache nicht genügend anerkenne, von dem Analytiker für eine so geringe Gebühr behandelt zu werden. Doch stellte er am Ende der Stunde fest, daß er das Geld, das er an diesem Tag zahlen wollte, vergessen hatte mitzubringen. Dies war nur einer von vielen Beweisen für seinen Wunsch, alles für nichts zu erhalten. Seine übertriebenen und verallgemeinernden Selbstbezichtigungen hatten sowohl in diesem wie in anderen Fällen die Aufgabe, den eigentlichen Kern der ganzen Angelegenheit zu verdunkeln.

Eine reife und intelligente Frau hatte Schuldgefühle darüber, daß sie als Kind Wutanfälle gehabt hatte, obwohl sie verstandesmäßig genau wußte, daß diese Anfälle durch das unvernünftige Verhalten ihrer Eltern erzeugt worden waren, und obwohl sie sich inzwischen von dem Glauben befreit hatte, daß Eltern über jeden Vorwurf erhaben seien. Dennoch beharrte sie so nachdrücklich auf ihren Schuldgefühlen, daß sie sogar bereit war, ihre Unfähigkeit zu einem erotischen Kontakt mit Männern als eine Strafe für die Feindseligkeit gegen die Eltern anzusehen. Indem sie die Schuld an ihrer gegenwärtigen Unfähigkeit zu derartigen Kontakten auf eine kindliche Missetat schob, verhüllte sie diese eigentlichen Faktoren, die hier am Werk waren, nämlich ihre Feindseligkeit gegen Männer und die Tatsache, daß sie sich aus ihrer Furcht vor Zurückweisung völlig in sich selbst zurückgezogen hatte.

Selbstbezichtigungen sind nicht nur ein Schutz gegen die Furcht vor Mißbilligung, sie fordern auch zu einer positiven Beruhigung auf, indem sie gegenteilige beruhigende Versicherungen provozieren. Auch wenn kein Außenstehender beteiligt ist, sorgen sie für Beruhigung, da sie den Respekt des Neurotikers vor sich selbst vertiefen, indem sie deutlich darauf hinweisen, daß er sich infolge seines scharfen Sinnes für Moralfragen Fehler vorwirft, die andere übersehen, und auf diese Weise bekommt er schließlich das Gefühl, ein wunderbarer Mensch zu sein. Darüber hinaus verschaffen sie ihm auch eine gewisse Erleichterung, da sie sich selten auf den wirklichen Grund seiner Unzufriedenheit mit sich selbst beziehen und darum tatsächlich eine geheime Tür für den Glauben offenlassen, daß er schließlich gar nicht so schlimm sei.

Ehe wir darangehen, weitere Funktionen der Selbstbezichtigungstendenzen zu besprechen, müssen wir andere Mittel zur Vermeidung der Mißbilligung untersuchen. Ein Verteidigungsmittel, das das genaue Gegenteil einer Selbstbezichtigung ist und dennoch den gleichen Zweck erfüllt, besteht darin, einer Kritik dadurch vorzubeugen, daß man immer im Recht und einwandfrei ist und damit der Kritik keinen Ansatzpunkt bietet. Wo diese Art der Verteidigung vorherrscht, wird jedes noch so falsche Benehmen durch ein Maß an intellektuellem Sophismus gerechtfertigt werden, das eines schlauen und geschickten Rechtsanwalts würdig wäre. Diese Haltung kann so weit gehen, daß es nötig wird, in den unbedeutendsten und belanglosesten Kleinigkeiten recht zu behalten — zum Beispiel immer das Wetter richtig vorhersagen können —, denn wenn ein solcher Mensch sich in irgendeiner Kleinigkeit irrt, könnte er Gefahr laufen, ganz und gar im Irrtum zu sein. Meist kann ein solcher Mensch nicht die geringste Meinungsverschiedenheit ertragen, noch nicht einmal einen Unterschied in bezug auf Gefühlsstärke, weil schon die geringste Nichtübereinstimmung in seiner Vorstellung einer Kritik gleichkommt. Tendenzen dieser Art sind zu einem großen Teil an der sogenannten Pseudoanpassung schuld. Man findet sie in Menschen, die es trotz einer schweren Neurose fertigbringen, in ihren eigenen Augen und sogar auch manchmal in denen ihrer Umgebung den Anschein aufrechtzuerhalten, »normal« und gut angepaßt zu sein. Bei Neurotikern dieses Typs wird man sich kaum je in der Vermutung einer ungeheueren Furcht vor dem Durchschaut- oder Mißbilligtwerden irren.

Ein dritter Weg, durch den sich ein Neurotiker vor Mißbilligung wird schützen können, ist die Flucht in Unwissenheit oder Hilflosigkeit. Ich fand ein einleuchtendes Beispiel dafür in einem französischen Mädchen, das ich in Deutschland behandelte. Sie war eines der schon einmal erwähnten Kinder, die mir geschickt worden waren, weil man sie der Schwachsinnigkeit verdächtigte. Während der ersten Wochen der Analyse hatte ich selber Zweifel an ihren geistigen Fähigkeiten: Sie schien kein Wort von dem, was ich sagte, zu verstehen, obwohl sie Deutsch völlig beherrschte. Ich versuchte, mich einfacher auszudrücken, ohne damit weiterzukommen. Schließlich trugen zwei Dinge zur Klärung der Situation bei. Sie hatte Träume, in denen mein Sprechzimmer als ein Gefängnis erschien oder zum Sprechzimmer eines Arztes wurde, der sie körperlich untersucht hatte. Beides offenbarte ihre Angst davor, durchschaut zu werden, der zweite Traum, daß sie besondere Angst vor jeder körperlichen Untersuchung hatte. Der andere aufklärende Faktor bestand in einem Vorfall, der sich in Wirklichkeit ereignete. Sie hatte vergessen, ihren Paß zu einer bestimmten Zeit vorzuzeigen, wie dies gesetzliche Vorschrift war. Als sie schließlich zur Polizei ging, tat sie so, als verstünde sie kein Deutsch, in der Hoffnung, dadurch einer Strafe zu entgehen — ein Vorfall, den sie mir lachend mitteilte. Daraufhin erkannte sie, daß sie die gleiche Taktik mir gegenüber angewandt hatte aus genau den gleichen Motiven. Von diesem Zeitpunkt an erwies sie sich als außerordentlich intelligent. Sie hatte sich in ihre Unwissenheit und Dummheit geflüchtet, um der Gefahr, beschuldigt und bestraft zu werden, zu entgehen.

Im Prinzip wird diese gleiche Strategie von jedem angewandt, der so tut und empfindet, wie ein unverantwortliches, verspieltes Kind, das man nicht ernst nehmen kann. Manche Neurotiker adoptieren diese Haltung für ihr ganzes Leben. Oder auch wenn sie sich nicht kindisch benehmen, so können sie sich doch weigern, ihre eigenen Gefühle ernst zu nehmen. Die Funktion dieser Haltung kann in der Analyse beobachtet werden. Patienten, die im Begriff sind, ihre eigenen aggressiven Tendenzen zu erkennen, können sich plötzlich völlig hilflos fühlen und sich wie ein Kind benehmen, das nichts anderes will als Schutz und Liebe. Oder sie können Träume haben, in denen sie sich klein und hilflos vorkommen und im Leib der Mutter oder in ihren Armen getragen werden.

Wenn die Hilflosigkeit in einer gegebenen Situation nicht wirkt oder nicht angewandt werden kann, so vermag eine Krankheit denselben Zweck zu erfüllen. Daß Krankheit als eine Flucht vor Schwierigkeiten dienen kann, weiß jeder. Doch dient sie dem Neurotiker gleichzeitig als Schutz gegen die Erkenntnis, daß ihn Furcht davon abhält, an eine Situation, so wie er es sollte, heranzugehen. Zum Beispiel kann ein neurotischer Mensch, der sich in Schwierigkeiten mit einem Vorgesetzten befindet, in eine schwere Magenverstimmung flüchten; die Anziehungskraft, die das Kranksein zu einer solchen Zeit für ihn hat, liegt darin, daß sie eine definitive Aktionsunfähigkeit produziert, sozusagen ein Alibi, und ihn daher von dem Gewahrwerden seiner Feigheit befreit[31].

Ein letztes und sehr wichtiges Verteidigungsmittel gegen jede Art von Mißbilligung ist das Gefühl, ausgenutzt zu werden. Dadurch, daß er sich mißbraucht fühlt, wehrt sich der Neurotiker gegen einen Vorwurf über seine eigenen Tendenzen, andere zu übervorteilen; wenn er sich elend vernachlässigt fühlt, kann man ihm keinen Vorwurf für seine Herrschsucht machen; wenn er das Gefühl hat, andere seien nicht hilfsbereit, verhindert er sie an der Erkenntnis seiner Tendenzen, sie zu unterwerfen. Diese Strategie, sich als Opfer zu fühlen, wird so häufig angewandt und so zäh aufrechterhalten, weil sie tatsächlich die wirkungsvollste Verteidigungsmethode ist. Sie ermöglicht dem Neurotiker nicht nur, Anklagen von sich abzuwehren, sondern auch gleichzeitig, die Schuld auf andere zu schieben.

Um nun auf die selbstbezichtigende Haltung zurückzukommen, so ist sie nicht nur ein Schutz gegen die Furcht vor Mißbilligung

[31] Wenn ein solcher Wunsch als ein Bedürfnis nach Strafe interpretiert wird — wie Franz Alexander dies in »Psychoanalysis of the Total Personality« getan hat —, weil man aggressive Impulse gegen einen Vorgesetzten empfindet, wird der Patient eine derartige Erklärung freudig akzeptieren, weil der Analytiker ihm auf diese Weise erfolgreich dazu behilflich ist, es zu vermeiden, den Tatsachen ins Auge zu sehen, daß es nämlich notwendig für ihn sei, sich durchzusetzen, daß er Angst davor hat, es zu tun, und daß er über sich selber irritiert ist, weil er Angst hat. Der Analytiker gewährt dem Patienten eine Rückenstütze durch dieses Bild seiner selbst als eines Menschen, der so edel ist, daß ihn jeder böse Wunsch gegen einen Vorgesetzten ungeheuer beunruhigt, und außerdem verstärkt er dadurch auch seine schon vorhandenen masochistischen Triebe, indem er ihnen die Glorie hoher moralischer Maßstäbe verleiht.

und eine Aufforderung zu positiver Beruhigung, sie übernimmt auch die Funktion, den Neurotiker an der Erkenntnis einer Notwendigkeit, sich zu ändern, zu verhindern und ihm statt dessen als Ersatz für eine Änderung zu dienen. Es ist für jeden voll entwickelten Menschen schwer, sich zu ändern. Doch für einen Neurotiker ist ein solcher Versuch doppelt hart, nicht nur weil es ihm schwerfällt, die Notwendigkeit einer Änderung einzusehen, sondern auch weil so viele seiner Haltungen durch die Angst notwendig gemacht werden. Infolgedessen hat er eine tödliche Angst davor und schreckt vor der Erkenntnis einer solchen Notwendigkeit zurück. Eines der Mittel, sich dieser Einsicht zu entziehen, ist seine heimliche Überzeugung, daß er mit Hilfe von Selbstbezichtigungen durchkommen könne. Dieser Prozeß kann im täglichen Leben häufig beobachtet werden. Wenn es einem Menschen leid tut, eine Sache getan oder unterlassen zu haben, und er infolgedessen seinen Irrtum wiedergutmachen oder die dafür verantwortliche Haltung ändern will, wird er nicht in Schuldgefühlen schwelgen. Falls er dies tut, weist es darauf hin, daß er sich vor dem schwierigen Versuch, sich zu ändern, drücken will. Es ist ja auch so viel leichter, reuig zu sein, als sich zu ändern.

Nebenbei bemerkt besteht ein anderer Weg für den Neurotiker, sich der Notwendigkeit einer Änderung zu verschließen, darin, die existierenden Probleme intellektuell zu erklären. Patienten, die dies tun, finden eine große intellektuelle Befriedigung darin, psychologische Kenntnisse zu gewinnen, einschließlich einer Erkenntnis, die sie selbst betrifft, aber dabei bleibt es dann. Das verstandesmäßige Wissen dient in diesem Fall als ein Schutz gegen ein gefühlsmäßiges Erleben und verhindert somit die Einsicht der Notwendigkeit einer Änderung. Es macht den Eindruck, als sähen sie sich an und sagten: »Wie interessant!«

Selbstbezichtigungen dienen auch dem Zweck, die Gefahr, sich über andere zu beschweren, abzuwenden, da es sicherer erscheinen mag, die Schuld auf sich zu nehmen. Hemmungen in bezug auf eine Kritik oder einen Vorwurf gegen andere Menschen — was die Selbstbezichtigungstendenzen verstärkt — spielen in Neurosen eine derart große Rolle, daß wir sie ausführlicher besprechen sollten.

In der Regel haben solche Hemmungen eine Geschichte. Ein Kind, das in einer furcht- und haßerfüllten Atmosphäre aufwächst, die sein spontanes Selbstbewußtsein verhindert, hat tief vorwurfsvolle Gefühle gegen seine Umgebung. Doch ist es nicht nur nicht imstande, sie auszudrücken, sondern es traut sich noch nicht einmal, falls es genügend eingeschüchtert ist, diese Gefühle bewußt zu empfinden. Dies geschieht teils aus einfacher Furcht vor Strafe und teils aus Furcht davor, die Liebe, die es braucht, zu verlieren. Diese kindlichen Reaktionen haben in Wirklichkeit eine solide Grundlage insofern, als Eltern, die eine solche Atmosphäre erzeugen, selten imstande sind, eine Kritik zu vertragen, weil sie selbst so voll von neurotischen Empfindlichkeiten sind. Die weitverbreitete Annahme der Unfehlbarkeit von Eltern verdenken wir einem kulturellen Faktor. Die Stellung der Eltern innerhalb unseres Kulturkreises beruht auf ihrer autoritativen Macht, auf die sie sich stets stützen können, um Gehorsam zu erzwingen. In vielen Fällen herrscht in häuslichen Beziehungen Wohlwollen vor, und es ist kein Grund für die Eltern vorhanden, ihre autoritative Macht zu betonen. Nichtsdestoweniger wirft diese kulturelle Haltung, solange sie existiert, einen Schatten auf die Beziehung, auch wenn sie im Hintergrund bleibt.

Wenn eine Beziehung auf Autorität gegründet ist, so ist in der Regel jede Kritik untersagt, denn sie könnte die Autorität unterminieren. Sie kann öffentlich verboten und ein Zuwiderhandeln gegen dieses Verbot mit Strafe bedroht sein, oder, was noch wirkungsvoller ist, es kann sich um ein stillschweigendes Verbot handeln, das auf einer moralischen Grundlage erzwungen wird. Dann wird die Kritik der Kinder nicht durch individuelle Empfindlichkeiten der Eltern zurückgehalten, sondern auch durch die Tatsache, daß letztere, durchdrungen von der kulturbedingten Überzeugung, Kritik an Eltern sei eine Sünde, direkt und indirekt den Versuch machen, die Kinder dahin zu beeinflussen, dies ebenso zu empfinden. Unter diesen Umständen kann ein nicht völlig eingeschüchtertes Kind versuchen zu revoltieren, jedoch wird es daraufhin dazu gebracht, sich schuldig zu fühlen. Ein stärker eingeschüchtertes Kind wagt es nicht, seinen Groll zu äußern, und kommt allmählich dahin, nicht einmal zu denken, daß die Eltern im Unrecht sein könnten. Jedoch hat es das Gefühl, daß irgend jemand unrecht haben muß, woraus es schließt, daß unter diesen Umständen dieser jemand es selber sein muß. Es erübrigt sich, zu sagen, daß es sich hierbei gewöhnlich nicht um einen geistigen, sondern um einen gefühlsmäßigen Vorgang handelt. Er wird nicht durch den Verstand, sondern durch Furcht verursacht.

Auf diese Weise fängt das Kind an, sich schuldig zu fühlen, oder, genauer gesagt, es entwickelt die Tendenz, Fehler in sich zu suchen und zu finden, statt ruhig beide Seiten gegeneinander abzuwägen und die ganze Situation objektiv zu betrachten. Seine Vorwürfe können es veranlassen, sich nicht so sehr für schuldig als für minderwertig zu halten. Der Unterschied zwischen diesen beiden Haltungen ist gering und hängt völlig von der direkten oder indirekten Eindringlichkeit der innerhalb seiner Umgebung vorherrschenden Moral ab. Ein Mädchen, das stets hinter seiner Schwester zurückstehen muß und sich aus Furcht dieser ungerechten Behandlung fügt und die Anklagen, die es in Wirklichkeit fühlt, unterdrückt, kann sich vorreden, die ungleiche Behandlung sei gerechtfertigt, weil es weniger gut sei als die Schwester (weniger schön oder nicht so glänzend), oder es kann sie für berechtigt halten, weil es glaubt, ein schlechtes Kind zu sein. Jedoch nimmt es in beiden Fällen die Schuld auf sich, statt sich darüber klar zu werden, daß ihm Unrecht geschieht.

Diese Art der Reaktion muß nicht unbedingt immer so sein; wenn sie nicht zu tief verwurzelt ist, kann sie sich ändern, sobald die Umgebung des Kindes sich ändert oder wenn Menschen in sein Leben treten, die es anerkennen und ihm gefühlsmäßige Unterstützung gewähren. Wenn sich jedoch keine derartige Änderung vollzieht, wird die Neigung, Bezichtigungen in Selbstbezichtigungen zu verwandeln, mit der Zeit nicht schwächer, sondern stärker. Gleichzeitig damit, daß sich Groll gegen die Welt allmählich aus mehreren Quellen ansammelt, wächst auch die Furcht vor der Äußerung eines solchen Grolls, weil sich die Furcht vor dem Durchschautwerden und die Vermutung, daß andere genauso empfindlich seien, vermehrt.

Jedoch ist eine Haltung noch nicht genügend damit erklärt, daß man ihre historische Quelle erkannt hat. Es ist sowohl von einem rein praktischen als auch von einem dynamischen Standpunkt aus viel wichtiger zu fragen, welche Faktoren die Haltung zu dem gegebenen Zeitpunkt verursachen. Für die außerordentlichen Schwierigkeiten, die der Neurotiker hat, eine Kritik oder einen Vorwurf zu äußern, sind, wenn seine Persönlichkeit bereits gereift ist, mehrere Faktoren ausschlaggebend.

Erstens ist diese Unfähigkeit eine der Formen, in der sich sein Mangel an spontaner Selbstbehauptung äußert. Um diesen Mangel verstehen zu können, muß man seine Haltung nur mit der eines gesunden Menschen unserer Kultur vergleichen und damit, was er gegen Empfindungen und Äußerungen von Vorwürfen oder, allgemeiner gesagt, in bezug auf einen Angriff und zur Verteidigung dagegen fühlt und tut. Der normale Mensch kann seine Meinung in einer Auseinandersetzung verteidigen, eine unberechtigte Anklage, Beschuldigung oder Zumutung zurückweisen, sich innerlich und äußerlich gegen Vernachlässigung oder Betrug wehren, eine Forderung oder ein Angebot verweigern, wenn er keine Lust hat, darauf einzugehen und die Situation ihm dies gestattet. Er kann, wenn nötig, eine Kritik oder Vorwürfe empfinden und ausdrücken oder sich absichtlich von einem Menschen zurückziehen oder ihn entlassen, wenn ihm danach zumute ist. Ferner kann er sich verteidigen und angreifen, ohne dabei in eine übermäßige Gefühlsspannung zu geraten, und einen Mittelweg zwischen übertriebenen

Selbstbezichtigungen und übertriebener Aggressivität einhalten, die ihn sonst nur zu unberechtigten und heftigen Anklagen gegen die Welt veranlassen würden. Man kann jedoch diese glückliche Mitte nur dann einhalten, wenn sie auf Voraussetzungen beruht, die bei Neurosen mehr oder weniger fehlen: das heißt auf einem relativen Freisein von einer allgemeinen unbewußten Feindseligkeit und einem relativ gesicherten Selbstbewußtsein.

Wenn diese spontane Selbstsicherheit fehlt, ist die unvermeidliche Folge ein Gefühl von Schwäche und Wehrlosigkeit. Ein Mensch, der — vielleicht ohne jemals darüber nachgedacht zu haben — weiß, daß er, wenn die Situation es verlangt, einen Angriff machen oder sich verteidigen kann, ist und fühlt sich stark. Ein Mensch, der die Tatsache vermerkt hat, daß er dies vermutlich nicht tun kann, ist und fühlt sich schwach. Wir vermerken es innerlich mit der Genauigkeit einer elektrischen Uhr, ob wir einen Streit aus Furcht oder Klugheit vermieden haben oder ob wir einen Vorwurf nur aus Schwäche oder aus Gerechtigkeitssinn auf uns genommen haben, auch wenn wir unser bewußtes Ich erfolgreich zu täuschen vermögen. Für den Neurotiker ist dieses genaue Verbuchen seiner Schwäche eine stete Quelle heimlicher Irritation. Manch eine Depression begann, nachdem der Betreffende sich als unfähig erwies, seine Argumente zu verteidigen oder eine kritische Meinung zu äußern.

Eine weitere wichtige Hemmung in bezug auf eine Kritik oder einen Vorwurf steht in direktem Zusammenhang mit der Grundangst. Wenn die Außenwelt als feindlich empfunden wird und man sich hilflos gegen sie fühlt, dann erscheint das Risiko, Menschen zu verstimmen, als schiere Tollkühnheit. Dem Neurotiker kommt diese Gefahr um so größer vor, je mehr sein Sicherheitsgefühl auf der Liebe anderer beruht und je größere Angst er davor hat, diese Liebe zu verlieren. Für ihn hat die Möglichkeit, einen anderen Menschen zu verstimmen, eine völlig andere Bedeutung als für einen normalen Menschen. Da seine eigenen Beziehungen zu anderen schwach und gebrechlich sind, kann er es nicht glauben, daß die Beziehungen anderer zu ihm irgendwie besser seien. Daher hat er das Gefühl, daß sie zu verstimmen die Gefahr eines endgültigen Bruchs in sich schließt. Er erwartet, völlig fallengelassen und ein für allemal verschmäht und gehaßt zu werden. Außerdem nimmt er bewußt oder unbewußt an, andere hätten genau solch eine panische Angst davor, durchschaut oder kritisiert zu werden wie er, und deshalb ist er bereit, sie mit der gleichen Feinfühligkeit zu behandeln, die er sich von ihnen wünscht. Seine ungeheure Angst davor, Anklagen zu erheben oder auch nur zu empfinden, bringt ihn in ein ganz besonderes Dilemma, weil er, wie wir sahen, voll von aufgespeichertem Groll ist. Wie dies jeder, der mit neurotischem Verhalten vertraut ist, weiß, werden jedoch in Wirklichkeit gerade genug Anklagen zum Ausdruck gebracht, manchmal in verblümter und manchmal in offener und äußerst aggressiver Form. Da ich jedoch trotzdem dabei bleibe, daß eine auffallende Zurückhaltung in bezug auf Kritik und Anklagen besteht, würde es sich lohnen, kurz über die Bedingungen zu sprechen, unter denen Anklagen einen Ausdruck finden.

Sie können unter dem Druck der Verzweiflung geäußert werden, oder, deutlicher gesagt, dann, wenn der Neurotiker fühlt, er habe dadurch nichts zu verlieren, da er ja auf alle Fälle abgelehnt und zurückgestoßen würde, ganz gleich, wie er sich benimmt. Solch eine Gelegenheit entsteht zum Beispiel dann, wenn seine besonderen Bemühungen, freundlich und rücksichtsvoll zu sein, nicht auf der Stelle erwidert oder abgewiesen werden. Ob sich seine Vorwürfe in einer explosiven Szene entladen oder ob sie eine Weile aufrechterhalten werden, hängt von der Dauer seiner Verzweiflung ab. Er kann seinen Gegnern in einem kritischen Moment alle seine aufgestauten Vorwürfe auf einmal an den Kopf werfen oder seine Anklagen über eine lange Periode hinausziehen. Er meint das, was er sagt, wirklich und erwartet, daß die anderen es ernst nehmen — indessen hegt er die heimliche Hoffnung, daß sie die Tiefe seiner Verzweiflung wahrnehmen und ihm daher verzeihen. Auch ohne Verzweiflung befindet er sich in einem ähnlichen Zustand, wenn die Anklagen sich auf Menschen beziehen, die der Neurotiker ganz bewußt haßt und von denen er sich nichts Gutes verspricht. In einem anderen Zustand, über den wir alsbald sprechen werden, fehlt gerade dieses Element der Aufrichtigkeit.

Der Neurotiker kann auch seine Vorwürfe mit größerer oder geringerer Heftigkeit dann äußern, wenn er das Gefühl hat, durchschaut und angeklagt zu sein, oder wenn eine solche Gefahr tatsächlich besteht. Die Gefahr, andere aufzubringen, kann im Vergleich zu der Gefahr der Mißbilligung als das kleinere Übel erscheinen. Er fühlt sich in einer Notlage und macht einen Gegenangriff, wie ein Tier, das von Natur aus argwöhnisch ist und in Gefahr um sich schlägt. Patienten können den Analytiker mit heftigen Vorwürfen überhäufen, sobald sie große Angst davor haben, daß eine bestimmte Sache zur Sprache kommen würde, oder wenn sie etwas getan haben, wofür sie Mißbilligung vorhersehen.

Im Gegensatz zu Anklagen, die unter dem Druck der Verzweiflung gemacht werden, sind derartige Angriffe völlig blind. Sie werden gemacht, ohne daß der Betreffende im geringsten von seinem Recht dazu überzeugt ist, da sie lediglich aus dem Gefühl der Notwendigkeit geboren sind, eine momentane Gefahr, ganz egal wie, loszuwerden. Wenn auch wirklich empfundene Vorwürfe darin enthalten sein können, in der Hauptsache sind sie übertrieben und phantastisch. Im tiefsten Innern glaubt der Neurotiker selbst nicht an sie und daran, daß sie ernst genommen werden könnten, weshalb er äußerst erstaunt darüber ist, wenn dies doch geschieht, wenn zum Beispiel der andere ernsthaft darauf eingeht oder wirklich verletzt zu sein scheint.

Wenn wir uns über die Furcht vor einer Anklage, die in der neurotischen Struktur enthalten ist, und außerdem über die Wege, auf denen man mit ihr fertigzuwerden sucht, klar sind, können wir verstehen, weshalb das Bild in dieser Hinsicht so oft, oberflächlich betrachtet, ganz anders aussieht. Ein Neurotiker ist oft, auch wenn er voll intensiver Anklagen ist, nicht fähig, eine berechtigte Kritik zu äußern. Sobald er etwas verliert, ist er davon überzeugt, das Dienstmädchen habe es gestohlen, doch ist er nicht imstande, ihr einen Vorwurf darüber zu machen oder einen Einwand zu erheben, wenn sie das Essen nicht zur Zeit anrichtet. Die Anklagen, die er wirklich erhebt, haben irgendwie einen unwirklichen Charakter und mit der Sache selber nichts zu tun. Als Patient kann er wilde Anklagen gegen den Analytiker schleudern, daß dieser ihn ruiniere, er ist jedoch nicht fähig, einen ernsten Einwand gegen den Geschmack des Analytikers in bezug auf seine Zigaretten zu äußern.

Die offen ausgedrückten Vorwürfe genügen gewöhnlich nicht, allen vorhandenen und aufgestauten Ärger loszuwerden. Dazu bedarf es indirekter Wege, die es dem Neurotiker ermöglichen, seinen Ärger zu äußern, ohne daß er es merkt. Ein Teil kommt aus Versehen zum Vorschein, ein anderer Teil wird von dem Menschen, den er eigentlich anklagen möchte, auf verhältnismäßig gleichgültige Personen abgeschoben — zum Beispiel kann eine Frau ihr Mädchen anschreien, wenn sie einen Zorn auf ihren Mann hat — oder aber auch auf Umstände oder das Schicksal im allgemeinen. Es handelt sich hierbei um Sicherheitsventile, die an sich noch nicht typisch für Neurosen sind. Die typisch neurotische Methode, Vorwürfe indirekt und unbewußt zu äußern, bedient sich des Mediums der Leiden. Durch seine Leiden kann der Neurotiker als lebendiger Vorwurf auftreten. Eine Ehefrau, die krank wird, weil ihr Mann spät nach Hause kommt, drückt dadurch ihren Ärger wirkungsvoller aus, als wenn sie eine Szene machte, und hat noch außerdem den Vorteil, in ihren eigenen Augen als unschuldige Märtyrerin dazustehen.

Wie wirkungsvoll Leiden Vorwürfe ausdrücken können, hängt von den Hemmungen gegenüber einer Äußerung von Vorwürfen ab. Wo die Furcht davor nicht allzu intensiv ist, kann das Leiden dramatisch demonstriert werden durch offene Vorwürfe etwa des Inhalts: »Sieh, wie du mich leiden machst!« Dieses ist tatsächlich eine dritte Möglichkeit, in der sich Vorwürfe äußern können, weil das Leiden die Vorwürfe gerechtfertigt erscheinen läßt. Auch hier besteht wieder ein naher Zusammenhang mit den bereits besprochenen Methoden, die zum Gewinnen von Liebe angewandt werden; vorwurfsvolles Leiden dient gleichzeitig als Bitte um Mitleid und als Erpressungsmittel für besondere Vergünstigungen zur Wiedergutmachung des angetanen Harms. Je größer die Zurückhaltung in bezug auf Vorwürfe ist, desto weniger demonstrativ äußert sich das Leiden. Das kann so weit gehen, daß der Neurotiker sogar vermeiden wird, andere auf die Tatsache seines Leidens aufmerksam zu machen. Alles in allem finden wir sehr viele Variationen in diesen Äußerungen seiner Leiden.

Wegen der ihn von allen Seiten bedrängenden Furcht schwankt der Neurotiker dauernd zwischen Anklagen und Selbstbezichtigungen hin und her. Ein Ergebnis davon ist seine stete und hoffnungslose Unsicherheit darüber, ob er mit seiner Kritik oder der Ansicht, daß man ihm Unrecht tue, recht hat oder nicht. Er nimmt es zur Kenntnis oder weiß aus Erfahrung, daß seine Vorwürfe sehr oft in Wirklichkeit unberechtigt sind und von seinen eigenen irrationalen Reaktionen provoziert wurden. Diese Erkenntnis macht es ihm auch schwer, genau zu wissen, ob man ihm wirklich Unrecht getan hat, und verhindert ihn daher, wenn nötig, einen festen Stand einzunehmen.

Der Beobachter neigt dazu, alle diese Äußerungen für Ausdrücke besonders heftiger Schuldgefühle zu halten oder sie so zu erklären. Das soll nicht heißen, daß der Beobachter auch neurotisch sei, doch weist es darauf hin, daß seine Gedanken und Gefühle ebenso wie die des Neurotikers kulturellen Einflüssen unterworfen sind. Um die kulturellen Einflüsse, die unsere Einstellung zu Schuldgefühlen bestimmen, verstehen zu können, müßten wir geschichtliche, kulturelle und philosophische Fragen in Betracht ziehen, die den Rahmen dieses Buches überschreiten würden. Doch auch wenn man über dieses Problem völlig hinwegsieht, muß man zum mindesten den Einfluß der christlichen Moralbegriffe erwähnen.

Diese Betrachtung über die Schuldgefühle kann kurz folgendermaßen zusammengefaßt werden: Wenn ein Neurotiker sich selbst anklagt oder Schuldgefühle irgendeiner Art äußert, sollte die erste Frage nicht lauten: »Worüber fühlt er sich wirklich schuldig?«, sondern: »Welches mögen wohl die Gründe seiner selbstbezichtigenden Haltung sein?« Die Hauptgründe, die wir erkannten, sind: der Ausdruck seiner Furcht vor Mißbilligung; eine Verteidigung gegen diese Furcht; und eine Verteidigung gegen das Äußern von Anklagen.

Wenn Freud und mit ihm die Mehrzahl der Analytiker Schuldgefühle für ein elementares Motiv halten, so reflektieren sie damit die Gedanken ihrer Zeit. Freud erkannte, daß Schuldgefühle aus Furcht entstehen, da er annahm, daß Furcht zu der Entstehung des »Über-Ich« beiträgt, das er für die Schuldgefühle verantwortlich macht; doch neigte er zu der Ansicht, daß die Ansprüche des Gewissens und die Schuldgefühle, wenn sie erst einmal existieren, eine letzte Instanz darstellen. Jedoch weist eine weitere Analyse darauf hin, daß hier, auch wenn wir gelernt haben, mit Schuldgefühlen auf einen gewissen Druck zu reagieren und moralische Maßstäbe zu akzeptieren, das Motiv hinter diesen Gefühlen — auch wenn sie sich nur auf subtile und indirekte Weise äußern — eine unmittelbare Furcht vor den Konsequenzen ist. Wenn wir annehmen, daß die Schuldgefühle an sich nicht die eigentliche Triebkraft sind, dann wird es notwendig, bestimmte analytische Theorien zu revidieren, die auf der Annahme beruhen, daß Schuldgefühle — besonders solche, die einen allgemeinen Charakter haben, für die Freud den Ausdruck »unbewußte Schuldgefühle« vorschlug — von ausschlaggebender Wichtigkeit für die Erzeugung von Neurosen sind. Ich will hier nur die drei wichtigsten dieser Theorien erwähnen: die Theorie der »negativen therapeutischen Reaktion«, die behauptet, der Patient ziehe es vor, aus Gründen unbewußter Schuldgefühle krank zu bleiben; die Theorie des Über-Ich als einer inneren Instanz, die das Ich bestraft; und die Theorie eines moralischen Masochismus, die das selbstverursachte Leiden als das Resultat eines Verlangens nach Strafe erklärt.

Der Sinn des neurotischen Leidens
(Das Problem des Masochismus)

Wir haben nun gesehen, wie viele Leiden der Neurotiker im Kampf mit seinen Konflikten ausstehen muß und daß er außerdem seine Leiden als Mittel zur Erreichung gewisser Ziele benutzt, die er der vorliegenden Schwierigkeiten wegen schwer auf andere Weise erlangen könnte. Obwohl wir imstande sind, in jeder einzelnen Situation die Gründe, für die das Leiden herhalten muß, und die Ziele, die damit erreicht werden sollen, zu erkennen, bleibt es doch noch immer rätselhaft, weshalb Menschen bereit sein sollten, einen solch hohen Preis zu zahlen. Der ausgiebige Gebrauch, der von dem Leiden gemacht wird, und die Bereitschaft, einer aktiven Beherrschung seines Lebens aus dem Weg zu gehen, scheinen aus einem inneren Trieb zu stammen, den man ganz allgemein als eine Tendenz beschreiben könnte, sich selbst schwächer statt stärker und unglücklicher statt glücklicher zu machen.

Da diese Tendenz der allgemeinen Auffassung von der menschlichen Natur widerspricht, war sie stets ein großes Rätsel und ein Stein des Anstoßes für die Psychologen und Psychiater. Es handelt sich hierbei tatsächlich um das Grundproblem des Masochismus. Der Ausdruck Masochismus bezog sich ursprünglich auf sexuelle Perversionen und Phantasien, mit deren Hilfe sexuelle Befriedigung durch Leiden, durch Prügel, Torturen, Vergewaltigung, Versklavung und Demütigung erreicht wird. Freud erkannte, daß diese sexuellen Perversionen und Phantasien mit allgemeinen Tendenzen, zu leiden, verwandt sind, das heißt mit Tendenzen, die keine offensichtlichen sexuellen Grundlagen haben; diese letzteren wurden als »Moralischer Masochismus« bezeichnet. Da bei sexuellen Perversionen und Phantasien das Leiden eine positive Befriedigung erstrebt, wurde daraus geschlossen, daß jedes neurotische Leiden von dem Wunsch nach Befriedigung bestimmt wird, oder um es einfach auszudrücken, daß der Neurotiker leiden möchte. Der Unterschied zwischen sexueller Perversion und dem sogenannten moralischen Masochismus soll ein Unterschied in bezug auf das Bewußtwerden dieses Zustandes sein. Im ersten Fall ist sowohl der Trieb nach Befriedigung als die Befriedigung selber bewußt, im zweiten sind beide unbewußt.

Das Erlangen von Befriedigung durch Leiden ist schon bei Perversionen ein großes Problem, doch ist es noch viel rätselhafter in den allgemeinen Tendenzen, zu leiden.

Viele Versuche wurden gemacht, das masochistische Phänomen zu erklären. Der bei weitem bedeutendste ist die Freudsche Hypothese des Todestriebs[32]. Diese konstatiert, kurz ausgedrückt, daß in dem Menschen hauptsächlich zwei biologische Kräfte am Werk sind: der Lebenstrieb und der Todestrieb. Diese letztere Kraft, die nach Selbstvernichtung verlangt, führt, wenn sie mit libidinösen Trieben verbunden ist, zu dem Phänomen des Masochismus.

Ein wichtige Frage, die ich hier aufwerfen möchte, geht darum, ob man die Tendenz, zu leiden, auch ohne Bezug auf eine biologische Hypothese psychologisch verstehen kann.

Zunächst einmal müssen wir uns mit einem Mißverständnis beschäftigen, das in einer Verwechslung tatsächlicher Leiden mit einer Tendenz zum Leiden besteht. Es liegt kein Grund vor, aus der Tatsache, daß ein Mensch leidet, ohne weiteres auch eine Tendenz, sich Leiden auszusetzen oder es sogar zu genießen, abzuleiten. Wir können zum Beispiel keineswegs mit H. Deutsch die Tatsache, daß Frauen unseres Kulturkreises, während sie gebären, Schmerzen empfinden, als einen Beweis dafür ansehen, daß die Frauen insgeheim diese Schmerzen masochistisch genießen, wenn dies auch in

[32] Sigmund Freud: »Jenseits des Lustprinzips« (Internationale psychoanalytische Bibliothek, Nr. 4).

einigen Ausnahmefällen so sein kann. Ein großer Teil des Leidens, das in Neurosen empfunden wird, hat nicht das geringste mit einem Wunsch, zu leiden, zu tun, sondern ist lediglich die unvermeidliche Folge vorhandener neurotischer Konflikte. Es kommt genauso wie Schmerzen, wenn man ein Bein gebrochen hat. In beiden Fällen hat man Schmerzen, ganz gleich, ob man sie haben will oder nicht, und durch die Leiden, die man sich zugezogen hat, wird nichts gewonnen. Die von den existierenden Konflikten erzeugte offenbare Angst ist ein auffallendes, wenn auch nicht das einzige Beispiel für Leiden in diesem neurotischen Typ. Andere Arten neurotischen Leidens müssen ebenfalls so verstanden werden — wie etwa das Leiden, das die Realisierung einer wachsenden Diskrepanz zwischen Möglichkeiten und faktischer Leistung begleitet, oder das Gefühl, aussichtslos in einem bestimmten Dilemma gefangen zu sein, oder Überempfindlichkeit in bezug auf die geringste Kränkung, oder Selbstverachtung, weil man eine Neurose hat. Dieser Teil des neurotischen Leidens wird, da er nicht zur Schau gestellt wird, gewöhnlich überhaupt nicht beachtet, wenn man an das Problem unter der Hypothese herangeht, daß der Neurotiker zu leiden wünscht. In solchen Fällen wundert man sich manchmal darüber, in welchem Maß Laien und sogar Psychiater unbewußt diese verächtliche Haltung gegen Neurosen mit dem Neurotiker selber teilen.

Nachdem wir so das nicht von einer Leidenstendenz verursachte Leiden des Neurotikers ausgeschaltet haben, wenden wir uns den Leiden zu, die durch diese Tendenz entstehen und die daher unter die Kategorie der masochistischen Triebe fallen. Der oberflächliche Eindruck, den man dabei gewinnt, ist der, daß der Neurotiker mehr leidet, als dies durch die Wirklichkeit gerechtfertigt scheint. Ausführlicher gesagt macht er den Eindruck, als ob ein Etwas in ihm sich gierig jeder Gelegenheit, zu leiden, bemächtige, daß er es fertigbringt, auch günstige Umstände in etwas Schmerzliches zu verwandeln, und daß er seine Leiden ungern aufgibt. Jedoch liegt hier der Grund für das Verhalten, das diesen Eindruck erzeugt, hauptsächlich in den Funktionen, die das neurotische Leiden für den betreffenden Menschen hat.

Was nun diese Funktionen des neurotischen Leidens anlangt, so möchte ich unsere Beobachtungen aus den vorhergehenden Kapiteln folgendermaßen zusammenfassen: Leiden kann einen direkten Verteidigungswert für den Neurotiker haben und kann tatsächlich oft sogar das einzige Mittel sein, durch das er sich gegen drohende Gefahren schützen kann. Durch Selbstbezichtigungen vermeidet er ein Angeklagtwerden und Anklagen seinerseits; durch den Anschein von Krankheit und Unwissenheit vermeidet er Vorwürfe, durch Selbstverkleinerung vermeidet er die Gefahr des

Wettbewerbs — jedoch ist das Leiden, das er sich hierbei zuzieht, gleichzeitig auch ein Verteidigungsmittel.

Das Leiden ist auch ein Mittel, das zu erlangen, was er haben will, ein Mittel, seine Ansprüche erfolgreich durchzusetzen und sie auf eine gerechtfertigte Basis zu stellen. Bezüglich seiner Wünsche dem Leben gegenüber befindet der Neurotiker sich in einem Dilemma. Sie sind oder wurden so gebieterisch und bedingungslos, teils weil sie aus Angst stammen, teils weil sie nicht durch wirkliche Rücksicht auf andere in Zaum gehalten werden. Jedoch ist andererseits die Fähigkeit, seine Forderungen durchzusetzen, sehr geschwächt aus Gründen seines Mangels an spontaner Selbstbehauptung, allgemeiner ausgedrückt: wegen seiner allem zugrunde liegenden Gefühle von Hilflosigkeit. Das Ergebnis dieses Dilemmas führt zu der Erwartung, daß andere seine Wünsche berücksichtigen. Er macht den Eindruck, als ob seine Handlungen auf der Überzeugung beruhten, daß andere für sein Leben verantwortlich seien und daß sie schuld daran seien, wenn irgend etwas nicht stimmt. Dies kollidiert mit seiner Überzeugung, daß ihm niemand etwas gönne, was die Empfindung veranlaßt, er müsse andere dazu zwingen, seine Wünsche zu erfüllen. An diesem Punkt kommt ihm sein Leiden zu Hilfe. Leiden und Hilflosigkeit werden seine wichtigsten Mittel, sich Liebe, Hilfe und Herrschaft zu sichern und gleichzeitig alle Ansprüche, die andere an ihn stellen könnten, zu vermeiden.

Das Leiden hat schließlich noch die Funktion, Anschuldigungen gegen andere auf eine zwar verkleidete, aber wirkungsvolle Weise auszudrücken. Über diesen Weg sprechen wir ausführlich im letzten Kapitel.

Wenn die Funktionen des neurotischen Leidens erkannt worden sind, verliert das Problem einen Teil seines mysteriösen Charakters, doch ist es noch immer nicht völlig gelöst. Trotz des taktischen Wertes des Leidens ist ein Faktor vorhanden, der die Vermutung unterstützt, daß der Neurotiker leiden möchte: Er leidet oft mehr, als durch das strategische Ziel gerechtfertigt scheint, und neigt dazu, sein Elend zu übertreiben und in Gefühlen seiner Hilflosigkeit, seines Unglücks und seiner Wertlosigkeit zu schwelgen. Auch wenn wir wissen, daß seine Gefühle vermutlich übertrieben sind und daß man sie nicht völlig ernst nehmen kann, erstaunt uns doch die Tatsache, daß die Enttäuschungen, die aus den einander entgegengesetzten Tendenzen stammen, ihn in einen solchen Abgrund von Elend stürzen, der in gar keinem Verhältnis zu der Wichtigkeit der Situation steht. Wenn sein Erfolg nur mäßig war, dann übertreibt er seine Niederlage auf dramatische Weise als eine nie wieder gutzumachende Schande. Wenn es ihm nur mißlang, sich durchzusetzen, sinkt sein Selbstbewußtsein in sich zusammen wie ein

Ballon, dem die Luft ausgegangen ist. Wenn er während seiner Analyse die unerfreuliche Aussicht vor sich hat, ein neues Problem durcharbeiten zu müssen, verfällt er einer absoluten Hoffnungslosigkeit. Wir müssen noch immer untersuchen, weshalb er auf diese Weise scheinbar freiwillig seine Leiden über ihre taktische Notwendigkeit hinaus vermehrt.

Durch derartige Leiden sind keine offenkundigen Vorteile zu gewinnen, können keine Zuschauer beeindruckt, keine Sympathien gewonnen werden noch ein geheimer Triumph darüber, seinen Willen anderen gegenüber durchsetzen zu können. Doch hat der Neurotiker dennoch einen Vorteil dadurch, wenn auch von anderer Art. Für einen Menschen, der solch hochtrabende Vorstellungen über seine Einzigartigkeit hat, ist ein Mißerfolg in der Liebe, eine Niederlage in einem Wettbewerb, die Notwendigkeit, eine Unzulänglichkeit erkennen zu müssen, etwas Unerträgliches. Wenn er jedoch in der Bewertung seiner selbst in ein Nichts zusammenschmilzt, so hören die Kategorien des Erfolges und Mißerfolges, der Überlegenheit oder Minderwertigkeit auf zu existieren; wenn er seinen Schmerz übertreibt und sich in dem allgemeinen Gefühl seines Elends und seiner Wertlosigkeit verliert, wird dem schlimmen Erlebnis ein Teil seiner Realität genommen, und der Stich des speziellen Schmerzes wird gemildert und betäubt. Das in diesem Vorgang obwaltende Prinzip ist dialektischer Art und enthält die philosophische Wahrheit, daß an einer bestimmten Stelle sich Quantität in Qualität verwandelt. Konkret bedeutet dies, daß, wenn es auch schmerzlich ist, zu leiden, die völlige Hingabe an übertriebenes Leiden dennoch als Opiat gegen den Schmerz dienen kann.

Eine meisterhafte Beschreibung dieses Prozesses findet sich in einer dänischen Novelle[33]. Die Geschichte handelt von einem Schriftsteller, an dessen sehr geliebter Frau zwei Jahre vorher ein Lustmord begangen wurde. Er vermochte den unerträglichen Schmerz dadurch von sich fernzuhalten, daß er das, was ihm geschehen war, nur sehr unklar in sich eindringen ließ. Um sich dem Bewußtwerden seines Kummers zu entziehen, stürzte er sich in die Arbeit und schrieb Tag und Nacht an einem Buch. Die Erzählung beginnt an dem Tag, an dem dieses Buch beendet wurde, das heißt in dem psychologischen Augenblick, wo er sich seiner Trauer stellen mußte. Wir begegnen ihm zuerst auf dem Friedhof, wohin ihn seine Schritte unbeabsichtigt trugen. Wir erfahren, wie er sich in den grausamsten und phantastischsten Spekulationen darüber ergeht, wie Würmer die Toten auffressen und wie Menschen lebendig begraben werden. Er ist erschöpft und kehrt nach Hause zurück, wo seine Qual weitergeht. Ein Etwas zwingt ihn dazu, sich bis ins letzte an

[33] Aage von Kohl: »Der Weg durch die Nacht« (aus dem Dänischen übersetzt).

alles zu erinnern, was geschehen war. Vielleicht hätte der Mord vermieden werden können, wenn er an jenem Abend seine Frau auf ihrem Besuch bei Freunden begleitet hätte, oder wenn sie ihn angerufen und gebeten hätte, sie abzuholen, oder wenn sie bei den Freunden übernachtet hätte, oder wenn er spazierengegangen wäre und sie am Bahnhof getroffen hätte. Dazu gezwungen, sich bis ins letzte vorstellen zu müssen, wie der Mord stattfand, wird er derart von Schmerzen überwältigt, daß er schließlich das Bewußtsein verliert. Bis dahin ist diese Geschichte von ganz besonderem Interesse für das Problem, das wir besprachen. Was sich späterhin ereignet, ist, daß er, nachdem er sich von seiner Qualorgie erholt hatte, sich durch das Problem seiner Rachegelüste durcharbeiten mußte und schließlich imstande war, sich seinem Schmerz in realistischer Weise zu stellen. Der Vorgang, der hier dargestellt wurde, ist der gleiche, den man bei gewissen Trauersitten beobachten kann, die dazu dienen, den Schmerz eines Verlustes durch eine akute Intensivierung desselben zu erleichtern und ein völliges Aufgehen in ihm zu veranlassen.

Wenn diese narkotisierende Wirkung übertriebener Schmerzen erkannt wurde, haben wir einen weiteren hilfreichen Hinweis dafür, verständliche Motive in masochistischen Trieben zu finden. Doch bleibt immer noch die Frage offen, weshalb derartige Leiden Befriedigung verschaffen können, wie dies bei masochistischen Perversionen und Phantasien ganz offensichtlich der Fall ist und, wie wir glauben, auch bei den allgemeinen neurotischen Tendenzen, zu leiden.

Um diese Frage beantworten zu können, müssen wir zunächst die allen masochistischen Tendenzen gemeinsamen Elemente erkennen oder genauer gesagt die Grundhaltung dem Leben gegenüber, die hinter solchen Tendenzen steckt. Von diesem Standpunkt aus wird man als gemeinsamen Nenner ganz entschieden ein tiefes Schwächegefühl finden. Dieses Gefühl zeigt sich in der Haltung gegen sich selbst, gegen andere und gegen das Schicksal im allgemeinen. Es kann kurz gesagt als ein Gefühl von tiefer Bedeutungslosigkeit oder besser noch von Nichtigkeit beschrieben werden, als ein Gefühl, nichts als ein im Wind schwankendes Rohr und anderen machtlos ausgeliefert zu sein, was sich entweder in einer Tendenz übergroßen Entgegenkommens äußert oder in einer defensiven Überbetonung der Notwendigkeit, die Situation zu beherrschen und nicht nachzugeben; es kann sich in einem Gefühl der Abhängigkeit von Liebe und dem Urteil anderer äußern, wobei ersteres sich durch ein ungewöhnliches Liebesbedürfnis, letzteres in einer übergewöhnlichen Furcht vor Mißbilligung zeigt; oder es besteht darin, keine Meinung in bezug auf die eigene Lebensgestaltung zu haben, sondern anderen die Verantwortung und die nötigen Entscheidungen zu überlassen; es ist die Empfindung, daß Gut und Böse von außen kommen und daß man dem Schicksal gegenüber völlig hilflos ist, was sich negativ in dem Gefühl eines über einem schwebenden Verhängnisses äußert und positiv in der Erwartung eines Wunders, ohne daß man einen Finger zu rühren brauche; ein Gefühl gegen das Leben im allgemeinen, daß man nicht atmen, arbeiten, nichts genießen könne, ohne daß andere die Anregung, die Mittel und Ziele dafür liefern; es ist das Gefühl, Ton in des Meisters Hand zu sein. Wie läßt sich ein derartig tiefes Schwächegefühl verstehen? Ist es letzten Endes der Ausdruck eines Mangels an Lebenskraft? In einigen Fällen kann es dies sein, doch sind im großen ganzen die Unterschiede an Vitalität bei Neurotikern keineswegs größer als bei anderen Menschen. Ist es vielleicht eine einfache Folge der Grundangst? Sicherlich hat die Angst etwas damit zu tun, doch kann Angst allein die entgegengesetzte Wirkung haben, indem sie einen Menschen dazu zwingt, nach Kraft zu streben und sich zunehmende Macht zu erringen, damit er sich sicher fühlen kann.

Die Antwort liegt darin, daß ursprünglich und in Wirklichkeit dieses tiefe Schwächegefühl gar nicht besteht; was als Schwäche empfunden wird und so erscheint, ist lediglich das Resultat einer diesbezüglichen Neigung; diese Tatsache kann an Merkmalen erkannt werden, die wir bereits besprochen haben: In seinen Gefühlen übertreibt der Neurotiker unbewußt seine Schwäche und besteht auf ihr mit aller Zähigkeit. Jedoch läßt sich dieser Hang zur Schwäche nicht nur durch eine logische Schlußfolgerung entdecken. Man kann ihn sehr oft an der Arbeit beobachten. Patienten können voller Einbildungskraft jede Möglichkeit aufgreifen, daran zu glauben, daß sie eine organische Krankheit haben. Einer meiner Patienten wünschte sich, wann immer eine Schwierigkeit auftauchte, ganz bewußt eine Tuberkulose, wollte in einem Krankenhaus liegen, um dort vollständig versorgt zu sein. Wenn irgendeine Anforderung an solch einen Menschen gestellt wird, kann sein erster Impuls sein, darauf einzugehen, und danach wird er in das andere Extrem verfallen und unter keinen Umständen nachgeben. In der Analyse kommen die Selbstbezichtigungen eines Patienten oft daher, daß er eine antizipierte Kritik zu seiner eigenen Meinung macht und damit seine Bereitwilligkeit demonstriert, sich jedem Urteil von vornherein zu fügen. Die Tendenz, autoritative Feststellungen blind zu akzeptieren, sich auf Menschen zu stützen, vor jeder Schwierigkeit mit einem hilflosen »Ich kann nicht« zurückzuweichen, statt sie als eine Kraftprobe zu akzeptieren, ist ein weiterer Beweis für diesen Hang zur Schwäche.

Meistens verschaffen die mit diesem Hang zur Schwäche verbundenen Leiden keine bewußte Befriedigung, sie tragen im Gegenteil ohne Rücksicht auf den Zweck, dem sie dienen, ganz entschieden zu dem Gefühl allgemeinen Elends bei. Dennoch streben diese Tendenzen nach Befriedigung, auch wenn sie eine solche nicht oder doch anscheinend nicht erreichen. Gelegentlich kann man dieses Streben beobachten, und es wird sogar auch manchmal deutlich, daß eine Befriedigung erzielt worden ist. Eine Patientin, die Freunde auf dem Land besuchen ging, fühlte sich darüber enttäuscht, daß niemand sie von der Bahn abholte und daß ein paar ihrer Freunde nicht zu Hause waren, als sie eintraf. Sie berichtete, daß diese Erfahrung zunächst sehr schmerzlich war. Danach jedoch merkte sie, wie sie in ein Gefühl völligen Elends und Verlassenseins geriet, das, wie sie bald danach erkannte, in gar keinem Verhältnis zu seinem Anlaß stand. Dieses Versinken in Elend milderte ihren Schmerz nicht nur, sie empfand es auch als durchaus angenehm.

Das Erlangen von Befriedigung ist viel häufiger und auffallender in sexuellen Phantasien und Perversionen, die einen masochistischen Charakter haben, wie etwa Phantasien, vergewaltigt, geschlagen, gedemütigt oder versklavt zu werden, oder wirkliche derartige Vorkommnisse. Sie sind de facto lediglich eine andere Äußerung dieses selben allgemeinen Hangs zur Schwäche.

Das Erlangen von Befriedigung durch ein Untertauchen in Elend ist der Ausdruck eines allgemeinen Prinzips, Befriedigung dadurch zu finden, daß man sich in etwas verliert, das größer ist als man selbst, daß man sich als Individuum aufgibt, indem man dieses Ich mit seinen Zweifeln, Konflikten und Schmerzen, seinen Grenzen und seiner Isolierung loswird[34]. Es ist dies der Zustand, den Nietzsche die Befreiung von dem principium individuationis genannt hat, und das, was er unter der »dionysischen« Tendenz versteht, die er für einen der menschlichen Urtriebe hält, im Gegensatz zu der sogenannten »apollinischen« Tendenz, die sich um eine aktive Lebensform und Lebensbeherrschung bemüht. Ruth Benedict spricht von dionysischen Trieben anläßlich ihres Berichtes über die Versuche, ekstatische Erlebnisse herbeizuführen, und sie wies darauf hin, wie weitverbreitet diese Tendenzen unter den verschiedenen Kulturen seien und wie vielfältig ihre Ausdrucksformen.

Der Begriff »dionysisch« stammt von dem Dionysos-Kult der Griechen. Sowohl dieser wie frühere Kulte der Thrakier[35] hatten

[34] Diese Interpretation der Befriedigung, die durch Masochismus errungen werden kann, ist im Prinzip die gleiche wie die Erich Fromms in der bereits zitierten, von Max Horkheimer (1936) herausgegebenen Arbeit.

[35] Siehe Erwin Rohde: »Psyche«, der Seelenkult und Unsterblichkeitsglaube unter den Griechen (1925).

das Ziel einer ungeheuren Stimulierung aller Gefühle bis zu einem visionären Stadium. Die Mittel, deren man sich zur Erlangung solcher ekstatischer Zustände bediente, waren Musik, einförmiger Rhythmus von Flöten, wilde nächtliche Tänze, berauschende Getränke oder sexuelle Hingabe, die alle zu glühender Erregung und Ekstase führten. (Der Ausdruck Ekstase bedeutet wörtlich ein Außerhalb-seiner-selbst-oder-neben-sich-Stehen.) Auf der ganzen Welt gibt es Sitten und Kulte, die diesem gleichen Prinzip folgen: Bei Gruppen ist es eine Hingabe durch Feste und religiöse Ekstase, im einzelnen ist es ein Vergessen durch Rauschmittel. Auch der Schmerz spielt eine Rolle in dem Entstehen des dionysischen Zustandes. Bei einigen Plains-Indianerstämmen werden Visionen durch Fasten herbeigeführt, durch das Abschneiden eines Stückes eigenen Fleisches, durch Gefesseltwerden in einer schmerzhaften Stellung. Bei dem Sonnentanz, einer der wichtigsten Zeremonien der Plains-Indianer, wurde körperliche Tortur allgemein angewandt, um damit ekstatische Erlebnisse hervorzurufen. Die Flagellanten des Mittelalters benutzten Schläge, um damit Ekstase zu erzeugen. Die Penitentes in New-Mexico benutzten Dornen, Prügel und das Tragen schwerer Lasten.

Obwohl diese kulturellen Äußerungen dionysischer Tendenzen weit davon entfernt sind, in unserer eigenen Kultur eine besondere Rolle zu spielen, so sind sie uns dennoch nicht völlig fremd. Bis zu einem gewissen Grad kennen wir alle die Befriedigung, die man darin finden kann, »sich selbst zu verlieren«. Wir empfinden sie nach einer körperlichen oder seelischen Anstrengung in dem Prozeß des Einschlafens oder bei Beginn einer Narkose. Der gleiche Effekt kann durch Alkohol gewonnen werden. Bei dem Gebrauch von Alkohol ist das Verlieren von Hemmungen sicherlich einer der damit verbundenen Faktoren, das Einschläfern von Kummer und Angst ein anderer, aber auch hierbei ist das Ziel der letzten Befriedigung dasjenige des Vergessens und der Hingabe. Und es gibt kaum Menschen, die nicht die Befriedigung kennen, sich in einem großen Gefühl zu verlieren, sei es Liebe, Natur, Musik, Begeisterung für eine Sache oder sexuelle Hingabe. Wie können wir die scheinbare Universalität dieser Triebe erklären?

Trotz all des Glücks, das uns das Leben bieten kann, ist es gleichzeitig voll von unausweichlichen Tragödien. Auch wenn ein Mensch nicht ausnehmend viel leiden muß, so bleibt die Tatsache des Altwerdens, Krankseins und des Todes doch stets bestehen; noch allgemeiner ausgedrückt: Es gehört zu einem Menschenleben, daß dem einzelnen Grenzen gesetzt sind und er einsam ist — Grenzen in bezug auf das, was er verstehen, erreichen oder genießen kann, einsam, weil er ein einmaliges Ganzes ist, abgesondert von seinen Mitmenschen und der ihn umgebenden Natur. Es ist gerade diese individuelle Begrenzung und Isolierung, die meistens durch die kulturellen Tendenzen nach Vergessen und Hingabe überwunden werden soll. Der deutlichste und schönste Ausdruck dieses Strebens kann im »Upanishad« gefunden werden, in dem Bild von den fließenden Strömen, die in den Ozean verschwinden und Namen und Form verlieren. Durch das Auflösen des Selbst in ein Größeres, durch die Einverleibung in ein größeres Ganzes überwindet der einzelne bis zu einem gewissen Grad seine Begrenzungen, wie dies im Upanishad ausgedrückt ist: »Durch ein Verschwinden ins Nichts werden wir ein Teil des schöpferischen Prinzips des Universums.« Dieses scheint der große Trost und die große Gnade zu sein, die die Religion den Menschen zu bieten hat; indem sie sich verlieren, können sie eins werden mit Gott oder der Natur. Eine ähnliche Befriedigung kann durch Hingabe an eine große Sache erreicht werden; indem wir unser Ich an eine große Sache hingeben, fühlen wir uns eines mit einem größeren Ganzen.

Innerhalb unserer eigenen Kultur werden wir uns eher der entgegengesetzten Haltung unserem Selbst gegenüber bewußt, nämlich einer Haltung, die die Besonderheit und die Einmaligkeit des Individuums betont und hoch bewertet. Der Mensch unserer Kultur empfindet es deutlich, daß sein eigenes Ich eine Einheit für sich ist, die verschieden von oder im Gegensatz zu der Außenwelt ist. Er besteht nicht nur auf seiner Individualität, sondern gewinnt eine große Befriedigung dadurch; er findet Glück in der Entwicklung seiner speziellen Fähigkeiten und darin, mit sich selbst und der Welt durch aktive Eroberung fertigzuwerden und konstruktive und schöpferische Arbeit zu leisten. Über dieses Ideal einer persönlichen Entwicklung sagte Goethe: »Höchstes Glück der Erdenkinder sei nur die Persönlichkeit.«

Doch die entgegengesetzte Tendenz, die wir besprochen haben — die Tendenz, die Schale der Individualität zu durchbrechen und sich von ihren Grenzen und ihrer Isolierung zu befreien, ist eine ebenso tiefgewurzelte menschliche Haltung und trägt ebenfalls potentielle Befriedigung in sich. Keine der beiden Tendenzen ist an sich pathologisch; sowohl die Erhaltung und Entwicklung der individuellen Persönlichkeit als die Aufgabe der Individualität sind legitime Ziele für die Lösung menschlicher Probleme.

Es gibt kaum eine Neurose, in der sich die Tendenz, das eigene Ich loszuwerden, nicht ganz unmittelbar äußert. Sie kann in Phantasien erscheinen, wo der Betreffende sein Heim verläßt und ziellos in der Welt umherirrt oder worin er seine Identität verliert; oder er identifiziert sich mit einem Menschen, über den er gelesen hat; oder, wie ein Patient dies ausdrückte, man hat das Gefühl, sich in

Dunkel und Wellen zu verlieren und mit Dunkel und Wellen eins zu sein. Die Tendenz äußert sich auch in einem Wunsch nach Hypnose, in einer Neigung zu Mystizismus, in Unwirklichkeitsgefühlen, in einem ungewöhnlichen Schlafbedürfnis und in der Verlockung, die eine Krankheit, geistige Umnachtung und Tod ausüben können. Und wie schon gesagt, ist der gemeinsame Nenner bei masochistischen Phantasien das Gefühl, Ton in des Meisters Hand zu sein und ohne eigenen Willen machtlos der Herrschaft eines anderen ausgeliefert zu sein. Jede einzelne Manifestation ist natürlich durch ihre spezielle Art bestimmt und hat ihre speziellen Komplikationen. Zum Beispiel kann das Gefühl des Versklavtseins Teil einer allgemeinen Tendenz sein, sich stets als Opfer zu empfinden, und daher eine Verteidigungsmaßnahme gegen den Impuls, andere zu versklaven, und außerdem auch ein Vorwurf gegen andere, daß sie sich ihrerseits nicht beherrschen lassen. Es hat jedoch, abgesehen davon, daß es zur Äußerung seiner Abwehr und seiner Feindseligkeit wichtig ist, noch außerdem den heimlichen positiven Wert einer freiwilligen Auslieferung.

Ob sich der Neurotiker einem anderen Menschen oder seinem Schicksal unterwirft und wie auch das Leiden, von dem er sich überwältigen ließ, beschaffen sein mag, die Befriedigung, die er sucht, scheint der Schwächung oder Vernichtung seiner individuellen Person zu gelten. Dadurch hört er auf, aktiv zu handeln, und wird zu einem willenlosen Geschöpf.

Wenn auf diese Weise masochistische Bestrebungen sich mit diesem allgemeinen Phänomen einer Bemühung um die Vernichtung des individuellen Selbst mischen, dann verliert die Befriedigung, die in der Schwäche und dem Leiden gesucht oder gefunden wird, ihre Befremdlichkeit; sie bietet ein vertrautes Bild[36]. Die Hartnäckigkeit der masochistischen Bestrebungen bei Neurotikern wird durch die Tatsache begründet, daß sie gleichzeitig als Schutz gegen die Angst dienen und eine mögliche oder wirkliche Befriedigung gewähren. Wie wir sahen, stellt sich diese Befriedigung selten wirklich ein, es sei denn in sexuellen Phantasien und Perversionen, auch wenn die Bemühung darum ein wichtiges Element in der allgemeinen Tendenz zur Schwäche und Passivität ist. Dadurch erhebt sich eine letzte Frage, warum nämlich ein Neurotiker so selten das Vergessen und die Hingegebenheit und damit die Befriedigung, die er sucht, erlangen kann.

[36] W. Reich macht in seinen beiden Büchern »Psychisches Korrelat und vegetative Strömung« und »Über Charakteranalyse« einen ähnlichen Lösungsversuch für das masochistische Problem. Auch er behauptet, daß masochistische Tendenzen dem Lustprinzip nicht entgegengesetzt seien. Doch stellt er sie auf eine sexuelle Grundlage, und was ich als ein Bestreben nach der Auflösung individueller Grenzen beschrieben habe, sieht er als ein Verlangen nach Orgasmus an.

Ein wichtiger Umstand, der die definitive Befriedigung verhindert, ist der, daß den masochistischen Bemühungen der ungeheure Nachdruck, den der Neurotiker auf die Einmaligkeit seiner individuellen Persönlichkeit legt, im Wege steht. Die meisten masochistischen Phänomene teilen mit neurotischen Symptomen den Charakter einer Kompromißlösung von unvereinbaren Tendenzen. Der Neurotiker ist geneigt, sich für einen Spielball jeder Laune zu halten, besteht jedoch gleichzeitig darauf, daß die Welt sich ihm anpassen solle. Er neigt dazu, sich für versklavt zu halten, besteht jedoch gleichzeitig darauf, daß seine Macht über andere fraglos anerkannt werde. Er möchte hilflos sein und versorgt werden, besteht jedoch gleichzeitig nicht nur auf seiner völligen Selbstgenügsamkeit, sondern sogar auf seiner Allmacht. Er neigt dazu, sich als ein Nichts zu empfinden, ist jedoch darüber irritiert, wenn man ihn nicht für ein Genie hält. Es gibt absolut keine befriedigende Lösung, die derartige Extreme miteinander versöhnen könnte, zumal beide Triebe stark sind.

Der Trieb nach Selbstvergessenheit ist in dem Neurotiker sehr viel mächtiger als in einem normalen Menschen, weil ersterer nicht nur die Befürchtungen, Schranken und Isolierungen loswerden möchte, die allgemein zu der menschlichen Existenz gehören, sondern auch noch das Gefühl, daß er von unlösbaren Konflikten und den damit verbundenen Leiden gefesselt ist. Auch sein Gegentrieb, derjenige nach Macht und Selbstverherrlichung, ist von gleicher Stärke und ebenfalls viel intensiver als ein normaler. Er versucht natürlich, das Unmögliche zu erreichen und gleichzeitig alles und nichts zu sein; zum Beispiel kann er in hilfloser Abhängigkeit leben und gleichzeitig dank seiner Schwäche eine tyrannische Macht über andere ausüben. Derartige Kompromisse können von ihm selbst fälschlicherweise für eine Fähigkeit zur Ergebenheit gehalten werden. In der Tat scheinen sogar Psychologen manchmal geneigt, diese beiden Dinge zu verwechseln und anzunehmen, daß Ergebenheit an sich schon eine masochistische Haltung sei. In Wirklichkeit ist ein Masochist ganz im Gegenteil völlig unfähig, sich an irgend jemand oder irgend etwas hinzugeben; er ist zum Beispiel unfähig, seine ganze Energie in den Dienst einer Sache zu stellen oder sich ganz in der Liebe für einen anderen Menschen zu verlieren. Er kann sich seinem Leiden ergeben, doch verhält er sich bei dieser Art des Ergebens völlig passiv und benutzt das Gefühl oder das Interesse oder den Menschen, der an seinem Leiden schuld ist, nur als ein Mittel, sich selbst zu verlieren um des Selbstverlierens willen. Zwischen ihm und dem anderen ist kein aktives Zwischenspiel, denn er ist ausschließlich mit sich selbst und seinen eigenen Zwecken beschäftigt. Echte Ergebenheit an einen Menschen oder an eine Sache ist ein Zeichen innerer Kraft, masochistische Ergebenheit ist letzten Endes ein Zeichen von Schwäche.

Ein anderer Grund dafür, daß die gesuchte Befriedigung so selten erreicht wird, liegt an den in der neurotischen Struktur enthaltenen destruktiven Elementen, die ich bereits beschrieben habe. Diese fehlen in den kultischen »dionysischen« Trieben. Letztere bieten keine Vergleichsmöglichkeit mit der neurotischen Sucht, alles, woraus eine Persönlichkeit besteht, und jede Aussicht auf Leistung und Glück zu zerstören. Wir wollen als ein Beispiel den dionysischen Kult der Griechen mit den neurotischen Phantasien, geisteskrank zu werden, vergleichen. In ersteren besteht ein Verlangen nach einem vorübergehenden ekstatischen Erlebnis, das einer Vertiefung seiner Lebensfreude dienen sollte; derselbe Trieb nach Selbstvergessenheit und Hingabe dient dem letzteren weder als ein zeitweiliges Untertauchen, das zu einem Wiederauftauchen führt, noch als ein Mittel, sein Leben reicher und voller zu machen. Sein Ziel besteht darin, sein ganzes qualvolles Selbst loszuwerden ohne Rücksicht auf seinen Wert, und daher reagiert der unversehrte Teil der Persönlichkeit mit Furcht darauf. In der Tat ist die Furcht vor den verhängnisvollen Möglichkeiten, zu denen ein Teil der Persönlichkeit den ganzen Menschen zwingt, gewöhnlich der einzige Faktor in dem Prozeß, der an das Bewußtsein herankommt. Alles, was der Neurotiker darüber weiß, ist, daß er Angst hat, verrückt zu werden. Erst wenn die Teile, aus denen sich dieser Prozeß zusammensetzt, getrennt sind — in einen Selbstvernichtungstrieb und eine rückwirkende Furcht —, kann man verstehen, daß er nach einer definitiven Befriedigung strebt, jedoch von seiner Furcht daran verhindert wird, sie zu erlangen.

Ein Faktor, der in unserer Kultur befremdlich erscheint, dient dazu, die Angst, die mit dem Trieb nach Selbstvergessenheit verbunden ist, zu verstärken. In der westlichen Zivilisation gibt es, wenn überhaupt, nur wenige kulturelle Verhaltensweisen, durch die diese Triebe, ganz abgesehen von ihrem neurotischen Charakter, befriedigt werden können. Die Religion, die eine solche Möglichkeit bietet, hat für viele ihre Macht und Anziehungskraft verloren. Es gibt nicht nur keine wirkungsvollen kulturgegebenen Mittel für eine solche Befriedigung, ihre Entwicklung wird sogar aktiv entmutigt, denn in einer individualistischen Kultur erwartet man von dem Individuum, daß es auf seinen eigenen Füßen stehe, sich selbst behaupte und wenn nötig für sein Recht kämpfe. Seinen Selbstvernichtungstendenzen innerhalb unseres Kulturkreises in realistischer Form nachzugeben, schließt die Gefahr, sich in Verruf zu bringen, in sich.

Im Hinblick auf die Befürchtungen, die den Neurotiker gewöhnlich von den speziellen Befriedigungen, um die er sich bemüht, abhalten, kann man den Wert verstehen, den masochistische Phantasien und Perversionen für ihn haben. Wenn seine Selbstvernichtungstriebe sich in Phantasien oder in sexueller Betätigung ausleben, kann er vielleicht der Gefahr völliger Selbstzerstörung entgehen. Ebenso wie die dionysischen Kulte gewähren diese masochistischen Betätigungen vorübergehend Selbstvergessenheit und Selbstaufgabe, ohne damit allzuviel Schaden in dem Betreffenden anzurichten. Gewöhnlich durchdringen sie die ganze Struktur einer Persönlichkeit; manchmal konzentrieren sie sich auf sexuelle Tätigkeiten, während andere Teile der Persönlichkeit relativ frei davon sind. Es gibt Männer, die imstande sind, in ihrem Beruf aktiv, aggressiv und erfolgreich zu wirken, die sich jedoch dazu gezwungen fühlen, von Zeit zu Zeit in masochistischen Perversionen zu schwelgen, wie etwa, sich als eine Frau zu verkleiden oder sich wie ein ungezogener Junge zu benehmen und sich dafür schlagen zu lassen. Andererseits können die Befürchtungen, die den Neurotiker daran hindern, eine befriedigende Lösung seiner Schwierigkeiten zu finden, auch seine masochistischen Triebe durchdringen. Wenn diese Triebe sexueller Natur sind, wird er sich trotz seiner intensiven masochistischen Phantasien in bezug auf sexuelle Beziehungen völlig jeder geschlechtlichen Betätigung enthalten und einen Widerwillen gegen das andere Geschlecht oder doch wenigstens schwere sexuelle Hemmungen haben.

Freud hält masochistische Triebe für ein im wesentlichen sexuelles Phänomen. Er stellte Theorien auf, die diese Ansicht begründen. Anfänglich sah er in dem Masochismus den Aspekt eines definitiven, biologisch bestimmbaren Stadiums sexueller Entwicklung, das sogenannte analsadistische Stadium. Später fügte er die Hypothese hinzu, daß in masochistischen Trieben eine Verwandtschaft mit der weiblichen Natur stecke und sie etwa dem Ausleben des Wunsches, eine Frau zu sein, entsprächen[87]. Seine letzte Feststellung ist, wie schon erwähnt, daß masochistische Triebe eine Kombination von sexuellen und Selbstvernichtungs-Trieben seien und daß ihre Funktion darin besteht, die Selbstvernichtungstriebe für den einzelnen unschädlich zu machen.

Mein eigener Standpunkt kann ungefähr folgendermaßen zusammengefaßt werden: Masochistische Triebe sind weder ein im wesentlichen sexuelles Phänomen noch das Resultat biologisch be-

[87] Vergleiche S. Freud: »Das Ökonomische Prinzip des Masochismus« (Gesammelte Schriften, vol. 2, Seite 255—268, und »Neue Folgen der Vorlesungen zur Einführung in die Psychoanalyse«).

Siehe außerdem: Karen Horney: »The Problem of Feminine Masochism« (Psychoanalytic Review, vol. 22, 1935).

stimmbarer Prozesse, sondern stammen aus Persönlichkeitskonflikten. Ihr Ziel ist nicht Leiden, der Neurotiker wünscht keineswegs zu leiden, wie auch kein anderer Mensch sich das wünscht. Das neurotische Leiden ist, sofern es bestimmten Funktionen dient, nicht etwas, was ein Mensch möchte, sondern etwas, womit er zu zahlen hat, und die Befriedigung, nach der er strebt, ist nicht das Leiden an sich, sondern die Preisgabe seiner selbst.

Kultur und Neurosen

Jede einzelne Analyse bringt auch für den erfahrenen Analytiker neue Probleme mit sich. Mit jedem Patienten steht er vor neuen Schwierigkeiten, die ihm vorher nie begegnet sind, vor neuen Haltungen, die schwer erkennber und noch schwerer erklärbar sind, vor Reaktionen, die anfänglich alles andere als durchsichtig sind. Wenn wir uns die Kompliziertheit der neurotischen Charakterstruktur ansehen, wie wir sie in den vorhergehenden Kapiteln beschrieben haben, und die vielen Faktoren, die dabei im Spiel sind, so erscheint diese Vielfalt nicht verwunderlich. Unterschiede der Erbmasse und der Lebenserfahrungen eines Menschen, besonders solcher aus der Kindheit, erzeugen scheinbar endlose Variationen im Zusammenwirken der betreffenden Faktoren.

Und trotzdem sind an all diesen individuellen Variationen die ausschlaggebenden Konflikte, aus denen eine Neurose entsteht, in Wirklichkeit immer dieselben. Im allgemeinen sind es die gleichen Konflikte, denen auch der gesunde Mensch unseres Kulturkreises unterworfen ist. Es ist eine Binsenwahrheit, zu sagen, daß man unmöglich genau zwischen dem was neurotisch und dem was normal ist, unterscheiden kann, und dennoch kann es nützlich sein, es hier noch einmal zu wiederholen. Mancher Leser kann sich angesichts von Konflikten und Haltungen, die er aus eigener Erfahrung kennt, fragen: Bin ich neurotisch oder nicht? Das gültigste Kriterium besteht darin, zu untersuchen, wie weitgehend der einzelne durch seine Konflikte an seinem Leben verhindert wird, ob er sie sehen und auf eine direkte Art mit ihnen fertigwerden kann.

Nachdem wir erkannt haben, daß ein neurotischer Mensch in unserem Kulturgebiet von den gleichen Grundkonflikten bewegt wird und daß ein normaler Mensch ihnen ebenfalls, wenn auch in geringerem Maß, unterworfen ist, stehen wir wieder vor derselben Frage, die wir am Anfang stellten: Welches sind die kulturellen Bedingungen, die an dem Umstand schuld sind, daß Neurosen sich gerade an diesen besonderen Konflikten ansetzen, von denen ich sprach, und nicht an anderen?

Freud hat sich um dieses Problem nicht viel gekümmert; die Kehrseite seiner biologischen Orientierung ist ein Mangel an soziologischer Orientierung, und daher neigt er dazu, soziale Phänomene vorwiegend auf psychische Faktoren zu schieben und diese wieder auf hauptsächlich biologische (siehe die Libido-Theorie). Diese Tendenz veranlaßte psychoanalytische Schriftsteller, um einige Beispiele anzuführen, zu dem Glauben, Kriege seien von dem Todestrieb bedingt, unser derzeitiges ökonomisches System wurzle in analerotischen Trieben, der Grund dafür, daß das Maschinenzeitalter nicht schon vor zweitausend Jahren begann, sei in dem Narzißmus jener Periode zu finden.

Freud sieht eine Kultur nicht als das Ergebnis eines vielseitigen sozialen Prozesses an, sondern vor allem als das Produkt biologischer Triebe, die unterdrückt oder sublimiert werden, was zu dem Ergebnis führt, daß Reaktionsbildungen gegen sie errichtet werden. Je vollkommener die Unterdrückung dieser Triebe gelang, desto höher ist die kulturelle Entwicklung. Da die Fähigkeit zur Sublimierung begrenzt ist und da die intensive Unterdrückung primitiver Triebe ohne Sublimierung zu Neurosen führen kann, muß eine wachsende Zivilisation unvermeidlicherweise das Wachstum von Neurosen nach sich ziehen. Neurosen sind der Preis, den die Menschheit für ihre kulturelle Entwicklung zu zahlen hat.

Die in dieser Theorie enthaltene Annahme, die diesem Gedankengang zugrunde liegt, ist der Glaube an das Vorhandensein einer biologisch bedingten menschlichen Natur oder genauer gesagt der Glaube daran, daß orale, anale, genitale und aggressive Triebe in allen Menschen verhältnismäßig gleich stark vorhanden seien. Variationen in der Charakterbildung, von einem Individuum zum anderen wie von einer Kultur zur anderen, verdanken dann ihre Existenz der wechselnden Intensität der erforderlichen Unterdrückung, wozu noch die Unterscheidung kommt, daß diese Unterdrückung die verschiedenen Triebarten in verschiedenem Maß beeinflußt.

Historische und anthropologische Befunde bestätigen eine derart direkte Beziehung zwischen der Höhe einer Kultur und der Unterdrückung sexueller oder aggressiver Triebe nicht. Der Irrtum liegt hauptsächlich in der Annahme einer quantitativen statt einer qualitativen Beziehung. Die Beziehung besteht nicht zwischen einer quantitativen Unterdrückung und einem quantitativen Kulturniveau, sondern zwischen der Qualität individueller Konflikte und der Qualität kultureller Schwierigkeiten. Der Quantitätsfaktor kann nicht außer acht gelassen werden, doch kann er nur im Zusammenhang mit der Gesamtstruktur richtig bewertet werden.

Gewisse typische Schwierigkeiten, die zu unserer Kultur gehören und sich als Konflikte im Leben jedes Menschen widerspiegeln, können, wenn sie sich ansammeln, zu einer Neurose führen. Da ich keine Soziologin bin, will ich nur kurz die wichtigsten Züge aufzählen, die einen Einfluß auf das Problem der Beziehung zwischen Neurosen und Kultur haben.

Unsere moderne Zivilisation beruht ökonomisch auf dem Prinzip des individuellen Wettbewerbs. Das isolierte Individuum muß sich mit anderen Individuen der gleichen Gruppe in einen Kampf einlassen, muß sie überragen und häufig beiseite schieben. Der Vorteil des einen ist oft der Nachteil des anderen. Das seelische Resultat dieser Situation besteht in einer allgemeinen feindlichen Spannung zwischen den einzelnen. Jeder ist der wirkliche oder potentielle Konkurrent jedes anderen. Diese Situation wird deutlich zwischen Mitgliedern der gleichen Berufsgruppe sichtbar, trotz aller gegenseitigen Bemühungen, sich fair zu benehmen, oder Versuchen, seine Gefühle hinter höflicher Rücksichtnahme zu verbergen. Jedoch muß betont werden, daß der Wettbewerb und die potentielle Feindseligkeit, die er im Gefolge hat, sämtliche menschlichen Beziehungen durchdringen. Der Wettbewerb ist einer der allerwesentlichsten Faktoren in sozialen Beziehungen. Er durchdringt die Beziehungen von Mann zu Mann, von Frau zu Frau, und ob der Anlaß des Wettbewerbs Popularität, Kompetenz, Anziehungskraft oder irgendein anderer sozialer Wert ist, er erschwert die Möglichkeiten einer verläßlichen Freundschaft beträchtlich. Wie bereits angedeutet, stört er auch die Beziehungen zwischen Männern und Frauen, nicht nur in bezug auf die Wahl des Partners, sondern auch in dem gegenseitigen Kampf um die Vorherrschaft. Er durchdringt das Leben in der Schule. Und was vielleicht am allerwichtigsten ist, er durchdringt die gesamte Familiensituation, so daß in der Regel ein Kind von Anfang an mit diesem Keim geimpft wird. Die Rivalität zwischen Vater und Sohn, Mutter und Tochter, zwischen einem Kind und einem anderen ist kein allgemein menschliches Phänomen, sondern die Reaktion auf kulturbedingte Anreize. Es bleibt eine von Freuds großen Leistungen, die Rolle des Rivalentums in der Familie erkannt zu haben, wie er dies in seiner Theorie des Ödipuskomplexes und in anderen Hypothesen ausdrückte. Jedoch muß hinzugefügt werden, daß dieses Rivalentum an sich nicht biologisch bedingt ist, sondern daß es das Resultat gegebener kultureller Bedingungen ist, und außerdem, daß die Familiensituation nicht die einzige ist, die ein Rivalentum anspornt, sondern daß der Anreiz zum Wettbewerb von der Wiege bis zum Grabe dauernd aktiv vorhanden ist.

Die potentiell feindselige Spannung zwischen Individuen führt zu einer steten Erregung von Furcht — Furcht vor der potentiellen Feindseligkeit anderer, verstärkt durch eine Vergeltungsfurcht für die eigenen Feindseligkeiten. Eine andere wichtige Quelle der Furcht in einem normalen Individuum ist die Aussicht auf Mißerfolg. Die Furcht vor Mißerfolg ist sehr realistisch, weil im allgemeinen die Möglichkeiten eines Mißlingens viel größer sind als die eines Gelingens und weil ein Mißerfolg in einer konkurrierenden Gesellschaft eine realistische Vereitelung von Bedürfnissen mit sich bringt. Dies bedeutet nicht nur ökonomische Unsicherheit, sondern auch einen Prestigeverlust und alle möglichen gefühlsmäßigen Enttäuschungen.

Ein anderer Grund dafür, daß Erfolg ein solch faszinierendes Phantom ist, besteht in seiner Wirkung auf unser Selbstbewußtsein. Es sind nicht nur die anderen, die uns entsprechend dem Grad unseres Erfolges einschätzen; ohne es zu wollen, folgt unsere Selbstbewertung dem gleichen Maßstab. Den existierenden Ideologien entsprechend, verdanken wir unseren Erfolg unseren eigenen Verdiensten; jedoch kann er auch — in puritanischer Denkweise! — für ein sichtbares Zeichen der Gnade Gottes gehalten werden; in Wirklichkeit hängt er aber unter anderem auch von einer Reihe von Faktoren ab, die außerhalb einer Kontrolle liegen: als da sind zufällige Umstände oder Skrupellosigkeit und dergleichen mehr. Nichtsdestoweniger fühlt sich auch der normalste Mensch unter dem Druck der bestehenden Ideologie zu dem Gefühl veranlaßt, er sei jemand, wenn er Erfolg hat, und er sei nichts, wenn er unterliegt. Es erübrigt sich zu sagen, daß dies eine unsichere Grundlage für das Selbstbewußtsein ist.

Alle diese Faktoren gemeinsam — der Wettbewerb und die damit verbundene potentielle Feindseligkeit zwischen den Mitmenschen, die Befürchtungen und das verringerte Selbstbewußtsein — führen psychologisch zu dem Ergebnis, daß der einzelne Mensch sich isoliert fühlt. Auch wenn er viele Kontakte mit anderen hat, sogar wenn er glücklich verheiratet ist, ist er gefühlsmäßig isoliert. Gefühlsmäßige Isolierung ist für jeden schwer erträglich; sie wird jedoch zu einer Kalamität, wenn sie mit Besorgnis und Unsicherheit über die eigene Person zusammenfällt.

Diese Situation veranlaßt in dem normalen Individuum unserer Zeit ein gesteigertes Liebesbedürfnis, das als ein Heilmittel dient. Wenn er Liebe erhält, fühlt sich ein Mensch weniger isoliert, weniger bedroht durch Feindseligkeit und weniger unsicher über sich selbst. Weil sie einem so vitalen Bedürfnis entspricht, wird die Liebe in unserer Kultur überschätzt. Sie wird — wie der Erfolg — zu einem Phantom, das in sich die Illusion birgt, die Lösung aller Probleme zu sein. Liebe an sich ist keine Illusion — auch wenn sie in unserer Kultur oft genug ein Schild ist für die Befriedigung von Wünschen, die nichts mit ihr zu tun haben —, jedoch wird sie zu einer Illusion dadurch, daß wir viel mehr von ihr erwarten, als sie tatsächlich erfüllen kann. Und der ideologische Nachdruck, den wir auf Liebe legen, dient dazu, die Faktoren zu verstehen, die unser übertriebenes Bedürfnis nach ihr erzeugt hat. Daher befindet sich das Individuum — und ich spreche noch immer von einem normalen Individuum — in dem Dilemma, zwar ein beträchtliches Liebesbedürfnis zu besitzen, doch Schwierigkeiten darin zu finden, es erfüllt zu sehen.

Die bisher geschilderte Situation stellt einen fruchtbaren Boden zur Entwicklung von Neurosen dar. Die gleichen kulturellen Faktoren, die den normalen Menschen beeinflussen — ihm ein schwankendes Selbstbewußtsein, potentiell feindliche Spannungen und Befürchtungen geben, ihn zum Wettbewerb mit nachfolgender Furcht und Feindseligkeit veranlassen und ein verstärktes Bedürfnis nach befriedigenden persönlichen Beziehungen in ihm erregen —, diese gleichen Faktoren beeinflussen den Neurotiker in verstärktem Maß, und die gleichen Resultate äußern sich in ihm lediglich intensiver — ein vernichtetes Selbstbewußtsein, Zerstörungssucht, Angst, verstärktes Konkurrenzbedürfnis, das Angst und destruktive Triebe nach sich zieht, und ein übermäßiges Liebesbedürfnis.

Wenn wir uns daran erinnern, daß in jeder Neurose widersprechende Tendenzen vorhanden sind, die der Neurotiker nicht miteinander in Einklang bringen kann, dann erhebt sich die Frage, ob nicht auch in unserer Kultur gewisse definitive Widersprüche bestehen, wie sie dem typischen neurotischen Konflikt zugrunde liegen. Es wäre die Aufgabe eines Soziologen, diese kulturellen Widersprüche zu studieren und zu beschreiben. Hier muß es genügen, kurz und schematisch einige der wichtigsten sich widersprechenden Tendenzen zu zeigen.

Der erste zu erwähnende Widerspruch ist der zwischen Wettbewerb und Erfolg einerseits und brüderlicher Liebe und Demut andererseits. Auf der einen Seite wird alles getan, uns auf den Weg des Erfolges zu jagen, was heißt, daß wir uns nicht nur durchsetzen, sondern auch aggressiv und imstande sein müssen, andere aus unserem Weg zu drängen. Andererseits sind wir voll von christlichen Idealen, die erklären, es sei selbstsüchtig, etwas für uns selbst zu wollen, wir müßten demütig sein und »die andere Backe darbieten« und nachgeben. Für diesen Widerspruch gibt es nur zwei Lösungen innerhalb einer normalen Spannweite, nämlich entweder eine dieser Bestrebungen ernst zu nehmen und die andere beiseite zu lassen oder beide ernst zu nehmen, was zur Folge hat, daß das Individuum nach beiden Richtungen hin ernstlich gehemmt wird.

Der zweite Widerspruch besteht in der Stimulierung unserer Bedürfnisse und der tatsächlichen Vereitelung ihrer Befriedigung. Aus ökonomischen Gründen werden Bedürfnisse in unserem Kulturkreis dauernd künstlich hervorgerufen durch Reklamen, durch herausfordernden Konsum und durch das Ideal, es den anderen gleichzutun. Jedoch ist für die große Mehrzahl die tatsächliche Erfüllung dieser scheinbaren Bedürfnisse eng begrenzt. Die seelischen Folgen für den einzelnen bestehen in einer steten Diskrepanz zwischen Wünschen und ihrer Erfüllung.

Ein weiterer Widerspruch besteht zwischen der angemaßten Freiheit des einzelnen und all seinen tatsächlichen Grenzen. Dem einzelnen wird von der Gesellschaft suggeriert, er sei frei und unabhängig und könne über sein Leben nach seinem eigenen freien Willen entscheiden; die Arena des Lebens stehe ihm offen, und er könne erreichen, was er wolle, wenn er tüchtig und energisch sei. Doch sind in Wirklichkeit alle diese Möglichkeiten für die Mehrzahl der Menschen beschränkt. Was im Scherz über die Unmöglichkeit, sich seine eigenen Eltern auszusuchen, gesagt worden ist, kann ebensogut auf das Leben im allgemeinen ausgedehnt werden — in bezug auf die Wahl und den Erfolg in einem Beruf, auf die Wahl einer Erholungsmöglichkeit und auf die Wahl eines Gefährten.

Das Resultat für den einzelnen ist ein Schwanken zwischen dem Gefühl grenzenloser Macht in bezug auf die Bestimmung des eigenen Schicksals und dem Gefühl völliger Hilflosigkeit.

Diese in unsere Kultur eingebetteten Widersprüche sind genau die Konflikte, die zu vereinen der Neurotiker sich abquält: seine aggressiven Tendenzen mit seinen nachgiebigen Tendenzen; seine übertriebenen Anforderungen mit seiner Furcht, es zu nichts zu bringen; sein Trieb zur Selbstverherrlichung mit seinem Gefühl persönlicher Hilflosigkeit. Die Unterscheidung von einem normalen Menschen ist lediglich quantitativ. Während ein normaler Mensch mit diesen Schwierigkeiten fertigwerden kann, ohne dabei Schaden an seiner Person zu nehmen, sind in dem Neurotiker alle Konflikte in einem solchen Maß intensiviert, daß jede befriedigende Lösung unmöglich werden kann. Es scheint, als ob der Mensch, der in Gefahr ist, neurotisch zu werden, die kulturbedingten Schwierigkeiten in besonders starker Form, hauptsächlich durch das Medium seiner Kindheitserfahrung erlebt habe und daß er infolgedessen nicht imstande war, mit ihnen fertigzuwerden oder doch nur unter großer Beeinträchtigung seiner Persönlichkeit. Wir könnten ihn ein Stiefkind unserer Kultur nennen.

Inhalt

KINDLER TASCHENBÜCHER
GEIST UND PSYCHE

(2001)*	Anna Freud	Das Ich und die Abwehrmechanismen
(2002)*	Karen Horney	Der neurotische Mensch unserer Zeit
(2003)*	René Allendy	Die Liebe
(2004)*	Viktor von Weizsäcker	Natur und Geist
(2005)*	Erich Neumann	Tiefenpsychologie und neue Ethik
(2010)*	C. G. Jung	Welt der Psyche
(2012)**	Theodor Reik	Geschlecht und Liebe
(2016)*	Wilhelm Bitter	Magie und Wunder in der Heilkunde
(2019)**	Albert Görres	Methode und Erfahrungen der Psychoanalyse
(2021)*	Eduard Naegeli	Das Böse und das Strafrecht
(2029)*	Franziska Baumgarten	Beratung in Lebenskonflikten
(2030)*	Hans Driesch	Parapsychologie
(2032)*	August Mayer	Reifungsprobleme im Leben der Frau
(2033)*	Alphonse Maeder	Wege zur seelischen Heilung
(2034)*	Fritz Stirnimann	Psychologie des neugeborenen Kindes
(2036)**	Gustav R. Heyer	Der Organismus der Seele
(2038)**	Erich Stern	Lebenskonflikte als Krankheitsursachen
(2040)***	Georg Groddeck	Das Buch vom Es
(2042)**	Erich Neumann	Ursprungsgeschichte des Bewußtseins
(2044)*	Hermann Rorschach	Ausgewählte Aufsätze
(2045)*	Wilhelm Bitter	Angst und Schuld in theologischer und psychotherapeutischer Sicht
(2046)**	Alexis Carrel	Betrachtungen zur Lebensführung
(2048)**	Oscar Forel	Einklang der Geschlechter
(2050)*	Alphonse Maeder	Der Psychotherapeut als Partner
(2051)*	Erich Neumann	Zur Psychologie des Weiblichen
(2052)*	Eduard Schweingruber	Der sensible Mensch
(2053)*	Hans Driesch	Alltagsrätsel des Seelenlebens
(2054)*	Franziska Baumgarten	Demokratie und Charakter
(2055)**	Wilhelm Bitter	Einsamkeit in medizinisch-psychologischer, theologischer und soziologischer Sicht
(2057)**	Erich Stern	Der Mensch in der zweiten Lebenshälfte
(2059)*	Wolfgang Wilhelm	Bewußte Lebensführung
(2060)**	Michael Fordham	Vom Seelenleben des Kindes

In GEIST UND PSYCHE erscheinen die Schriften namhafter Psychologen, Psychoanalytiker und Pädagogen.

(2062)**	Alphonse Maeder	Selbsterhaltung und Selbstheilung
(2064)*	Heinz Artur Strauß	Psychologie und astrologische Symbolik
(2065)***	Rudolf Gelpke	Drogen und Seelenerweiterung
(2067)**	Josef Rattner	Psychologie und Psychopathologie des Liebeslebens
(2069)**	Michael und Enid Balint	Psychotherapeutische Techniken in der Medizin
(2071)*	Josef Rattner	Individualpsychologie
(2072)**	Wilhelm Bitter	Die Angstneurose
(2074)**	J. H. Schultz	Grundfragen der Neurosenlehre
(2076)*	Hoimar von Ditfurth	Die endogene Depression
(2077)*	Leonard J. Friedman	Virginität in der Ehe
(2078)***	Herbert Lippert	Einführung in die Pharmakopsychologie
(2079)*****	Parin/Morgenthaler Parin-Matthèy	Die Weißen denken zuviel
(2080)**	Medard Boss	Sinn und Gehalt der sexuellen Perversion
(2082)****	Jean-Hyppolyte Michon	System der Graphologie
(2083)****	Hans Giese	Der homosexuelle Mann

Neuerscheinungen Sommer/Herbst 1972

(2084)*	Heinz-Rolf Lückert	Der Mensch – das konfliktträchtige Wesen
(2085)**	Hans Strotzka	Psychotherapie und soziale Sicherheit
(2086)*	Hoimar von Ditfurth	Aspekte der Angst
(2087)****	Max Pulver	Symbolik der Handschrift
(2088)****	Robert Heiss	Allgemeine Tiefenpsychologie
(2089)**	Kurt Seelmann	Kind, Sexualität und Erziehung
(2090)***	Karen Horney	Neue Wege in der Psychoanalyse
(2091)***	Wilhelm Bitter	Freud, Adler, Jung
(2092)***	Emil Schmalohr	Frühe Mutterentbehrung
(2093)**	Dieter Eicke	Vom Einüben der Aggression
(2094)***	Werner W. Kemper	Psychoanalytische Gruppentherapie

*	Einfachband:	DM 3,90; sfr. 5,10
**	Zweifachband:	DM 5,80; sfr. 7,60
***	Dreifachband:	DM 7,80; sfr. 10,20
****	Vierfachband:	DM 9,80; sfr. 12,80
*****	Fünffachband:	DM 11,80; sfr. 15,40

7 — 5 — 10 — 9 — 2